健康养老专业系列教材

社区居家简易急救

主　编　何比琪　唐　莹　张兴文

副主编　张　翔　王海燕　熊选政　彭　芳

复旦大學 出版社

本书编委（排名不分先后）

唐　莹（长沙民政职业技术学院）

何比琪（长沙民政职业技术学院）

张　翔（长沙民政职业技术学院）

王海燕（长沙民政职业技术学院）

彭　芳（长沙民政职业技术学院）

贺丽春（长沙民政职业技术学院）

王　松（长沙民政职业技术学院）

黄勇攀（长沙民政职业技术学院）

潘国庆（长沙民政职业技术学院）

周丽平（长沙民政职业技术学院）

刘思源（浙江东方职业技术学院）

王　乐（黑龙江农垦职业学院）

唐恒宥（福建卫生职业技术学院）

唐莉珊（广州华商职业学院）

米　棋（常德职业技术学院）

谷小雷（永州职业技术学院）

李　霞（贵阳康养职业大学）

杨万龄（上海开放大学）

张兴文（湖南省人民医院）

熊选政（湖南省人民医院）

徐　静（湖南省人民医院）

李　合（湖南省人民医院）

张劲夫（湖南省人民医院）

杨佳意（湖南省人民医院）

黄吉红（湖南省人民医院）

彭永忠（长沙市蓝天应急救援服务中心）

健康养老专业系列教材编委会

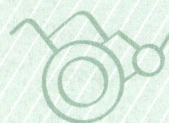

目 录

Contents

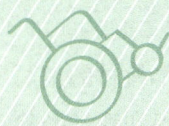

前 言

Preface

在老龄化社会,掌握好简易急救技术对于每一位养老照护人员都至关重要。无论是突发疾病,还是意外伤害,若在第一时间进行正确的急救处理,往往能够挽救生命、减轻伤痛、减少后遗症。然而,现实情况是,许多养老照护人员在面对紧急情况时,常因缺乏必要的急救知识和技能而手足无措。基于此,我们编写了这本《社区居家简易急救》教材,旨在为健康养老专业学生提供实用、易懂、科学的急救知识与技能,提升他们的急救意识和能力,为他们以后开展老年安全照护工作打下坚实基础。

本教材严格遵循教育部《"十四五"职业教育规划教材建设实施方案》精神,以科学性、实用性、普及性为原则进行编写。本书为健康养老专业拓展课程教材,是"正常人体结构与功能""老年健康照护""老年人生活与基础照护实务"等专业基础课程和核心课程的延伸。

本教材主体内容基本围绕快速识别、精准急救、有效预防三大板块展开。①快速识别:该部分教会学生如何在短时间内判断病情或伤情的严重程度。②精准急救:该部分详细介绍急救方法和操作步骤。③有效预防:该部分帮助学生了解如何避免危险发生。

在编写过程中,我们基于"社区居家简易急救"课程定位,充分考虑学生的学习需求和技能要求,侧重社区居家急救知识的普及和应用,力求使教材内容通俗易懂、易于掌握,以培养学生的实践操作能力。具体而言,本教材编写具有以下几方面特色。

1. 注重培养学生自主学习能力和创新思维

本教材通过任务驱动和问题导向,引导学生主动探索。设置急救任务分析环节,鼓励学生积极思考,主动寻求解决问题的方法,培养其自主学习能力和创新思维。任务问题导向则明确了学习目标,使学生能够有针对性地学习,快速掌握关键知识和技能。

2. 内容贴近生活实际,贴合工作岗位需求

本教材采用情境案例导入的方式,通过生动、真实的案例,让学生仿佛置身于急救现场,从而能更直观地感受到急救的重要性和紧迫性。案例涵盖社区居家常见急救场景,更易于学生理解和应用。

3. 形式多样,配套资源丰富

本教材基于教学内容,配套相关知识拓展、思维导图、急救演示视频、学习评价表和课后练习题,进一步丰富了教学内容,促进学生巩固知识、拓展视野。更多的在线资源可至复旦社云平台(www.fudanyun.cn),搜索书名下载。复旦社云平台使用方法,请扫码查看。

对于学生而言,本书是学习急救知识的实用手册,学生可通过阅读教材、观看演示视频、参与实践操作等方式,系统学习急救知识,提升自救、互救能力。对于教师而言,本书可作为教学用书或参考用书,赋能急救知识教学。教师可根据教学进度和学生实际情况,灵活选取教材中的案例和知识点进行讲解。

云平台使用方法

　　本教材的编写团队由多位急救领域的专家和资深教师组成,来自医院和高校等。他们具有丰富的急救知识和教学经验,确保教材内容的科学性和实用性。在编写过程中,我们充分发挥团队成员的优势,分工合作,共同完成了教材的编写工作。医院的急救专家主要负责审核教材内容的科学性和准确性,高校的资深教师则根据教学经验和学生需求,对教材内容进行优化和调整,使其更符合教学实际。

　　在编写过程中,我们参考了大量国内外急救领域的权威资料,包括专业书籍、学术论文、急救指南等。这些资料为我们提供了丰富的知识储备和编写参考。同时,我们也得到了湖南省人民医院急诊科(ICU)、长沙市蓝天救援服务中心的大力支持和帮助。在此,我们向所有为本书编写提供帮助和支持的个人和单位表示衷心地感谢!

　　我们希望通过这本教材,能够让更多人掌握急救知识,提升自救、互救能力,在关键时刻发挥重要作用,为构建健康、安全的社区环境,助力健康中国建设贡献力量!

编　者

2025 年 5 月

项目一
社区居家急救基本认知

本项目关注社区居家场景下的常见意外急救需求，立足救援关键期，强调第一目击者应具备"看得懂、学得会、用得上"简易急救技能的重要性，做好身边生命的"第一守护者"。项目包含两大核心任务，聚焦第一目击者的角色责任，破除"只有医生才能救人"的误区。通过本项目学习，鼓励同学们成为"关键时刻不慌、出手能救"的第一目击者，成为社区里温暖又可靠的"安全守护者"，为家庭和邻里筑牢生命安全的"最后一公里"防线。

任务一 社区居家急救体系基本认知

任务目标

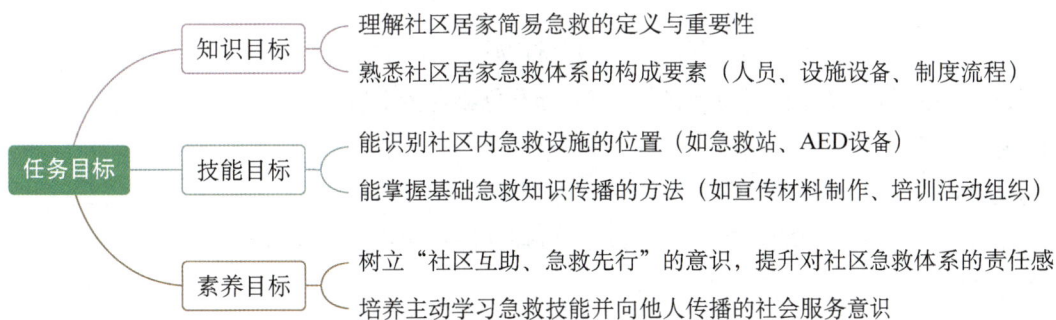

任务目标
- 知识目标
  - 理解社区居家简易急救的定义与重要性
  - 熟悉社区居家急救体系的构成要素（人员、设施设备、制度流程）
- 技能目标
  - 能识别社区内急救设施的位置（如急救站、AED设备）
  - 能掌握基础急救知识传播的方法（如宣传材料制作、培训活动组织）
- 素养目标
  - 树立"社区互助、急救先行"的意识，提升对社区急救体系的责任感
  - 培养主动学习急救技能并向他人传播的社会服务意识

案例导入

某社区居民张大爷在家中突发胸痛，老伴王阿姨因缺乏急救知识手足无措，邻居李女士曾参加过社区急救培训，立即赶到现场，初步判断张大爷为心绞痛后，协助其服用硝酸甘油并拨打120，为后续治疗争取了宝贵的时间。

请根据上面的工作情境，尝试分析相关的急救任务。

问题1：若李女士未接受过急救培训，可能导致什么后果？

问题2：从案例中看，社区居家急救体系需具备哪些关键要素？核心价值是什么？

问题3：如何快速识别社区内的急救设施？

问题4：作为社区工作者，可通过哪些途径参与急救体系建设？

任务解决

一、社区居家急救体系认知

社区居家急救体系是指在社区范围内，为居民提供及时、有效的紧急医疗救助的一系列组织、设施、人员和制度的总和。其目的是在医疗专业人员到达之前，对突发疾病或意外伤害的患者进行初步的救治和处理，以提高患者的生存率和康复质量。

构建社区居家急救体系的重要性包括以下两个方面。

①争取救治时间：在突发疾病或意外伤害发生后的"黄金救援时间"内，第一目击者能够立即开展急救措施，为后续专业治疗争取宝贵时间。如心脏骤停者，若在4～6分钟内进行有效的心肺复苏，可大大提高生存率。

②增强居民安全感：让居民在居家生活中感受到安全保障，提高社区居民的生活质量和幸福感。当居民了解到身边有完善的急救体系时，会更有信心应对可能出现的紧急情况。

二、社区居家急救体系构成与实践要点

1. 人员体系

（1）社区工作者或社区居民（第一目击者）

职责：掌握基础急救技能（如心肺复苏、止血、包扎），紧急情况下快速响应。

能力要求：能识别常见第一现场的急救需求，正确使用急救物品和医用急救技能。

（2）社区医护人员（核心力量）

职责：提供专业医疗指导，开展急救培训，参与现场救治。

协作场景：接力第一目击者的现场抢救。

（3）志愿者（辅助力量）

职责：协助培训宣传，紧急时参与救援，传递急救物资。

典型任务：在社区活动中演示急救操作，协助分发急救宣传手册。

2. 设施与设备

（1）急救站

功能：配备心电图机、除颤仪、呼吸机等设备，可辅助进行初步诊断与治疗。

位置：社区中心区域，标注醒目导向标识。

（2）急救箱

配置标准：箱内应含创可贴、消毒棉球、绷带、止血带、硝酸甘油、阿司匹林等。

放置要求：公共场所（如物业办公室、社区活动中心）及高龄居民家庭。

（3）自动体外除颤器（automated external defibrillator, AED）

使用场景：心脏骤停现场，黄金4分钟内使用。

社区布局：学校、商场、公园等人员密集场所，附简明操作流程图。

3. 制度与流程

（1）急救培训制度

培训频率：社区居民每年至少一次基础培训，社区工作者或志愿者每季度一次技能复训。

内容模块：心肺复苏、海姆立克急救法、创伤处理、常见急症识别等。

（2）应急响应机制

接警流程：居民拨打社区急救专线后，社区医护人员快速到达现场。

分工协作：居民负责现场初步处理，医护人员负责专业评估与转诊协调。

（3）与医疗机构联动机制

转诊通道：建立社区与上级医院的绿色通道，危重症患者及时完成转诊。

信息共享：通过医疗信息平台，社区医护可获取医院急诊科床位、专家值班等实时信息。

三、社区急救知识普及行动方案

1. 多样化宣传教育

①社区媒体传播：借助社区宣传栏、微信公众号、微信群等渠道，定期发布急救知识内容。例如，在社区微信公众号上每周推送一篇急救科普文章，内容涵盖心肺复苏、海姆立克急救法等常见急救技能，配以生动的图片和视频，方便居民理解和学习。

②开展主题活动：结合重要节日或纪念日，如世界急救日，组织社区急救知识宣传活动。可设置宣传摊位，发放宣传手册和资料，现场展示急救设备的使用方法，吸引居民参与。

③制作宣传材料：制作急救知识海报、折页、手册等宣传资料，张贴或放置在社区显眼的位置，如电梯间、社区活动中心等，方便居民随时获取急救知识。

2. 举办培训活动

①定期组织培训课程：邀请专业的医护人员为社区居民定期开设急救知识培训课程。课程内容可包括常见急症的识别与处理、意外伤害的急救方法等，并通过现场演示和模拟操作，让居民亲身体验和掌握急救技能。

②开展针对性培训：针对不同人群的需求，开展针对性的急救培训。例如，为老年人开展防跌倒、心脑血管疾病的急救知识培训；为家长开展儿童常见意外伤害的急救培训；为社区志愿者开展专业的急救技能培训，使其成为社区急救知识普及的骨干力量。

③培训进家庭：组织医护人员或志愿者走进居民家庭，为居民提供一对一的急救知识培训和指导。这种方式可以让居民在熟悉的环境中学习急救知识，增强培训的效果。

3. 完善资源建设

①设立急救知识学习角：在社区活动中心、图书馆等公共场所设立急救知识学习角，配备急救书籍、模型、视频资料等学习资源，供居民自主学习和体验。

②配备急救设备：在社区公共场所，如公园、学校、商场等地方配备自动体外除颤器（AED）等急救设备，并设置明显的标识和使用说明。同时，组织居民学习急救设备的使用方法，提高居民在紧急情况下使用急救设备的能力。

4. 多方合作机制

①社区与医疗机构合作：社区与附近的医院、急救中心等医疗机构建立长期稳定的合作关系，邀请医疗机构的专家定期到社区开展急救知识讲座和培训活动，为社区居民提供专业的急救指导和支持。

②社区与学校合作：将急救知识纳入学校的健康教育课程，通过学校教育的方式，向学生传授急救知识和技能。同时，鼓励学生将所学的急救知识"带回家"，向家人和朋友宣传，形成"教育一个学生，带动一个家庭，影响整个社区"的良好氛围。

③社区与企业合作：争取企业的支持和参与，共同开展社区急救知识普及活动。例如，企业可以为活动提供经济方面的支持，也同时可以组织员工参与社区急救培训和志愿服务活动。

5. 激励与反馈

①设立奖励机制：对在急救知识学习和实践中表现优秀的居民和志愿者进行表彰和奖励，激发居民参与急救知识普及活动的积极性和主动性。

②收集反馈意见：定期收集居民对急救知识普及活动的反馈意见和建议，了解居民的需求和期望，及时调整和改进活动内容和形式，保证活动的质量和效果。

📖 知识拓展

社区居家养老紧急救援服务是指在政府主导下，以社会力量为依托，以家庭为基础，以新技术为支撑，以老年人的安全需求为导向，在居家养老的老年人遇到紧急情况时为其提供的应急救援服务，是我国社区居家养老服务的重要组成部分。

具体而言，涉及救援服务提供者、服务内容、服务提供方式。①救援服务提供者：该服务是由政府、企业、社会组织、社区、家庭共同为老年人提供的紧急救援，以保障老年人的居家安全。②服务内容：社区居家养老紧急救援服务应包括医疗急救、就医陪诊、生活应急帮助、日常安全照护、意外发生的位置及健康体征智能监测服务。③服务提供方式：居家养老紧急救援服务应以新技术为支撑，通过智能服务平台，整合120急救医疗资源、社区助老资源、家庭照护资源，为老年人提供个人健康档案建立、防走失、远程关怀、24小时自动值守报警等服务，从而实现线上、线下相结合的社区居家养老紧急救援体系，兜牢、织密老年人紧急救援安全网。

📋 巩固提升

请扫码完成课后习题。

任务二　现场急救第一目击者基本认知

👓 任务目标

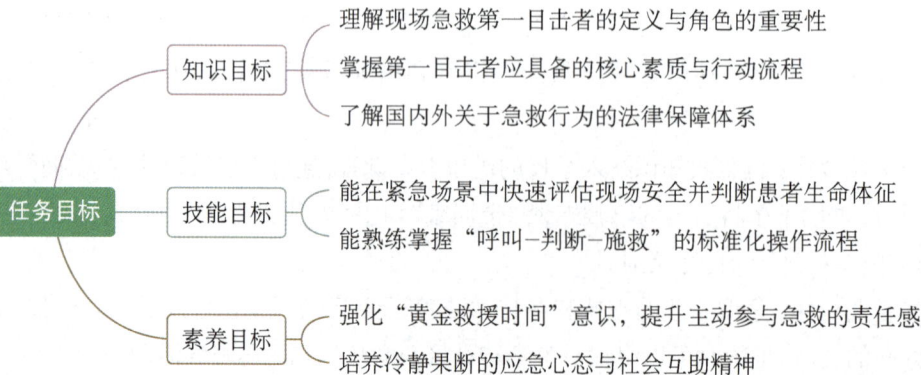

案例导入

某省山区村庄,7岁女童被毒蛇咬伤后倒地,周围村民因缺乏急救知识而手足无措。此时,持有急救证书的乡村教师张伟迅速赶到,通过"环境评估-伤口冲洗-初步包扎-指导送医"这一系列操作,为后续治疗争取了关键时间,最终女童成功脱险。

请根据上面的工作情境,尝试分析相关的工作任务。

问题1:若现场无具备急救能力的第一目击者,可能导致什么后果?

问题2:从张伟的行动中可总结,第一目击者需具备哪些核心能力? 核心价值体现在哪些方面?

问题3:如何成为一名合格的第一目击者?

问题4:法律如何保障第一目击者的救助行为?

任务解决

一、第一目击者的角色及其重要性

第一目击者也可称为第一反应人,是指第一个抵达急救现场且接受过现场急救培训并获得相关证书的目击者。任何一个社会人,都可以通过急救知识和技能的规范培训与考核,而成为合格的第一目击者。

第一现场即突发伤病与事件发生的现场,往往形势复杂、情况多样,因现场环境导致的伤害与风险层出不穷。"现场安全"应作为救护空间维度的核心,强化"风险预控、环境管控、整体联控"的三控方略。

在第一现场,第一目击者应第一时间进行紧急呼救、快速判断和初步急救。

1. 第一目击者的重要性

①争取宝贵时间:时间就是生命,心跳呼吸骤停的黄金急救时间是4~6分钟,而"白金十分钟"是决定创伤急救成功率的关键时间。例如,气道异物阻塞若不立即解除,在4~7分钟内可引起呼吸心跳骤停;淹溺从发生到死亡一般为4~10分钟;食物中毒应在1~2小时内催吐,阻止毒物吸收;被毒蛇咬伤后,毒素在3~5分钟内即被吸收,伤者应立即进行伤肢绑扎、伤口冲洗、局部降温、切开排毒等处理。在医疗救援人员到达之前,第一目击者若能立即展开急救行动,就能为生命提供保障。

②防止病情恶化:及时正确的初步急救可以有效防止伤者的病情进一步恶化。比如,对出血伤口进行压迫止血,能避免伤者因失血过多而导致休克等严重后果。

③影响后续治疗效果:第一目击者采取的急救措施得当与否,直接影响伤者后续的治疗和康复效果。正确的急救操作能为后续专业治疗奠定良好基础,减少并发症的发生。

2. 第一目击者应具备的素质

①急救知识与技能:掌握基本的急救知识和技能是第一目击者的核心要求。常见的急救技能包括心肺复苏术、海姆立克急救法、止血包扎、骨折固定等,以及对常见急症如中暑、触电、溺水等的识别和处理。

②冷静的心态:在紧急情况下,第一目击者需要保持冷静,迅速判断现场情况和伤者的病情,有条不紊地开展急救工作。慌乱的情绪可能导致急救操作失误,延误伤者的救治时机。

③责任心和爱心:具备强烈的责任心和爱心是成为第一目击者的内在动力。愿意在他人遇到危险时主动伸出援手,积极承担起救助伤者的责任。

二、第一目击者现场急救

①评估现场安全:在接近伤者之前,第一目击者首先要确保现场环境安全,避免自身和伤者受到二次

伤害。例如,在交通事故现场,要注意过往车辆;在火灾现场,要避免吸入有毒烟雾等。

②判断伤者状况:快速判断伤者的意识、呼吸、心跳等生命体征。可以通过拍打伤者肩部并呼喊、观察胸廓起伏、触摸颈动脉搏动等方法进行判断。

③呼叫急救人员:一旦发现伤者情况危急,应立即拨打当地的急救电话(如120),准确报告事故地点、伤者情况等信息。

④实施急救措施:根据伤者的具体情况,采取相应的急救措施。例如,对于心脏骤停者,应立即进行心肺复苏;对于异物阻塞气道者,应实施海姆立克急救法等。在急救过程中,要尽量保持操作的规范和正确。

⑤等待专业救援:在实施急救措施的同时,持续观察伤者的病情变化,等待专业急救人员的到来。将伤者的情况和已采取的急救措施如实告知急救人员。

三、培训与支持

①接受专业培训:第一目击者可以通过参加社区、医疗机构或相关组织举办的急救知识培训课程,系统学习急救知识和技能,并进行实践操作练习,获得相关的培训证书。

②获取急救设备:社区、公共场所等应配备必要的急救设备和药品,如自动体外除颤器(AED)、急救箱等,并确保第一目击者了解这些设备的位置和使用方法。

四、法律保障

为鼓励第一目击者积极参与急救,国家和地方出台了相关的法律法规,给予第一目击者一定的法律保障,免除其在急救过程中的后顾之忧。急救法律保障涉及多个方面,涵盖全国性法律、地方性法规等,旨在从不同维度保障急救工作的开展和施救者的权益。

1. 全国性法律保障

《中华人民共和国民法典》:第184条被俗称为"好人法",规定"因自愿实施紧急救助行为造成受助人损害的,救助人不承担民事责任",一定程度上解决了施救者"敢不敢救"的顾虑,鼓励懂急救的公民第一时间对遭遇意外的伤者及时施救。

《中华人民共和国基本医疗卫生与健康促进法》:第27条规定"卫生健康主管部门、红十字会等有关部门、组织应当积极开展急救培训,普及急救知识,鼓励医疗卫生人员、经过急救培训的人员积极参与公共场所急救服务"。同时,要求"公共场所应当按照规定配备必要的急救设备、设施"。

2. 地方性法规保障

《湖南省现场救护条例》:于2020年通过,是全国首个为现场救护单独立法的地方性法规。其核心内容围绕解决现场救护中"不愿救、不敢救、不会救"三大问题,明确现场救护定义与主体,条例将"现场救护"界定为在医疗区以外发生心脑血管疾病等急危重症或交通事故、溺水、中毒等意外伤害时,在医疗急救机构到达前,现场目击者呼叫医疗急救机构、自愿实施基础性急救或送医的行为,覆盖"呼救、施救、送医"全流程。该条例通过立法倡导"人民至上、生命至上"理念,推动全民参与现场救护,自实施以来已成为全国多地相关立法的参考范例,有效提升了公众自救、互救的意识与能力。

《广州市社会急救医疗管理条例》:该条例鼓励具备急救能力的个人在医疗急救人员到达前,对伤者实施紧急现场救护,其紧急现场救护行为受法律保护。规定学校、机场、火车站等公共场所应配置自动体外除颤器,违者或被罚。同时,对急危重症伤者紧急救治遵循"一分钟"原则作出规定,明确各相关部门和机构的响应时间和职责。

《山东省院前急救条例》:该条例规定因参与院前急救违反交通规则的,不予行政处罚;符合见义勇为条件的,按照规定给予表彰、奖励。此外,还对院前医疗急救管理全流程服务进行规范,加强院前院内急救衔接,规定首诊负责制等,同时对违反急救职责以及扰乱急救秩序的行为规定了相应的法律责任。

五、针对急救志愿者的法律保障

①无偿性原则:《中华人民共和国民法典》第184条规定,因自愿实施紧急救助行为造成受助人损害的,救助人不承担民事责任。紧急救助行为的构成要件主要包括三个方面:一是救助人的紧急救助行为是基于自愿,也就是通常所说的见义勇为、助人为乐的行为,而不是专业救助行为。二是救助发生在紧急情势之下,即受助人的人身健康等处于紧急情况需要获得立即救助。三是受助人所受损害与紧急救助行为之间具有因果关系。如果损害的发生是因紧急救助之前或之后的救助人行为造成的,则不能适用本条法律规定予以免责。

②鼓励医疗人员施救:《中华人民共和国医师法》规定,国家鼓励医师积极参与公共交通工具等场所急救服务;医师因自愿实施急救造成受助人损害的,不承担民事责任。

③地方性法规支持:多个省市出台的地方性法规,明确规定了急救志愿者在紧急情况下的行为规范及其免责条款。例如,某市急救条例指出,对于按照规定程序提供急救服务的志愿者,因其无偿救助行为导致被救者损害的,除具有故意或重大过失外,不承担民事赔偿责任。

④医疗机构联合机制:许多医院与社区、公共场所建立联动机制,在接到紧急求助时,迅速调动急救志愿者参与救援,并为志愿者提供法律咨询和事后支持。

⑤保险机制引入:一些地方政府和公益组织为急救志愿者购买专项保险,覆盖因施救行为可能产生的民事赔偿风险,降低志愿者个人负担,增强社会公众参与急救的信心。

六、现场急救仍面临的问题

①认知不足:部分志愿者对相关法律保障了解不充分,因担心承担急救不当造成的后果而不敢急救。

②实践情况复杂:个别情况下,被救者家属或相关方可能因对急救过程不满提起诉讼,增加志愿者法律风险。尽管有法律保护,但具体案件仍需具体分析,可能存在司法上的判决差异。

③潜在风险:若志愿者在未接受专门培训时贸然施救,或采取超出自身能力范围的急救措施,则可能因技术不当而要承担责任。

📖 知识拓展

一、第一目击者认知误区

误区	正确做法
"急救是医生的事,普通人容易出错"	接受正规培训后,正确施救的成功率可达60%以上(美国心脏协会数据)
"担心被讹诈,不敢出手"	法律明确免责条款,保存现场证据(如监控、证人)可降低风险
"急救设备操作复杂,不敢使用"	AED具备语音提示功能,培训后可快速掌握

二、能力边界

①禁止行为:不能实施气管插管等专业操作。

②优先原则:确保自身安全＞抢救生命＞保护器官功能＞减轻痛苦。

巩固提升

请扫码完成课后习题。

课后习题

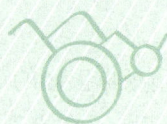

项目二
社区居家常见简易急救技术

急救技术是社区居家健康照护的核心技能之一，关乎突发状况下的生命安全与损伤控制。本项目聚焦社区居家常见急救场景，内容涵盖多种常见紧急情况的现场急救方法。学习过程中需结合理论知识与实操演练，注重急救流程的规范性、时效性与安全性。

通过本项目的学习，同学们将熟练掌握心跳呼吸骤停者的心肺复苏术、气道异物梗阻者的海姆立克急救法、外伤出血者的止血包扎技术、烧烫伤者的初步处理方法、跌倒者的评估与处理方法以及动物咬伤者的规范处置方法。这些技能不仅能够有效提升同学们在社区居家环境中的应急处理能力，还能为伤者的进一步救治赢得宝贵时间，切实降低社区急症的致残率与死亡率。

任务一 为心跳呼吸骤停者实施现场急救

任务目标

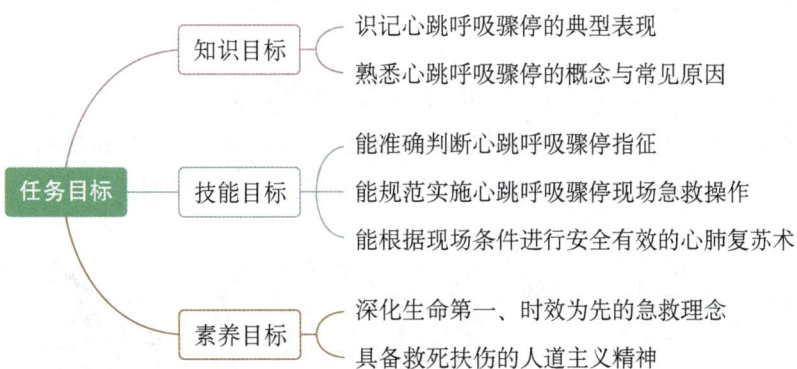

任务目标	知识目标	识记心跳呼吸骤停的典型表现
		熟悉心跳呼吸骤停的概念与常见原因
	技能目标	能准确判断心跳呼吸骤停指征
		能规范实施心跳呼吸骤停现场急救操作
		能根据现场条件进行安全有效的心肺复苏术
	素养目标	深化生命第一、时效为先的急救理念
		具备救死扶伤的人道主义精神

案例导入

17岁的李同学在社区篮球场参加业余篮球比赛时，突然双手紧捂胸口，脸色苍白，表情痛苦，随后失去平衡，重重摔倒在地。周围打球和观赛的居民见状，立即围上前查看，有人大声呼喊他的名字，但李同学已失去意识，呼吸停止，颈动脉未触及搏动。事发时正值傍晚，篮球场及周边健身区人员较多，现场非常混乱。社区活动中心一楼走廊的墙上安装了一台自动体外除颤仪（AED），距离篮球场约50米。社区医疗站的值班医生接到通知后，需从位于活动中心二楼的诊室赶到现场，途中需经过一段露天步道。

请根据上面的工作情境,尝试分析相关的急救任务。

问题1:初步判断王同学发生了什么急危症情况,判断的依据是什么?

问题2:面对这样的突发状况,现场应如何迅速而有效地进行急救?

问题3:抢救成功的有效指标有哪些?

任务解决

一、快速识别

心跳呼吸骤停的黄金抢救时间为4分钟,因此,快速判断和及时干预至关重要。在发现有人疑似心跳呼吸骤停时,应快速扫视周围环境,确认施救现场不存在交通危险、触电风险、火灾等会对施救者和被救者造成二次伤害的危险因素。只有在保证环境安全的前提下,施救者才能有效地对被救者进行后续评估和急救操作。

【核心口诀】无意识+无呼吸+无脉搏=即刻干预。

1. 识别"无意识"

心跳呼吸骤停发生后,被救者可出现意识突然丧失或伴有短暂抽搐,表现为被救者对任何外界刺激(如呼唤姓名、拍打肩膀等)均无反应。

检查方法为轻拍被救者肩膀并向其耳部大声呼喊:"你还好吗?"若无反应,即可判断为无意识(图2-1-1)。

案例回溯 本案例中王同学对于别人大声呼喊自己的名字毫无反应,判断为"无意识"。

2. 识别"无呼吸"

心跳呼吸骤停发生后,被救者可出现呼吸停止,表现为胸廓无起伏或仅有濒死喘息(不规则、微弱、类似打鼾或抽泣的呼吸)。

检查方法为施救者将耳朵贴近被救者口鼻,双眼直视其胸部,若无呼吸或仅有濒死喘息,即可判断为无呼吸(图2-1-2)。

案例回溯 本案例中王同学胸廓没有起伏,判断为"无呼吸"。

3. 识别"无脉搏"

心跳呼吸骤停发生后,患者可出现心跳停止,表现为动脉搏动消失。

检查方法为施救者食指和中指并拢触摸被救者颈动脉(喉结旁开2～3 cm处),1岁以下的婴儿触摸肱动脉(上臂内侧)或股动脉(大腿根部),如无搏动,即可判断为无脉搏(图2-1-3)。

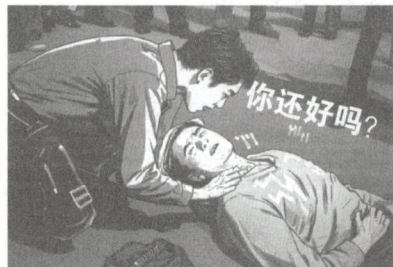

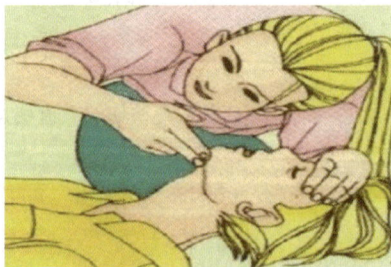

图2-1-1 意识判断　　　　图2-1-2 呼吸判断　　　　图2-1-3 脉搏判断

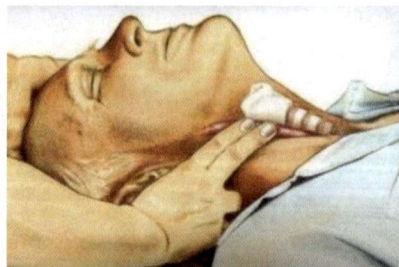

案例回溯 本案例中王同学的颈动脉搏动消失,判断为"无脉搏"。

注意:①非专业人员如果无法准确判断脉搏,可直接根据无意识、无呼吸表现启动心肺复苏(cardiopulmonary resuscitation, CPR)。②应同时判断呼吸和脉搏,通过观察胸廓起伏和触摸动脉搏动,可以在10秒内快速完成评估。

二、精准急救

【急救原则】快速启动应急反应系统＋高质量CPR＋尽早除颤。

1. 启动应急反应系统

如果发现被救者无反应、无脉搏及无呼吸，且只有一人在现场，要先拨打当地急救电话（120），启动急救医疗服务体系（emergency medical service system, EMSS），目的是向专业急救人员求救，并快速携带除颤仪到现场。现场有其他人在场时，第一反应者应该指定现场某人拨打急救电话，获取除颤仪（AED），同时自己马上开始实施心肺复苏（CPR）。

案例回溯　本案例现场有其他人员，可指定一名同学或居民呼叫帮助并联系社区医生（"×××，立即拨打120并联系社区医生"），接到指令者应立即拨打急救电话，清晰说明地点、被救者情况和已采取的措施，同时联系社区医生，告知事发地点和被救者情况，催促医生尽快赶到；指定一名同学或居民获取AED（"×××，速去社区活动中心取回AED"），接到指令者应迅速前往社区活动中心一楼走廊，取回AED，确保AED设备完好并带到现场。

2. 实施早期心肺复苏（CPR）

（1）人工循环（C）

1）体位安置

迅速将被救者安置于硬的平面上，即硬的地面、硬板床或在被救者胸背部下方安插复苏板，使被救者的头部、颈部、躯干呈一条直线，避免扭曲，双上肢分别放置于身体两侧，解开上衣，暴露胸部。如果被救者面朝下时，应将被救者整体翻转以保护颈椎，即头部、肩部、躯干同时转动，头部、颈部应与躯干始终保持在同一个轴面上。

案例回溯　本案例场景为社区篮球场，地面平坦、硬度合适，能直接在地面上实施徒手心肺复苏。

2）正确按压

①按压部位：正确的胸外心脏按压部位为胸骨中下1/3处，可通过胸前两乳头连线的中点或剑突上两横指来定位。

②按压手法与姿势：施救者一只手掌根部紧贴按压部位，另一只手重叠其上，手指交叉或并拢翘起；双臂伸直并与被救者胸部呈垂直方向，用上半身重量及肩臂肌力向下用力，进行均匀而有节律地按压；双手在原位放松，使胸廓完全回弹，但手掌不要离开胸壁（图2-1-4）。儿童可用单手掌根按压法，婴儿可用双手环抱拇指按压法或食指、中指双指按压法（图2-1-5）。

③按压深度：成人需使胸骨下陷5～6 cm，儿童和婴儿需使胸骨下陷深度为胸部前后径的1/3～1/2，即分别为4～5 cm和3～4 cm。

④按压频率：按压频率为100～120次/分。

图2-1-4　成人胸外心脏按压方法

3）人工循环注意事项

①按压部位要准确：如果按压部位太低，可能损伤腹部脏器或引起胃内容物反流；如果按压部位太高，可能会伤及大血管；如果按压部位不在中线，则可能引起肋骨骨折、肋骨与肋软骨脱离等并发症。

②按压姿势要正确：施救者应注意肘关节伸直，双肩位于双手的正上方，手指不应加压于被救者胸部。在按压间隙的放松期，施救者不加任何压力，但手掌根仍置于胸骨中下部，不离开胸壁，以免移位。

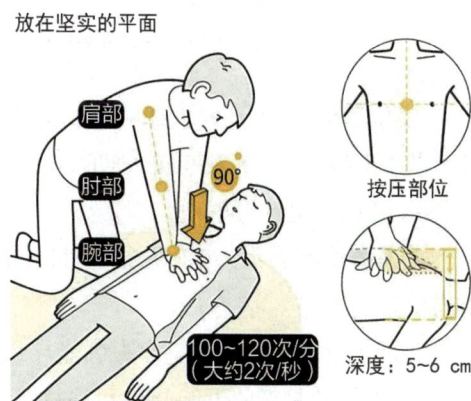

· 单手急救

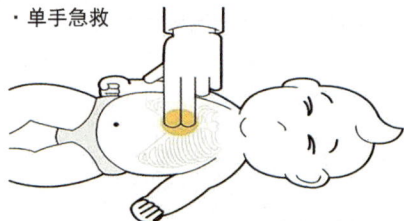

双指按压：双指在胸骨下1/2处按压

· 双手急救

双手环抱拇指按压法：
双手大拇指置于胸骨下1/2处按压

图2-1-5 婴幼儿胸外心脏按压方法

③按压力度要均匀适度：按压力度过轻达不到效果；按压力度过重易造成损伤。

④交换按压要迅速：当现场有多人时，鼓励两人或多人交替按压以避免疲劳，保证按压效果。一般每隔2分钟交换按压人员，尽可能将中断控制在10秒以内。

（2）开放气道（A）

1）检查气道

观察被救者口腔内是否有异物（如呕吐物、假牙等），如果有可见异物，用手指小心清除，避免将异物推入更深。

2）开放气道

①仰头抬颏法：对于没有头部创伤或颈部创伤的被救者，使用仰头抬颏法开放呼吸道。施救者一只手放在被救者前额，轻轻向后仰头，另一只手用食指和中指抬起被救者下巴，使其下颌骨向前上方移动（图2-1-6）。

②双手托颌法：若怀疑被救者有颈椎损伤，应使用托颌法开放呼吸道，不能拉伸头部。施救者双手分别放在被救者头部两侧，手指放在下颌角下方，用双手向前上方托起下颌，使下颌骨前移，同时保持头部中立位（图2-1-7）。

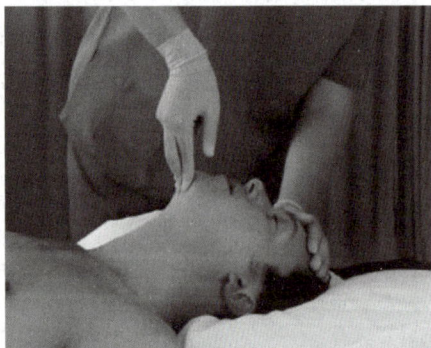

图2-1-6 仰头抬颏法

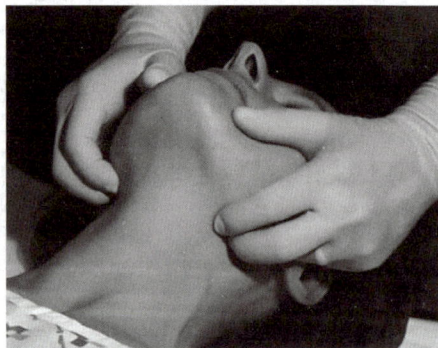

图2-1-7 双手托颌法

案例回溯 本案例中王同学在打篮球过程中突然倒地，无外伤或坠落史，颈椎损伤的可能性较低，采用"仰头抬颏法"开放气道，以迅速地打开气道。

3）开放气道注意事项

①谨慎清除异物：当看见异物时，才能尝试清除。避免盲目用手指探查口腔，以免将异物推入更深或损伤口腔组织。

②避免过度仰头：过度仰头可能导致颈椎损伤，尤其是对怀疑有颈椎损伤的被救者。使用仰头抬颏法时，只需使被救者的下颌与地面垂直即可。

③保持气道开放：在人工呼吸和胸外按压过程中，始终保持气道开放。如果被救者有自主呼吸，保持气道开放则有助于改善通气。

（3）人工呼吸（B）

1）人工呼吸方法

①口对口人工呼吸：进行口对口人工呼吸时，要确保呼吸道通畅。捏住被救者的鼻孔，防止漏气，施救者用口唇把被救者的口全罩住，呈密封状，缓慢吹气，每次吹气应持续1秒以上，吹气量为每次

500～600 mL,以看到被救者胸廓抬起为宜,避免过度通气(图2-1-8)。

②口对鼻人工呼吸:若被救者不能经口呼吸(如牙关紧闭不能开口或有口唇创伤),推荐采用口对鼻人工呼吸。口对鼻人工呼吸时,施救者将一只手置于被救者前额并后推,另一只手抬下颌,使被救者口唇紧闭。施救者用嘴罩住被救者鼻部,深吹气后,口离开鼻部,呼气时气体自动排出。在对婴儿进行人工呼吸时,施救者的嘴必须将婴儿的口及鼻一起罩住。

③简易呼吸球囊通气:提倡尽早使用简易呼吸球囊代替口对口人工呼吸。左手采用"EC手法"开放气道及固定面罩(左手拇指和食指呈"C"形按住面罩,其余三指呈"E"形托住下颌),确保面罩紧贴面部不漏气;右手挤压球囊,通气量成人为400～600 mL(球体压缩1/2～2/3)、儿童为5～10 mL/kg,通气频率成人为10～12次/分、儿童为12～20次/分,每次挤压持续1秒,均匀送气,观察胸廓起伏(图2-1-9)。现场有条件者,可连接供氧装置以提高吸入氧气浓度。

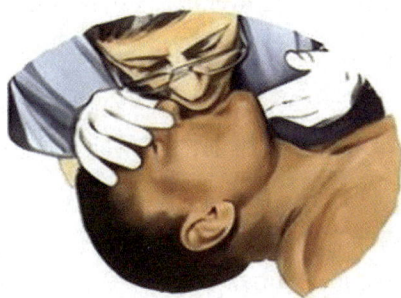

图2-1-8 口对口人工呼吸　　　　图2-1-9 简易呼吸球囊通气法

2)人工呼吸注意事项

①按压呼吸频率:成人复苏时,每30次胸外按压后给予2次人工呼吸,即为30∶2;儿童和婴儿复苏时,若单人施救则为30∶2,若双人施救则为15∶2。

②确保气道通畅:通气前必须开放气道,避免舌后坠或异物阻塞。

③避免漏气:吹气时确保嘴对嘴或嘴对鼻的密封性,避免漏气。如果使用简易呼吸球囊,确保面罩与面部贴合紧密。

④避免损伤:过量或过快通气可能导致胃胀气、反流或气压伤,应避免损伤;儿童和婴儿使用小号球囊和面罩,单手挤压,避免气压伤。

⑤特殊情况处理:如果被救者出现呕吐,应立即将头转向一侧,清除口腔内呕吐物,再继续人工呼吸;如果正常吹气下胸廓未抬起,应重新检查气道是否畅通,调整头部位置或清除异物。

3. 使用自动体外除颤器(AED)进行电除颤

(1)AED的操作方法

自动体外除颤器(AED)是用于心搏骤停者的便携式急救设备。目前,许多公共场所,如机场、地铁站、运动场馆、大型商场、星级酒店等都配有AED。当有人出现无意识、无呼吸或濒死叹息样呼吸时,就需要使用AED。它可自动识别被救者是否存在室颤等可电击心律,并进行电击除颤。尽早使用AED除颤,对挽救心跳呼吸骤停者的生命至关重要。AED操作简单,非医学专业人员经过培训也可以使用。具体操作分四步——"开、贴、插、电"(图2-1-10)。

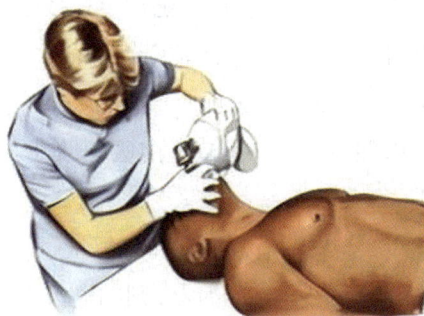

图2-1-10 AED"开、贴、插、电"操作步骤

①"开"：按下开机键，AED出现语音提示，选择成人或儿童模式（小于8岁、体重＜25 kg的儿童，使用儿童模式）。

②"贴"：解开被救者上衣，充分暴露胸部；撕去自粘式电极片贴膜，参照仪器上的图示，将电极片贴于被救者胸部相应位置的皮肤。选成人模式时，使用前侧位贴法，即一片电极片贴于被救者右侧锁骨正下方（右上胸壁），另一片贴于被救者左乳头外侧，电极片中线在腋前线上（左下胸壁）；选儿童模式时，用前后位贴法，即一片电极片贴于被救者前胸部正中位，另一片贴于被救者背部中央（位置与前胸电极片相对应）。

③"插"：将电极片插头插入主机插孔，语音提示"开始分析心律，请不要触碰患者"。此时不要触碰被救者，并且暂停胸外心脏按压等操作，避免影响心律分析。

④"电"：心律分析完成，提示需要电击除颤时，仪器自动充电。当仪器指示灯闪烁、出现蜂鸣音时，务必再次确认无人触碰被救者，随后迅速按下放电键，实施电击。电击完成后，不要关机或取下电极片，应立即开始胸外按压，进行心肺复苏。

（2）AED使用的注意事项

①粘贴电极片时，应保持胸前区皮肤干燥、清洁。如果被救者胸前潮湿多汗，应立即擦干胸前区皮肤。

②电极片应与被救者皮肤保持良好接触。若被救者胸部毛发过多，施救者应快速剃除毛发。

③若被救者胸部装有起搏器，则粘电极片时应避开起搏器；若贴有膏药，应先去除并擦拭干净皮肤，否则会影响导电。

④不要在氧气、天然气等易燃易爆气体聚集处，或在水中使用AED除颤。

⑤8岁以下或体重＜25 kg的儿童应使用儿童专用电极片，紧急情况下可用成人电极片代替，选择儿童模式，粘贴时两电极片之间保持一定距离，不能相互接触。

⑥现场有两名及以上施救者时，应配合实施心肺复苏和电除颤，一名施救者持续胸外心脏按压，另一人负责操作AED。

三、效果判断

在心肺复苏过程中，应每2分钟（或5个30∶2的按压-呼吸循环）判断一次复苏效果。每次判断时间应控制在10秒内，避免长时间中断胸外按压。

1. 复苏有效指标

①颈动脉或股动脉搏动恢复。

②自主呼吸恢复，胸廓有起伏。

③昏迷程度减轻，出现反射或躁动。

④面色、口唇等由紫绀转为红润。

⑤瞳孔由大变小，对光反射恢复。

⑥上肢收缩压达到60 mmHg以上。

2. 终止抢救的标准

①被救者呼吸和循环已有效恢复。

②CPR持续30分钟以上仍无心搏和自主呼吸，专业人员到场确定被救者已死亡。

③有专业人员接手承担复苏或其他人员接替抢救。

任务要点

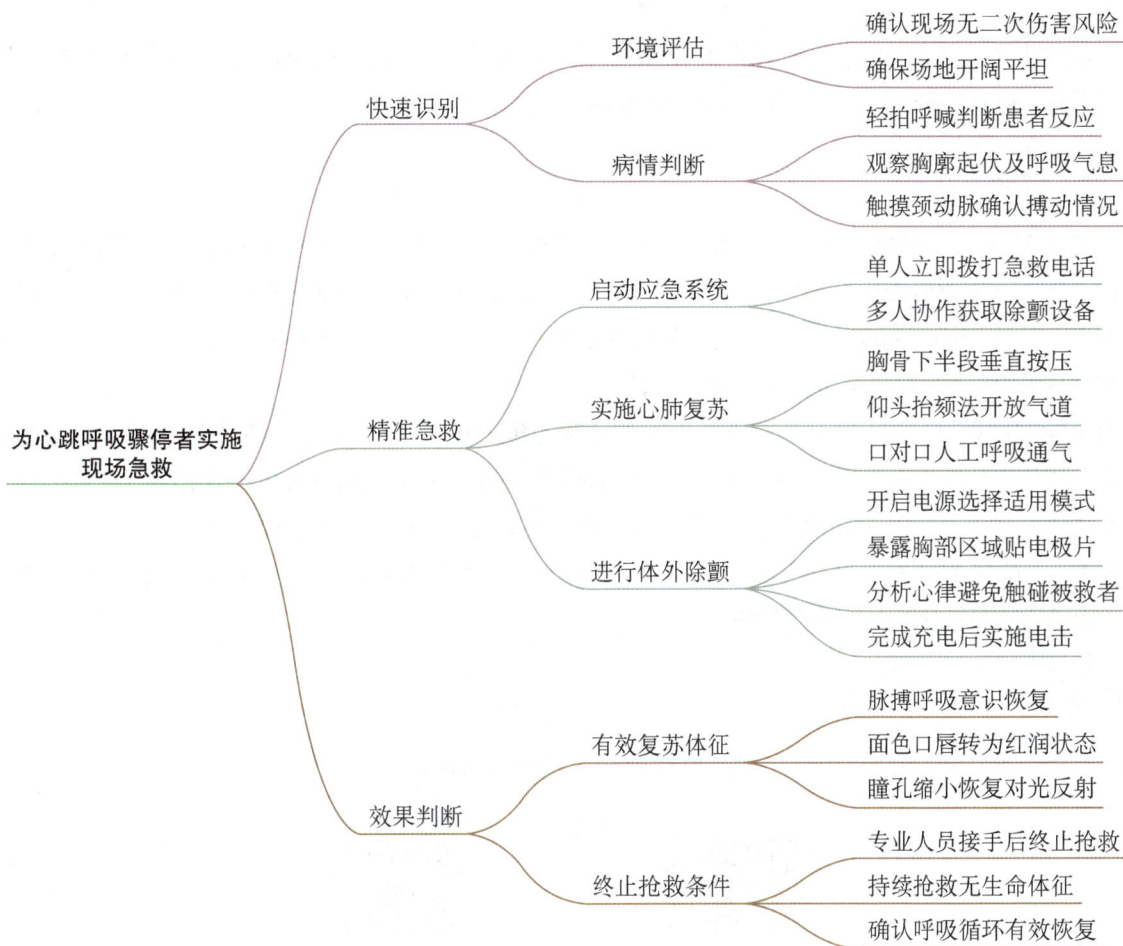

为心跳呼吸骤停者实施现场急救

- 快速识别
  - 环境评估
    - 确认现场无二次伤害风险
    - 确保场地开阔平坦
  - 病情判断
    - 轻拍呼喊判断患者反应
    - 观察胸廓起伏及呼吸气息
    - 触摸颈动脉确认搏动情况
- 精准急救
  - 启动应急系统
    - 单人立即拨打急救电话
    - 多人协作获取除颤设备
  - 实施心肺复苏
    - 胸骨下半段垂直按压
    - 仰头抬颏法开放气道
    - 口对口人工呼吸通气
  - 进行体外除颤
    - 开启电源选择适用模式
    - 暴露胸部区域贴电极片
    - 分析心律避免触碰被救者
    - 完成充电后实施电击
- 效果判断
  - 有效复苏体征
    - 脉搏呼吸意识恢复
    - 面色口唇转为红润状态
    - 瞳孔缩小恢复对光反射
  - 终止抢救条件
    - 专业人员接手后终止抢救
    - 持续抢救无生命体征
    - 确认呼吸循环有效恢复

必备知识

一、基本概念

心跳呼吸骤停（cardiopulmonary arrest, CPA）是指被救者的心脏有效搏动和自主呼吸突然停止，导致全身血液循环中断、氧气供应丧失的危急状态，若不立即干预可在短时间内导致死亡或不可逆的脑损伤。

基础生命支持（basic life support, BLS）又称现场复苏，是通过徒手操作来迅速恢复心脏呼吸骤停者的循环和呼吸，维持重要器官的供血、供氧，为进一步复苏争取有利时机。其基本内容包括立即识别心跳呼吸骤停、启动急救医疗服务体系（EMSS）、早期心肺复苏（CPR）和迅速使用自动体外除颤器（AED）进行电除颤。

二、心跳呼吸骤停的原因

1. 心源性

因心脏器质性病变引发的意料之外的循环、呼吸停止，称心源性心跳呼吸骤停。冠心病是心源性疾病中最常见的原因，约占80%，其他还包括心肌炎、心肌病、风湿性心瓣膜病、严重心律失常等。

2. 非心源性

由心脏以外的原因所引发的循环、呼吸停止，称非心源性心跳呼吸骤停，常见以下几种病因。

①意外事故：见于溺水、窒息、触电、雷击、麻醉或手术意外等。

②严重的酸碱平衡失调及电解质紊乱：可见于严重低钾血症、高钾血症、高镁血症以及酸中毒或碱中毒等。

③药物中毒或过敏：发生严重青霉素、链霉素及某些血清制剂过敏反应时，可引起呼吸、心跳骤停。

④其他：血管造影、心导管检查、脑血管病变等。

📖 知识拓展

心肺复苏（CPR）作为现代急救技术的核心，其历史可追溯到古代。东汉末年张仲景所著《伤寒杂病论》中已有关于急救的描述，与现代心肺复苏理念有共通之处。现代心肺复苏技术的真正奠基人是麻醉医生彼得·沙法（Peter Safar），他被誉为"现代心肺复苏术之父"。自20世纪60年代以来，心肺复苏技术迅速在全球普及，成为挽救无数生命的重要手段。

随着时间的推移，心肺复苏指南也在不断变迁和完善。1966年，美国科学院首次制定了心肺复苏指南，而后的国际复苏联络委员会（International Liaison Committee on Resuscitation, ILCOR）更是推动了心肺复苏技术的标准化。每5年，ILCOR都会更新指南，以适应急救领域的新进展。

如今，心肺复苏已成为每个人都应掌握的必备技能。掌握正确的心肺复苏技术，不仅能在关键时刻挽救生命，更能体现对生命的尊重与珍视。

🏥 任务评价

请扫码完成"单人徒手心肺复苏术"操作技能考核评价及知识学习评价。

 技能评价

 学习评价

💊 生命之光

请扫码查看阅读资料"教学楼前的生命守护：00后用行动诠释担当"。

 课后阅读

📝 巩固提升

请扫码完成课后习题。

 课后习题

任务二 为气道异物梗阻者实施现场急救

任务目标

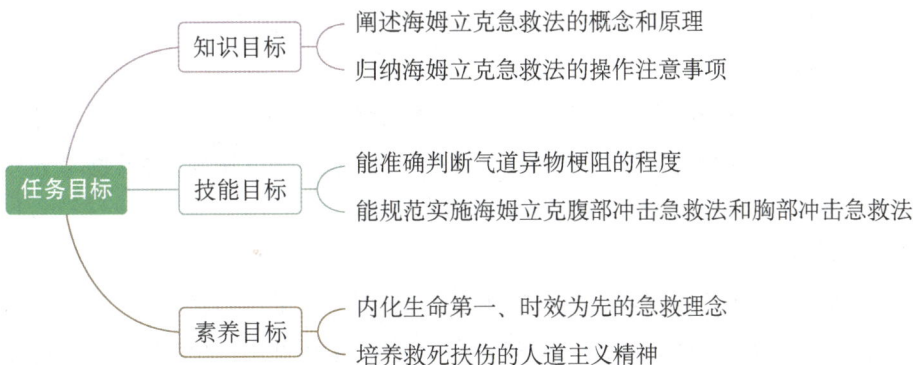

任务目标

- 知识目标
  - 阐述海姆立克急救法的概念和原理
  - 归纳海姆立克急救法的操作注意事项
- 技能目标
  - 能准确判断气道异物梗阻的程度
  - 能规范实施海姆立克腹部冲击急救法和胸部冲击急救法
- 素养目标
  - 内化生命第一、时效为先的急救理念
  - 培养救死扶伤的人道主义精神

案例导入

王奶奶,71岁,性格开朗,平日里喜欢与邻居们聊天、分享美食。某日中午,王奶奶在家中与家人共进午餐,餐桌上有她最爱的红烧肉和清炒时蔬。正当大家谈笑风生时,王奶奶突然不能说话,异常紧张,脸涨得通红,双手呈"V"形紧贴在颈前,呼吸急促,口唇逐渐青紫。家人见状,惊慌失措,不知该如何应对。

请根据上面的工作情境,尝试分析相关的工作任务。

问题1:如何快速判断王奶奶发生了什么紧急情况?判断的依据是什么?

问题2:应如何对情境案例中的王奶奶进行急救?

问题3:如何有效预防气道异物梗阻?请制定一个气道异物梗阻的预防方案。

任务解决

一、快速识别

【核心口诀】突发窒息+呛咳无声/不能言语/"V"形手=海姆立克急救法。

1. 识别气道梗阻的方法

气道梗阻的识别是抢救成功的关键。异物可以引起气道部分或完全梗阻,被救者表现为剧烈呛咳、反射性呕吐、声音嘶哑、呼吸困难、发绀等。

①气道不完全梗阻:被救者可出现咳嗽、喘气或咳嗽微弱无力,呼吸困难。被救者张口吸气时,可以听到异物冲击性的高啼声,表现为面色青紫,皮肤、甲床和口唇发绀。

②气道完全梗阻:较大异物堵住喉部、气道处,被救者面色灰暗、青紫,不能说话、不能咳嗽、不能呼吸,昏迷倒地,发生窒息,很快出现呼吸停止。

2. 特殊表现

由于异物吸入气道时,被救者感到极度不适,会不由自主地出现手呈"V"字状紧贴于颈前喉部,表情痛苦(图2-2-1)。

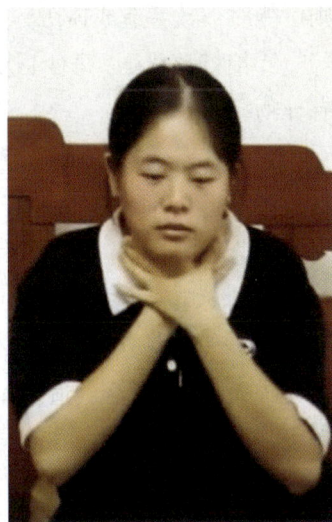

图2-2-1 气道异物梗阻特殊表现
("V"形手)

案例回溯 本案例中王奶奶突然不能说话,异常紧张,脸涨得通红,双手呈"V"形紧贴在颈前,呼吸急促,口唇逐渐青紫,可识别为气道完全梗阻。

二、精准急救

【急救原则】先判断梗阻程度,再实施腹部冲击法,严禁盲目施救。

1. 自救法

本法适用于意识清醒且具有一定救护知识和技能的气道异物梗阻者。

（1）手指清除异物法

如果异物进入气道的深度不是很深,无明显呼吸困难症状,则可用此法。气道梗阻者可以先开口,用左手拇指紧贴牙齿上方,将食指与拇指进行交叉,促进开口后插到咽喉深部,将异物勾出,但不能过于勉强,避免将异物推得更深。

（2）自救腹部冲击法

气道梗阻者本人可一手握拳,用拳头拇指侧顶住腹部,用另一手再握紧拳头,用力快速向内、向上使拳头冲击腹部。如果不成功,应快速将上腹部抵压在一个硬质的物体上,如椅背、桌沿、走廊护栏等,用力冲击腹部,直到把气道异物排出。

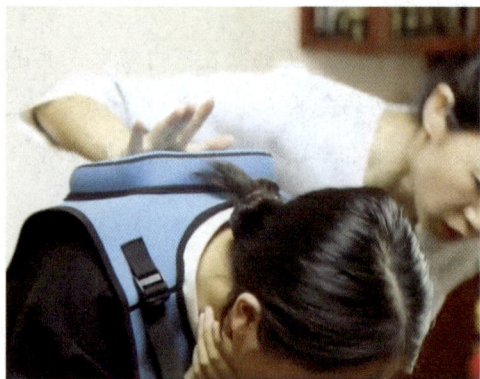

图2-2-2 背部拍击法

2. 互救法

本法适用于成人与儿童的不完全或完全气道梗阻,有施救者在现场进行急救的方法。

（1）背部拍击法

气道异物急救中,拍背法的具体操作包括选择姿势、找准位置、控制力度、拍打频率、观察反应(图2-2-2)。若有不适,建议梗阻者及时就医。

①选择姿势:让被救者身体前倾,头部略低,胸部靠在施救者的前臂上,施救者用另一只手支撑被救者的头部和颈部,保证被救者的呼吸道通畅。

②找准位置:用手掌根部在被救者的肩胛骨之间,即背部中央位置进行拍打。

③控制力度:拍打时要用力适中,不可过轻,也不能过重。过轻可能无法起到排出异物的作用,过重则可能对被救者造成损伤。一般以能感觉到被救者身体有震动为宜。

④拍打频率:以每秒1次的频率进行拍打,连续拍打5次。每次拍打后要检查被救者的口腔,看是否有异物排出。

⑤观察反应:在拍打过程中,要密切观察被救者的反应。如果被救者的情况有所改善,如开始咳嗽、呼吸恢复正常等,说明异物可能已经排出。如果被救者的情况没有改善,应立即采取其他急救方法,如海姆立克急救法。

（2）海姆立克急救法

对于气道完全阻塞者,必须争分夺秒地清除气道异物。通过迫使气道内压力骤然升高的方法,产生人为咳嗽,把异物从气道内排出。具体方法除上文提及的自救腹部冲击法外,还有腹部冲击法和胸部冲击法。

①腹部冲击法:可用于有意识的、站立或坐位的被救者。施救者站在被救者身后,双臂环抱被救者腰部,一手握拳,握拳手的拇指侧紧顶住被救者腹部,位于剑突与脐间的腹中线部位,另一手再握紧拳头,快速向内、向上使拳头冲击腹部,反复冲击直到把异物排出(图2-2-3)。如果被救者意识丧失,应立即开始

CPR。采用此法后,应注意检查被救者有无危及生命的并发症,如胃内容物反流造成误吸、腹部或胸腔脏器破裂。除必要时,不宜随便使用。

②胸部冲击法:被救者是妊娠末期或过度肥胖者时,施救者双臂可能无法环抱被救者腰部,可用胸部冲击法代替腹部冲击法。施救者站在被救者身后,把上肢放在被救者腋下,将胸部环抱住。一只拳的拇指侧放在胸骨中线,避开剑突和肋骨下缘,另一只手握住拳头,向后冲压,直至把异物排出。

（3）婴幼儿气道异物梗阻急救法

本法适用于不完全或完全气道梗阻的婴幼儿,有施救者在现场进行急救。

①腹背部拍击法:使患儿骑跨并俯卧于施救者的手臂上,患儿头部低于躯干,施救者手握患儿下颌固定头部,施救者手臂放在自己大腿上,然后用另一只手的掌根用力拍击患儿两肩胛骨之间的背部4～6次,使呼吸道内压力骤然升高,有助于异物松动以便排出体外(图2-2-4)。

②胸部手指猛击法:患儿取仰卧位,抱持于施救者手臂上,头部略低于躯干。施救者用两手指按压患儿两乳头连线与胸骨中线交界点下一横指处4～6次,必要时可与背部拍击法交替使用,直至异物排出(图2-2-5)。

图2-2-3 海姆立克腹部冲击法

图2-2-4 婴幼儿背部叩击法

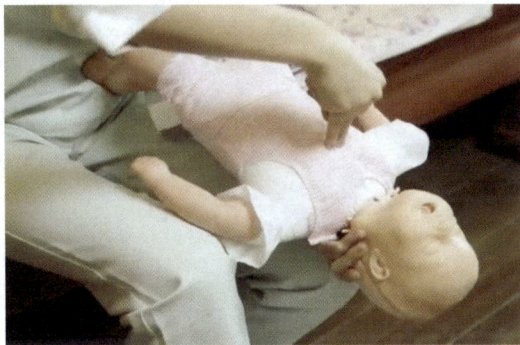

图2-2-5 婴幼儿胸部冲击法

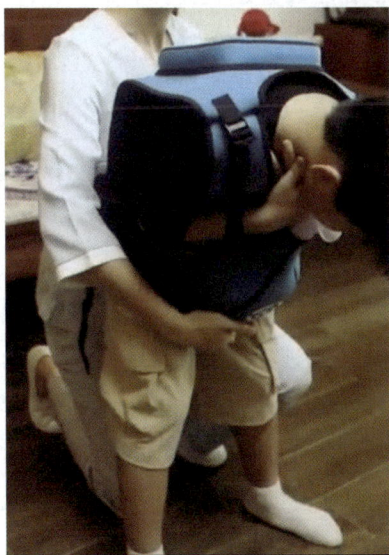

图2-2-6 儿童海姆立克法

（4）儿童气道异物梗阻急救法

将儿童两腿打开,施救者呈弓步站立或跪在被救者身后,顶住被救者臀部。双手放于被救者肚脐上方两指位置,一手握拳,拳心朝内,另一手抱住拳头。双臂用力收紧,瞬间按压腹部,持续几次挤压,直到异物排出(图2-2-6)。

三、有效预防

【老幼皆防气道梗阻口诀】

细小物品莫乱抛,硬币弹珠要收牢;

果冻坚果慎喂养,玩耍奔跑别进食!

老人进食防急躁,肉块汤圆切碎嚼;

吃饭不笑不闲聊,假牙松动及时调!

玩具零件常检查,独居长者多关照;

呛噎风险早预防,海姆手法要记牢!

①婴幼儿重点:禁喂坚果果冻、收好小物件、吃饭禁嬉闹。

②老年人重点:老年人吞咽功能弱,食物应切细煮软,避免大块肉类、黏性食物(如汤圆、年糕等);假牙勤检查,松动易被食物带动而滑脱;独居需监护,进食时应有人看护,避免呛咳无人救助。

③共同原则:细嚼慢咽、专注进食、危险物品远离口鼻。

④特别提示:老年人呛咳后症状可能隐蔽(如无声呛噎),应提高警惕;急救时注意力度,老年人骨质疏松,应避免肋骨损伤。

四、急救处理注意事项

①尽早、尽快识别气道异物梗阻的表现,并迅速做出判断。

②实施腹部冲击,定位要准确,不要把手放在胸骨剑突上或肋缘下。

③腹部冲击要注意胃反流导致误吸。

④预防气道异物梗阻的发生,如将食物切成小条,细嚼慢咽,儿童口含食物时不要跑步或玩耍。

⑤即使通过海姆立克法成功排出异物,被救者也应尽快就医,检查气道是否受损,以及有无其他潜在问题。

任务要点

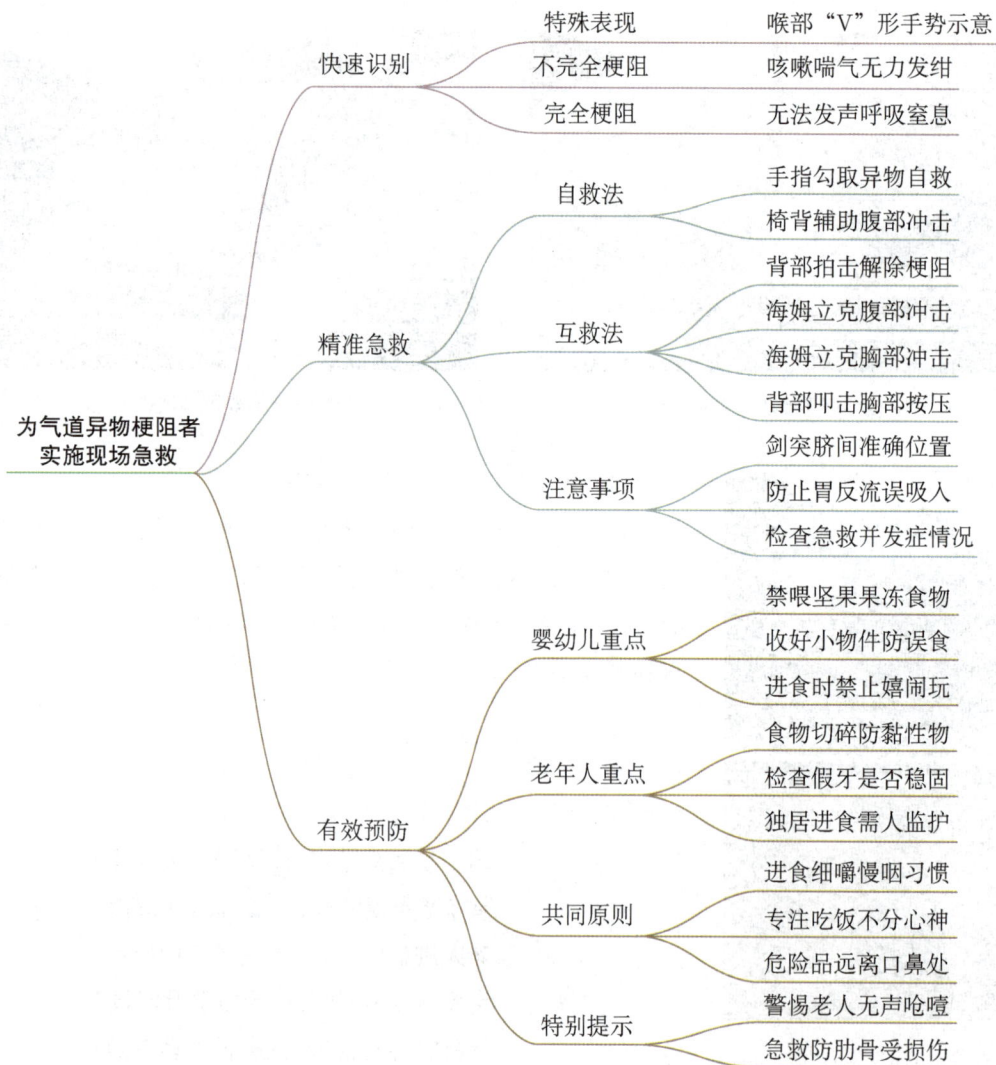

必备知识

一、基本概念

海姆立克急救法（heimlich maneuver）是解除呼吸道异物梗阻的方法，由美国医生亨利·海姆立克于1974年发明。

二、原理

该法是利用冲击使患者腹部膈肌下软组织产生向上的压力，压迫两肺下部，从而驱使肺部残留气体形成一股气流，长驱直入气管，将堵塞气管、咽部的异物清除，使人获救。

知识拓展

海姆立克急救法作为一项经典的急救技术，其应用范围和方法正不断拓展和创新。

①虚拟现实（virtual reality, VR）教学：随着科技的发展，VR技术被引入急救培训中，通过沉浸式和交互式的虚拟环境，学习者可以在模拟场景中练习海姆立克急救法，增强应急响应能力（图2-2-7）。

②淹溺急救：除了传统的气道异物梗阻急救，海姆立克急救法还被应用于淹溺急救。在溺水事件中，大量水分可能进入呼吸道，导致气道堵塞。通过海姆立克手法，可以排出气管内的水分，为后续的心肺复苏（CPR）创造条件。

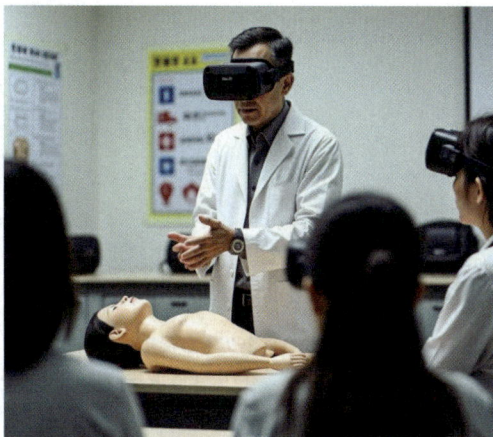

图2-2-7　虚拟现实教学

③防噎仪：近年来，一些新型的防噎仪设备被研发出来，为气道异物梗阻的急救提供了新的选择。例如，防噎仪采用"双向防逆流瞬时抽吸技术"，通过一键触发产生33 kPa的恒压，利用咽喉部瞬时负压吸引技术吸出异物，避免损伤呼吸道黏膜。该设备适用于2岁以上儿童及成人，操作简单，降低了急救门槛，提升了急救成功率。此外，也有防噎仪采用双模式运行机制，通过机械结构产生稳定吸力，辅助清除气道异物。

④呼吸内镜介入：在医院急诊或专业医疗环境中，呼吸内镜介入治疗气道异物梗阻是一种有效的手段。该方法通过支气管镜直接观察并移除气道内的异物，适用于难以定位或复杂的气道异物梗阻情况。硬质支气管镜技术还可以结合多种技术（如冻融、冻切、高频电圈套等）进行异物切除或取出。此外，气道支架植入术可用于气道狭窄或塌陷引起的梗阻。

⑤智能化急救设备：结合人工智能和物联网技术，开发智能化的急救设备，如自动化的海姆立克急救装置，能够在识别气道梗阻后自动进行腹部或胸部冲击。

⑥远程急救指导：利用5G和视频通话技术，急救专家通过远程视频，指导现场施救者正确实施海姆立克急救法，提高急救成功率。

任务评价

请扫码完成"为气道异物梗阻者实施现场急救"操作技能考核评价及知识学习评价。

生命之光

请扫码查看阅读资料"生死90秒：商场导购员徒手救回窒息幼童"。

巩固提升

请扫码完成课后习题。

任务三 为外伤出血者实施现场急救

任务目标

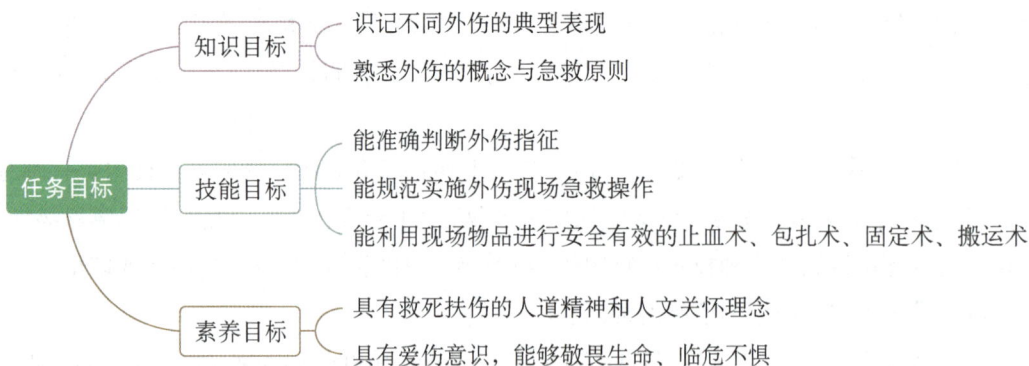

任务目标	知识目标	识记不同外伤的典型表现
		熟悉外伤的概念与急救原则
	技能目标	能准确判断外伤指征
		能规范实施外伤现场急救操作
		能利用现场物品进行安全有效的止血术、包扎术、固定术、搬运术
	素养目标	具有救死扶伤的人道精神和人文关怀理念
		具有爱伤意识，能够敬畏生命、临危不惧

案例导入

一人骑自行车逆行与一大型货车相撞。伤者神志清楚，呼吸、脉搏尚正常，口咽部未见明显异物及出血。伤者多发伤，颈部疼痛，颈椎有压痛，右前臂掌侧有一块6 cm×8 cm大小的软组织创面，广泛渗血，左前臂中部见皮肤裂伤，有喷射性出血，左小腿见明显畸形，自诉疼痛难忍，其他未见明显异常。

请根据上面的工作情境,尝试分析相关的急救任务。

问题1:初步判断该伤者发生了什么情况?判断的依据是什么?

问题2:面对这样的突发状况,作为现场目击者,如何对该伤者进行外伤急救?

问题3:急救现场到后续的院内诊疗之间,如何确保伤者安全转运?

任务解决

一、快速识别

1. 出血判断

①动脉出血:血色鲜红,有搏动,量多,速度快,呈喷射状。

②静脉出血:血色暗红,血流较缓慢,呈持续涌出状,危险性较动脉出血小。

③毛细血管出血:血色鲜红,血液从整个伤口创面渗出,一般不容易找到出血点,常可以自动凝固而止血(图2-3-1)。

案例回溯 本案例中,伤者右前臂掌侧有软组织创面、广泛渗血,考虑毛细血管出血;左前臂中部皮肤裂伤见喷射性出血,考虑动脉出血。

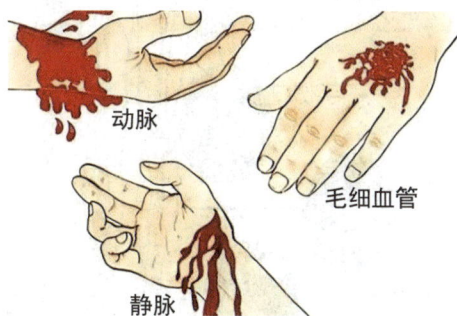

图2-3-1 出血类型判断

2. 骨折判断

(1)一般表现

①疼痛:骨折部位会出现剧烈疼痛,活动时疼痛加剧。

②肿胀:骨折端周围软组织受损,血管破裂出血,导致局部肿胀。

③皮下淤血:骨折时可能损伤血管,导致皮下出血,表现为皮肤发青,出现瘀斑。

④活动受限:由于疼痛、肿胀和骨折端的不稳定,患肢的活动功能受限。

(2)专有体征

①畸形:骨折端移位导致患肢外形发生改变,如桡骨远端骨折(Colles骨折),侧面观呈"银叉样"畸形、正面观呈"刺刀样"畸形(图2-3-2)。

②异常活动:在正常情况下不能活动的部位,骨折后出现反常的活动。

③骨擦音或骨擦感:骨折端相互摩擦时,可听到骨擦音或感觉到骨擦感。

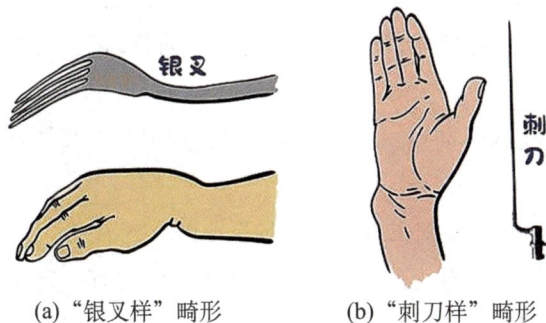

(a)"银叉样"畸形　　(b)"刺刀样"畸形

图2-3-2 Colles骨折畸形

案例回溯 本案例中,伤者颈部疼痛,颈椎有压痛,考虑颈椎受损;左小腿见明显畸形,自诉疼痛难忍,考虑小腿骨折。

二、精准急救

1. 止血

(1)止血用物

止血可用的材料很多,无菌敷料、绷带,干净的毛巾、布料,充气止血带、橡皮止血带或制式止血带等,均可用于加压包扎止血,但不可用绳索、电线或铁丝等物代替上述材料止血。止血钳等专用的止血器械是最可靠的止血方法,但应避免盲目钳夹。

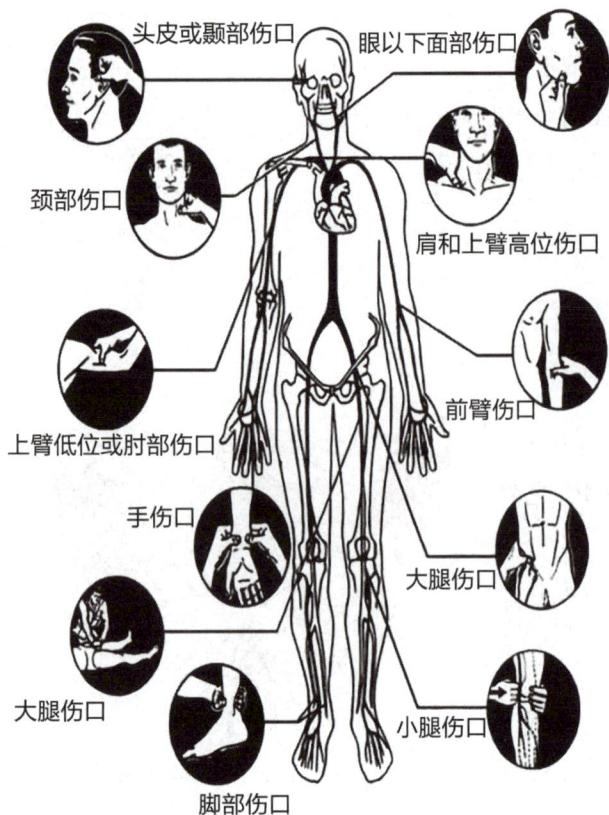

图2-3-3　全身指压动脉止血点示意图

（2）止血方法与注意事项

1）指压止血

指压动脉止血法通过手指压迫出血伤口近心端的动脉，阻断动脉血流，从而达到快速止血的目的。适用于头部和四肢处出血量较多、出血部位表浅且易于压迫的动脉出血。具体包括以下几种部位的止血方法（图2-3-3）。

①面动脉指压止血法：操作者在伤者咬肌前缘绕下颌骨下缘处摸到面动脉的搏动，用拇指或食指向下颌骨方向垂直压迫。此法常用于颜面部的出血。

②颞浅动脉指压止血法：操作者在伤者外耳门前上方颧弓根部摸到颞浅动脉搏动点，用拇指垂直压迫耳屏上方凹陷处。此方法可用于头部发际范围内、前额及颞部的出血。

③颈总动脉指压止血法：操作者在伤者颈部气管与胸锁乳突肌之间摸到颈总动脉的搏动，向颈椎方向压迫。如果不是紧急情况，最好不用此法，更不能同时压迫两侧颈总动脉。

④肱动脉指压止血法：将伤者上肢外展、外旋，并屈肘抬高上肢，在上臂肱二头肌内侧肱动脉搏动处向肱骨方向垂直压迫。此法常用于前臂、上臂或上肢远端出血。

⑤尺动脉、桡动脉指压止血法：操作者双手拇指同时在腕横纹上方尺动脉、桡动脉搏动处垂直压迫。此法常用于手部的出血。

⑥腘动脉指压止血法：操作者拇指在患者腘窝横纹中点处向下垂直压迫。此法常用于小腿或足部出血。

⑦足背动脉与胫后动脉指压止血法：操作者分别压迫伤者足背中间近脚踝处的足背动脉，以及足跟内侧与内踝之间的胫后动脉。此法常用于足部出血。

⑧股动脉压迫止血法：操作者拇指或手掌按压伤者股动脉搏动点，垂直加压。此法常用于下肢严重出血急救。

案例回溯　本案例中，伤者左前臂动脉出血，可实施肱动脉指压止血法。

注意事项：①找准位置，准确找到出血部位对应的动脉压迫点，需要对人体动脉解剖位置有一定了解。②力度适中，施加的压力要足够阻断动脉血流，而不是只阻断静脉，导致出血加重。但也不能过大，避免损伤血管及周围神经、肌肉等组织。③抬高伤肢，有助于减缓血液流向伤口的速度，减少出血量。④避免误压，在压迫颈总动脉时，要注意避免同时压迫两侧，防止影响脑部供血，也不要压迫气管导致呼吸困难。

2）加压包扎止血

常用于小动脉及静脉的出血。伤口用无菌敷料覆盖后，再用绷带、三角巾等紧密包扎，以出血停止为度（图2-3-4）。若伤口内有碎骨片时禁用此方法，以免加重伤口损伤。

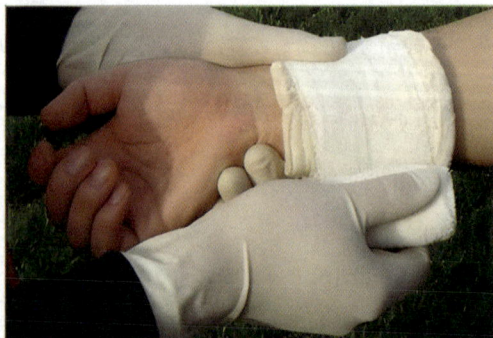

图2-3-4　加压包扎止血

案例回溯 本案例中,伤者右前臂广泛渗血,可实施加压包扎止血。

注意事项:①优先进行伤口处理,先清理伤口表面的污垢、异物等,但不要过度冲洗或在伤口内涂抹非专业止血药物,防止感染或影响伤口愈合。②压力适中,包扎力度要适中,以伤口不出血且肢体远端血液循环不受阻为宜。③观察血运,包扎后应密切观察肢体远端皮肤的颜色、温度、感觉及指(趾)的活动情况,如有异常,及时调整包扎。④骨伤避压,加压包扎止血可能会导致骨折部位移位或关节脱位加重,增加伤者的痛苦和损伤程度,因此,若有骨折或怀疑关节脱位,应避免使用加压包扎止血。

3)加垫屈肢止血法

首先在近心端关节处加垫纱布卷、毛巾或衣物等,然后屈曲关节,用三角巾或绷带将屈曲的肢体紧紧缠绑固定起来,以短时间闭塞血管来达到止血效果(图2-3-5)。常用于前臂和小腿的出血,伤处有骨折、疑似骨折或有关节损伤者禁用此法。

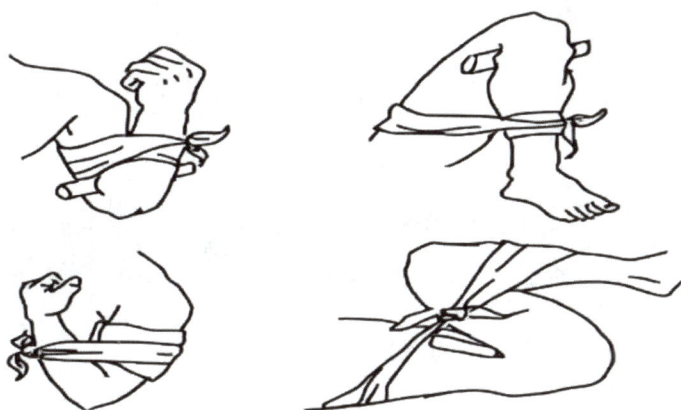

图2-3-5 加垫屈肢止血

注意事项:①该法仅适用于四肢小动脉、小静脉出血的紧急处理,对于大血管出血、深部组织出血,或关节周围有骨折、关节脱位、伤口异物未清创等情况禁用,以免加重损伤。老年人及骨质疏松者慎用。②在出血部位上方加垫纱布、毛巾等物品,垫物需平整置于肘窝或腘窝等处,屈曲关节角度不超过90°,绷带固定力度以能止血且能触及远端脉搏为宜,避免过度压迫导致神经损伤。③用绷带或布条等将屈曲的肢体固定好,防止肢体松动而影响止血效果。④该方法仅为紧急处理手段,止血后应尽快送医进行进一步治疗。

4)填塞止血

先用1~2层大的无菌纱布覆盖伤口,然后用纱布条、棉球或止血海绵等充填其中,外面用绷带加压包扎(图2-3-6)。此法常用于中等动脉损伤出血、大静脉或中静脉损伤出血及伤口较深、出血严重的伤者,也可直接用于不能采用指压止血法或止血带止血法的出血部位。

注意事项:①使用的填塞物必须是无菌的纱布、棉球等,防止将细菌带入伤口,引发感染。②填塞应紧密,要将敷料填满伤口,不留空隙,以达到压迫止血的目的。但不要将敷料填塞过深,以免损伤深部组织或器官。③避免遗漏,在使用多个填塞物时,要注意记录数量,避免在后续处理时将填塞物遗留在伤口内,导致感染等严重后果。④填塞止血后应尽快将伤者送往医院,由专业医生进行进一步处理,切勿自行取出填塞物。

图2-3-6 填塞止血

5）止血带止血

止血带止血法通过在伤口近心端绑扎止血带,迅速阻断血流,减少出血量,为抢救伤者生命赢得宝贵时间,适用于四肢较大动脉出血者。使用该方法存在一定的风险,如止血带绑扎过紧、时间过长或位置选择不当,都可能导致肢体缺血、组织坏死等严重后果。因此,止血带止血法通常被视为最后的止血手段,在其他止血方法无效或无法实施时才考虑使用。具体包括以下几类止血带止血法。

①橡皮止血带止血法:在准备扎橡皮止血带的部位要加衬垫,拉紧橡皮止血带围绕肢体缠绕一圈,压住橡皮止血带一端,再缠绕第二圈,并将橡皮止血带末端用一只手的食指、中指夹紧,向下拉出固定(图2-3-7)。

②绞紧止血法:若一时没有适宜的止血带,可就地取材,如绷带、布条等均可当作止血带使用。需止血的部位加好衬垫后,用"止血带"缠绕,然后打一个活结,再用一根筷子(或铅笔等)的一端插入活结一侧的"止血带"下,并旋转绞紧至停止出血,再将筷子或铅笔的另一端插入活结套内,将活结拉紧即可(图2-3-8)。

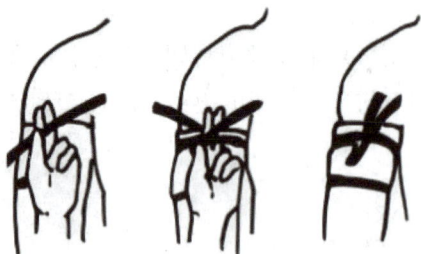

图2-3-7 橡皮止血带止血法

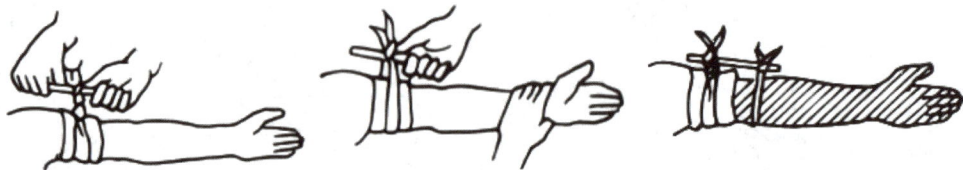

图2-3-8 绞紧止血法

③充气止血带止血法:专用的充气止血带,包括止血带本体、充气装置和压力显示装置。此方法压迫面积大,压力均匀,对受压组织损伤较小,还可准确控制压力大小,且松解也方便(图2-3-9)。

④卡扣止血带止血法:由塑料扣和伸缩带两部分组成。它是一种新型的止血带,有别于传统的止血带,它由塑料扣直接固定,固定后也不易松开,使用起来更方便、可靠(图2-3-10)。

案例回溯 本案例中,伤者左前臂动脉出血,若指压止血效果不佳时,可现场取材,实施止血带止血。

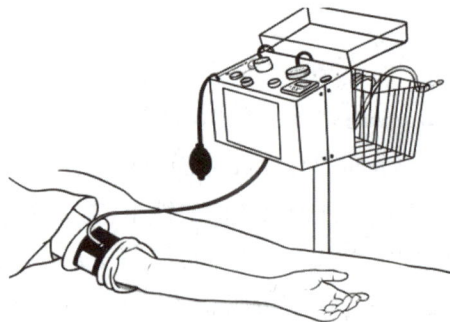

图2-3-9 充气止血带止血法

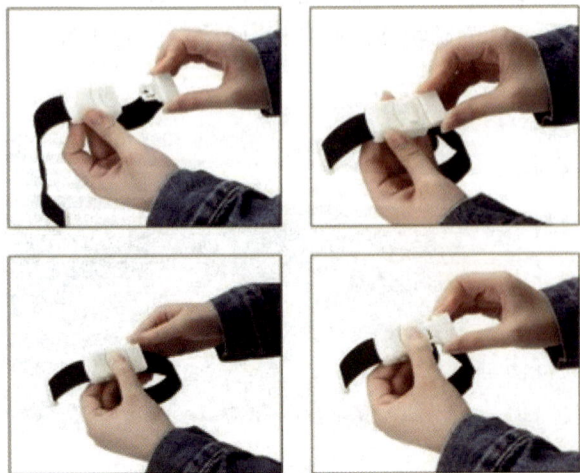

图2-3-10 卡扣止血带止血法

注意事项:①确保材质安全,优先使用专用止血带或宽幅布料,避免使用铁丝、细绳等易勒伤皮肤的材料。②止血带不宜直接结扎在皮肤上,应先用三角巾、毛巾等做成平整的衬垫缠绕在要结扎止血带的部位,然后再扎止血带。③部位准确,结扎止血带的部位在伤口的近心端。上肢出血一般绑在上臂上1/3处,避免在上臂中下段位置绑扎,因为此处容易压迫桡神经而造成损伤。下肢出血多绑在大腿中上1/3交界处,避免绑扎在大腿根部或大腿下段,以免止血效果不佳或损伤其他血管神经。④止血带结扎的松紧应适度,以停止出血或刚达到远端动脉搏动消失为度。⑤为防止远端肢体缺血、坏死,应尽量缩短使用止血带的时间,总时间一般不超过2小时,每隔40～50分钟就要松解1～2分钟。⑥应用止血带后,在止血带明显部位加上标记,注明结扎止血带的时间。⑦在输血、输液和采取其他有效的止血方法后,才可松解止血带。

2. 包扎

（1）包扎用物

包扎用物包括绷带、三角巾（某些特殊部位可采用多头绷带或丁字带）、无菌纱布等。紧急情况下,若无绷带和纱布,可用干净的毛巾、衣服、被单等代替。

（2）包扎方法

1）绷带包扎

常用的绷带包扎方法有6种,分别是环形包扎法、螺旋形包扎法、螺旋反折包扎法、"8"字形包扎法、回返包扎法和蛇形包扎法（图2-3-11）。

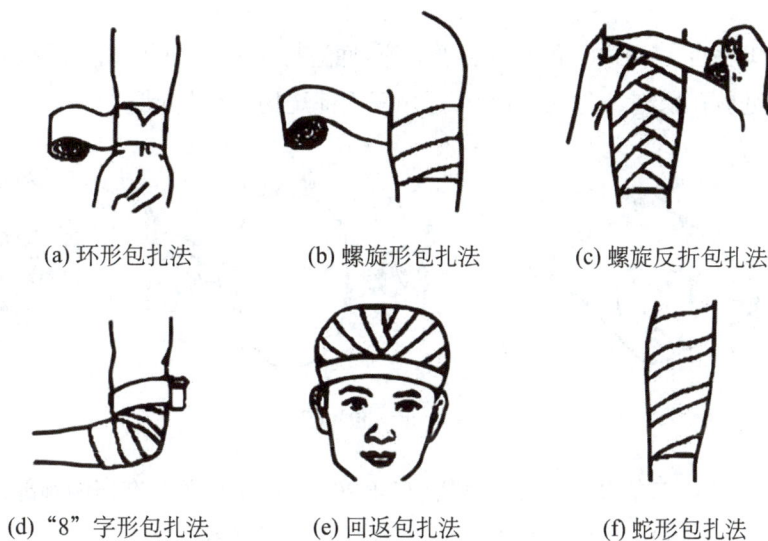

(a) 环形包扎法　　　(b) 螺旋形包扎法　　　(c) 螺旋反折包扎法

(d) "8"字形包扎法　　　(e) 回返包扎法　　　(f) 蛇形包扎法

图2-3-11　绷带包扎方法

①环形包扎法:是绷带包扎中最基本、最常用的方法。将绷带做环形的重叠缠绕,上周将下周完全遮盖,最后用胶布将带尾固定或将带尾中间剪开分成两头,打结固定。此法用于绷带包扎开始与结束时,固定带端及包扎颈、腕、胸、腹等粗细相等部位的小伤口。

②螺旋形包扎法:先环形缠绕数圈,然后稍微倾斜螺旋向上缠绕,每周遮盖上一周的1/3～1/2。适用于包扎周径基本相同的部位,如上臂、手指、躯干、大腿等。

③螺旋反折包扎法:在螺旋形包扎法的基础上改良,主要区别在于包扎时每周均把绷带向下反折,遮盖其上周的1/3～1/2,反折部位应相同,使之成一直线。用于直径大小不等的部位,如前臂、小腿等。注意不可在伤口上或骨隆突处反折。

④"8"字形包扎法:在伤处上下,将绷带由下而上,再由上而下,重复做"8"字形旋转缠绕,每周覆盖上周的1/3～1/2。常用于关节部位,如肩、髋、膝等处,应用范围较广。

⑤回返包扎法:以伤口为中心,环形包扎数圈后,将绷带反复回返覆盖,直至完全包扎,最后固定。适用于包扎没有顶端的部位,如头部或截肢残端。

⑥蛇形包扎法:先将绷带以环形法包扎数圈,然后以绷带宽度为间隔,斜行上缠,互不遮盖。适用于需由一处迅速延伸至另一处的情况,或做简单的固定。夹板固定多用此法。

案例回溯　本案例中,伤者右前臂广泛渗血,行加压包扎止血,前臂包扎采用螺旋反折包扎法。

2）三角巾包扎

三角巾包扎快捷，适用部位广，通过改变三角巾的形状，如折叠成绷带状、顶角和底边中点对折成燕尾状、两顶角打结成双燕尾巾等，几乎可以包扎身体各部位。但缺点是不易包扎紧密，压迫止血有时不可靠。

①头部包扎（风帽式）：三角巾底边中点对准眉间，顶角垂至枕后，两底角经耳上绕至枕后交叉压住顶角，再绕回前额打结，顶角反折塞入边内（图2-3-12）。适用于头皮外伤、颅顶出血者。

图2-3-12　头部包扎（风帽式）

②面部包扎（面具式）：三角巾顶角打结套于下颌，底边提至头顶，两底角向后拉紧在枕部交叉，绕至前额打结，眼、口、鼻处剪孔暴露（图2-3-13）。适用于面部烧伤、挫裂伤者。

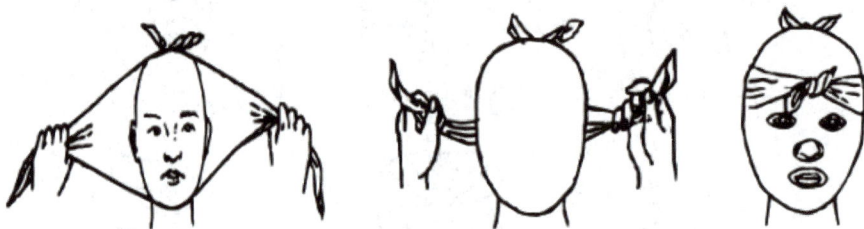

图2-3-13　面部包扎（面具式）

③肩部包扎（燕尾式）：三角巾折叠成燕尾状（夹角90°），燕尾夹角对准伤侧颈部，两燕尾角包绕肩部至对侧腋下打结（图2-3-14）。适用于肩关节脱位、锁骨骨折固定者。

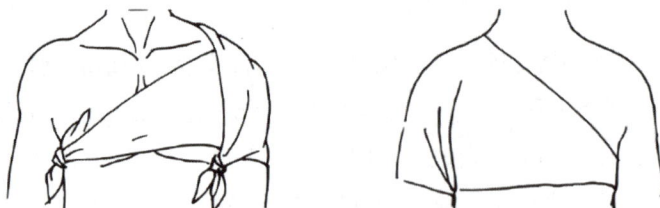

图2-3-14　肩部包扎（燕尾式）

④胸部包扎（双侧燕尾）：三角巾顶角对准伤侧肩部，底边围胸于背部打结，顶角经伤侧肩部拉紧与底边余角打结（图2-3-15）。适用于开放性气胸、肋骨骨折者。

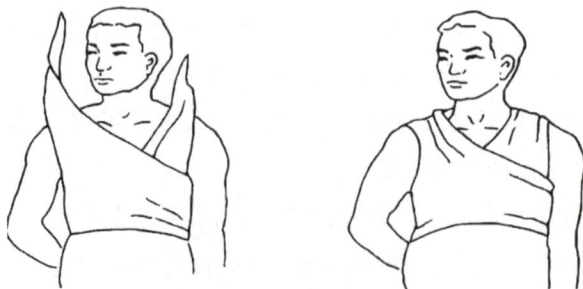

图2-3-15　胸部包扎（双侧燕尾）

⑤手臂悬吊(大悬臂带):三角巾顶角对准伤肢肘关节,一底角经健侧肩部,另一底角经伤侧腋下,在颈后打结,托起前臂(图2-3-16)。适用于前臂骨折、手臂外伤制动者。

⑥腹部包扎(全腹包扎):三角巾底边向上平铺腹部,顶角向下覆盖会阴,两底角绕至腰后打结,顶角系带绕大腿固定(图2-3-17)。适用于腹腔脏器脱出、腹部外伤者。

⑦膝/肘关节包扎("8"字缠绕):三角巾折叠成宽带,从关节下方环绕至上方交叉,再绕回下方打结固定(图2-3-18)。适用于关节扭伤、局部加压止血者。

⑧手/足包扎(包裹式):三角巾平铺,手掌/足置于中心,顶角翻折覆盖手背/足背,两底角交叉缠绕腕/踝部打结(图2-3-19)。适用于手足切割伤、烧伤者。

图2-3-16 手臂悬吊(大悬臂带)

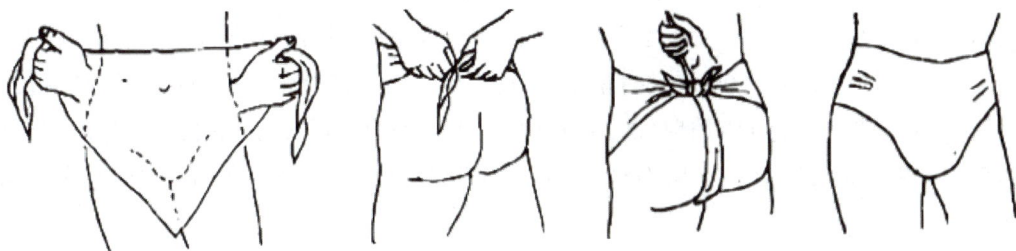

图2-3-17 腹部包扎(全腹包扎)

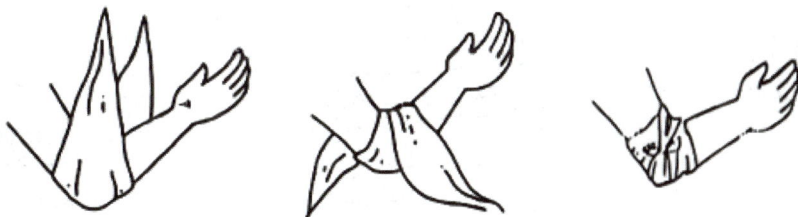

图2-3-18 膝/肘关节包扎("8"字缠绕)

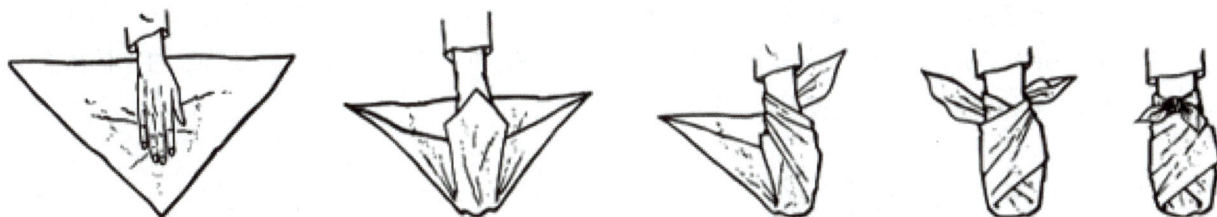

图2-3-19 手/足包扎(包裹式)

(3)包扎注意事项

①包扎伤口前,应简单清创并盖上消毒纱布,然后再进行包扎。动作轻柔,包扎稳妥,尽可能遵守无菌原则。

②包扎时松紧要适宜,过紧会影响局部血液循环,过松易致敷料脱落或移动。使用腹带、胸带时应注意呼吸活动度,鼓励伤者做深呼吸及咳嗽。

③包扎时伤者体位保持舒适,在皮肤皱褶处,如腋下、乳下、腹股沟等,应用棉垫或纱布垫衬,在肢体骨隆突处也应用棉垫保护。需要抬高肢体时,应给予适当的支托物,包扎的肢体必须保持功能位置。包

扎肢端时,应将指(趾)端外露,便于观察末梢循环。

④包扎方向应由左向右,从远至近,自下而上,以利于静脉血液的回流。

⑤包扎打结应在肢体的外侧面,避免在伤口上、骨突处或易于受压的部位打结。

3. 固定

(1)固定用物

①夹板:夹板有木质和金属夹板,还有可塑性和充气性塑料夹板。在抢救现场也可因地制宜,选用竹板、木块、门板等代替。

②颈托:颈托专门用于固定颈椎,对怀疑颈椎骨折或脱位伤者必须用颈托固定。

③就地取材:紧急情况下,可直接将伤肢临时固定于健侧肢体,还可用硬纸板、纱布、毛巾、衣物、绷带或三角巾等捆绑。

(2)常用固定方法

①锁骨骨折固定法:先用毛巾或敷料垫于两腋前上方,然后将三角巾折叠成带状,两端分别绕两肩呈"8"字形,最后拉紧三角巾的两头在背后打结,尽量使两肩后展(图2-3-20)。

②肱骨骨折固定法:用长、短两块夹板,长夹板放于上臂的后外侧,短夹板置于前内侧,在骨折部位上、下两端固定。将肘关节屈曲90°,使前臂呈中立位,再用三角巾将上肢悬吊,固定于胸前(图2-3-21)。

③前臂骨折固定法:协助伤者屈肘90°,拇指向上,取两块合适的夹板,其长度超过肘关节至腕关节的长度,然后将夹板分别置于前臂的内、外侧,用绷带将两端固定,最后用三角巾将前臂悬吊于胸前,呈功能位(图2-3-22)。

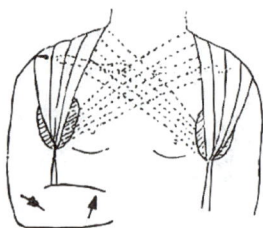

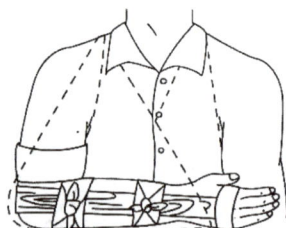

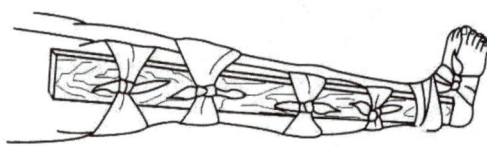

图2-3-20 锁骨骨折固定法　　　　　图2-3-21 肱骨骨折固定法　　　　　图2-3-22 前臂骨折固定法

④大腿骨折固定法:将两块夹板分别置于下肢内、外侧,外夹板从腋下至足跟下3 cm,内夹板从腹股沟至足跟下3 cm,然后用绷带分段将夹板固定。伤者平卧,踝关节保持在背屈90°位置(图2-3-23)。

⑤小腿骨折固定法:先用两块夹板分别置于下肢内、外侧,外夹板从大腿中部至足底,内夹板从大腿根部至足跟,接着用绷带分段将夹板固定(图2-3-24)。

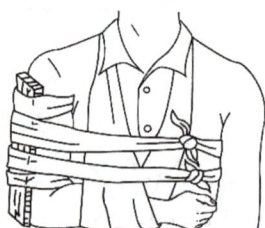

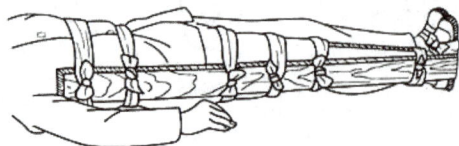

图2-3-23 大腿骨折固定法　　　　　　　　　图2-3-24 小腿骨折固定法

⑥颈椎骨折固定法:将伤者取仰卧位,枕后、头的两侧各垫一软枕固定,头部用绷带固定在担架上,限制头部前后或左右晃动(图2-3-25)。也可用颈托固定,有利于安全转运。

⑦胸、腰椎骨折固定法:在伤者躯干两侧放置沙袋、盐袋或衣物卷,限制躯干活动,减轻胸、腰椎受力。若有脊柱板,须配合固定带使用,确保头部、胸部、骨盆同步固定。有条件者可使用胸腰椎固定支具,固定伤者胸、腰椎(图2-3-26)。

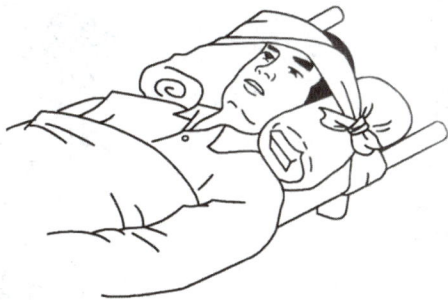

图2-3-25 颈椎骨折固定法

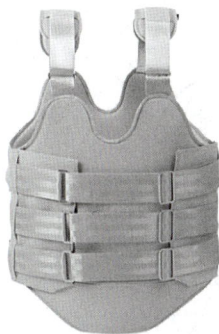

图2-3-26 胸、腰椎骨折固定法

案例回溯 本案例中,伤者疑似颈椎受损,采用颈椎骨折固定法;小腿骨折,采用小腿骨折固定法。

(3)固定注意事项

①如果有伤口和出血,应先止血、包扎,然后再固定骨折部位;如果出现休克,应先进行抗休克治疗。

②在处理开放性骨折时,不可把刺出的骨端送回伤口,以免造成感染。

③选择夹板的宽度和长度要与骨折的肢体相适应,其长度必须超过骨折的上、下两个关节。

④夹板不可与皮肤直接接触,应加衬垫物,尤其在夹板两端,骨突处要加厚衬垫,防止受压或固定不妥。

⑤固定应松紧适度,固定时必须将指(趾)端露出。如果发现指(趾)端苍白、发冷、麻木、疼痛、浮肿或青紫,则说明血液循环不良,应松开重新固定。

⑥固定中避免不必要的搬动,不可强制伤者进行各种活动。

4. 搬运

(1)搬运用物

①担架:包括帆布担架、折叠担架、铲式担架、包裹式担架、充气式担架等,在缺乏专业担架的情况下,也可以用毛毯或床单、绳索、木棒等制作简易担架。

②辅助器材:包括颈托、沙袋、安全带等,用于固定伤者,防止搬运过程中发生颈椎受损、跌落或滑动等。

(2)常用搬运方法

1)担架搬运

由2~4人合成组,将伤者移上担架,头部在后、脚在前,便于随时观察伤者的病情,同时,应始终保持担架在水平状态。

2)徒手搬运

单人搬运:①扶持法。搬运者站于伤者一侧,使伤者靠近搬运者,将伤者一侧上肢绕过搬运者颈部,搬运者一手抓住伤者的手,另一手扶持伤者的腰背部,搀扶行走(图2-3-27)。②抱持法。搬运者站于伤者一侧,一手托其背部,一手托其大腿,将伤者抱起。如果伤者神志清楚,则可嘱其双手环抱搬运者颈部(图2-3-28)。③背负法。搬运者站在伤者前方,将伤者背起(图2-3-29)。

双人搬运:①椅托式。两搬运者各用一只手伸入伤者大腿下并互相紧握,另一只手彼此交叉支持伤者背部,将伤者托起,步调一致前行。伤者可将双臂分别环绕搬运者颈肩部(图2-3-30)。②轿式。搬运者右手紧握自己的左手手腕,左手紧握另一搬运者的右手手腕,以形成"口"字形。伤者坐上,伸开双臂搂住搬运者的颈部即可行走。此法用于神志清醒的伤者(图2-3-31)。③拉车式。一名搬运者站在伤者头端,两手从伤者腋下抬起,将其头背抱在自己怀内,另一名搬运者蹲在伤者两腿中间,同时用两手夹住伤者的两小腿,步调一致抬起前行(图2-3-32)。

三人或多人搬运法:可三人平排,其中甲搬运者托持伤者肩背部,乙搬运者托其臀部和腰部,丙搬运者托住双下肢,然后三人同时把伤者抱起后,步调一致前进(图2-3-33)。该法常用于疑有胸、腰椎骨折伤者的搬运。多人搬运时,搬运者可面对面站立,所有搬运者同时将伤者抱起,常用于搬运者众多且有脊柱受伤伤者的搬运。

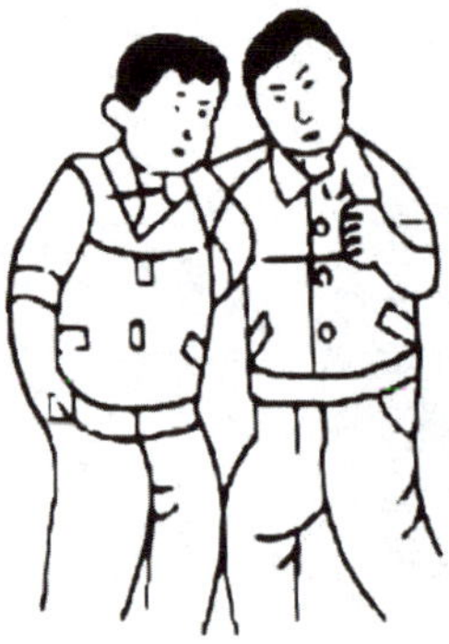

图2-3-27 扶持法

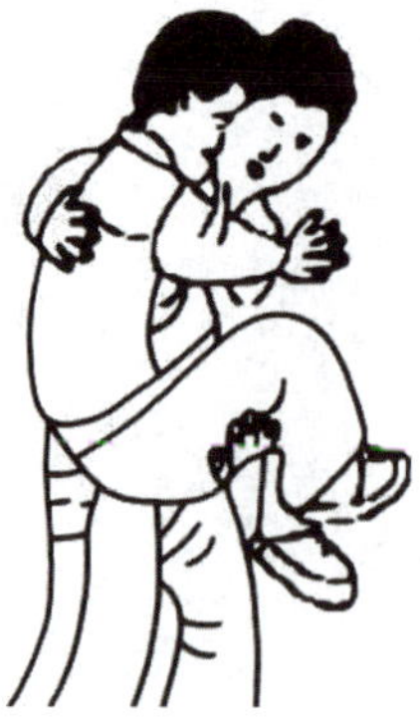

图2-3-28 抱持法

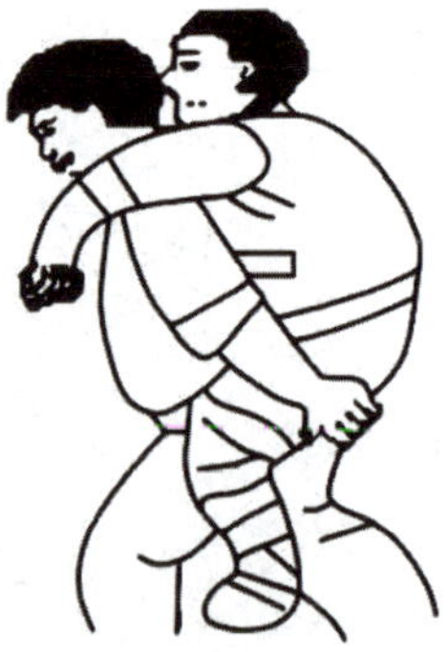

图2-3-29 背负法

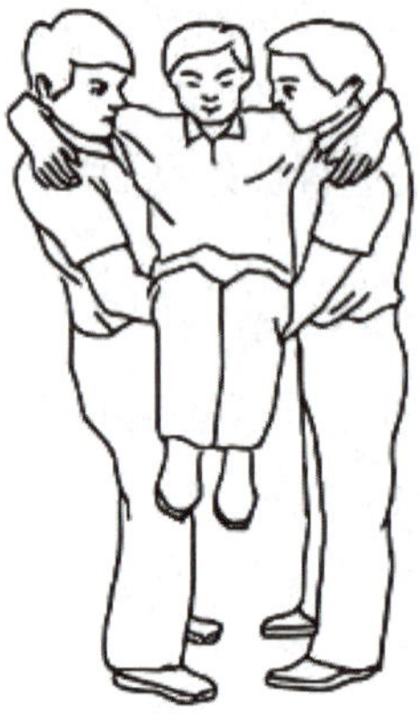

图2-3-30 椅托式

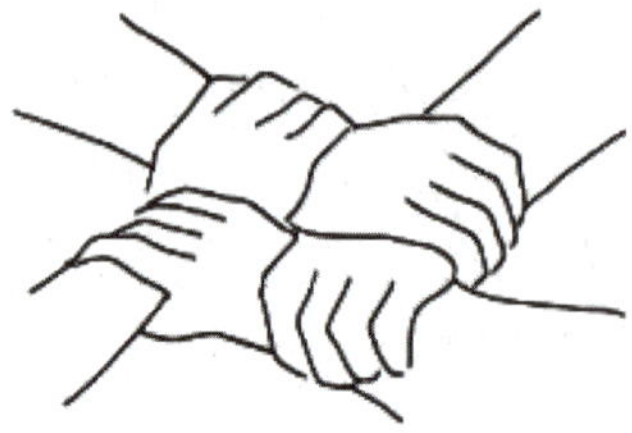

图2-3-31 轿式

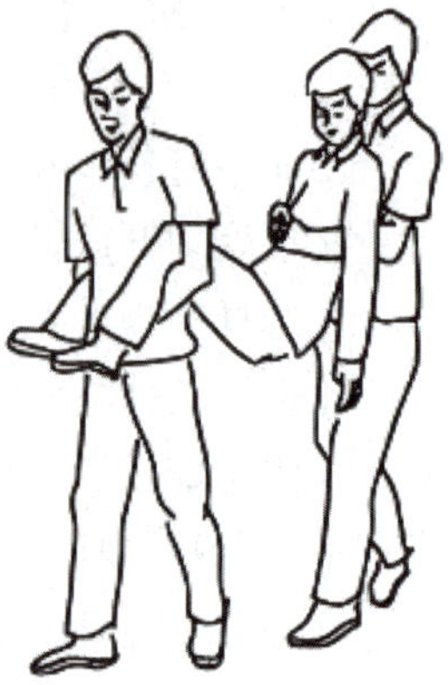

图2-3-32 拉车式

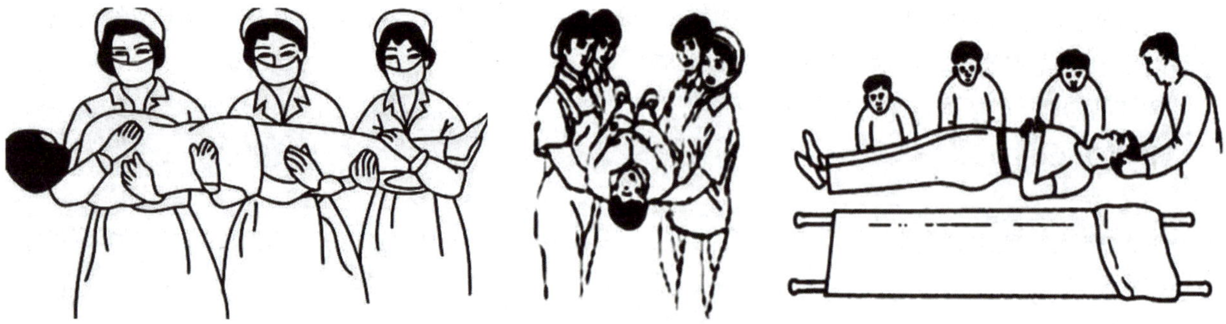

图2-3-33 多人搬运法

案例回溯 本案例中，伤者疑似颈椎受损，采用三人或多人搬运法。

（3）搬运注意事项

①搬运过程中动作要轻巧，协调一致，避免颠簸，减少伤者的痛苦。若遇脊柱损伤者，则应固定在硬质担架上再搬运。

②搬运时伤者头部在后，足部在前，便于后面抬担架的人随时观察病情变化。

③抬担架的人脚步、行动要一致，平稳前进。上台阶时，前面的人要放低，后面的人要抬高，使伤者保持水平状态；下台阶时则相反。

④搬运中要随时了解伤者的生命体征，长途搬运时必须防止压疮的发生。

三、安全转运

1. 转运流程

①准备工作：根据伤者情况选择合适的转运工具，如救护车、担架等。确保转运工具性能良好，配备

必要的急救设备和药品,如心电监护仪、除颤仪、氧气瓶、急救箱等。

②搬运伤者:遵循正确的搬运方法,如单人搬运法、双人搬运法、多人搬运法或使用担架搬运,保证伤者身体处于稳定、舒适的状态,避免造成二次损伤。

③途中监护:密切观察伤者的生命体征,包括意识、呼吸、脉搏、血压等,以及伤口情况和症状变化。持续进行必要的急救措施,如保持呼吸道通畅、吸氧、输液等。

④心理关怀:关注伤者的心理状态,给予心理支持和安慰,帮助其克服因外伤带来的心理压力和焦虑情绪。

⑤与接收方沟通:转运途中与接收医院或医疗机构保持联系,提前告知伤者的基本情况、受伤部位、目前的病情及已采取的急救措施等,以便对方做好接收准备。

2. 转运注意事项

①动作轻柔:搬运和转运过程中动作要轻柔、平稳,避免颠簸和剧烈震动,防止加重伤者的损伤。

②体位正确:根据伤者的受伤部位和病情,选择合适的体位,如颅脑损伤者可将头部垫高,偏向一侧,防误吸;胸部损伤者可行半卧位等。

③固定牢固:对于骨折或脱位的伤者,要确保固定装置牢固可靠,防止在转运过程中松动或移位。

④注意保暖:根据天气和伤者情况,适当为伤者保暖,防止体温过低。

任务要点

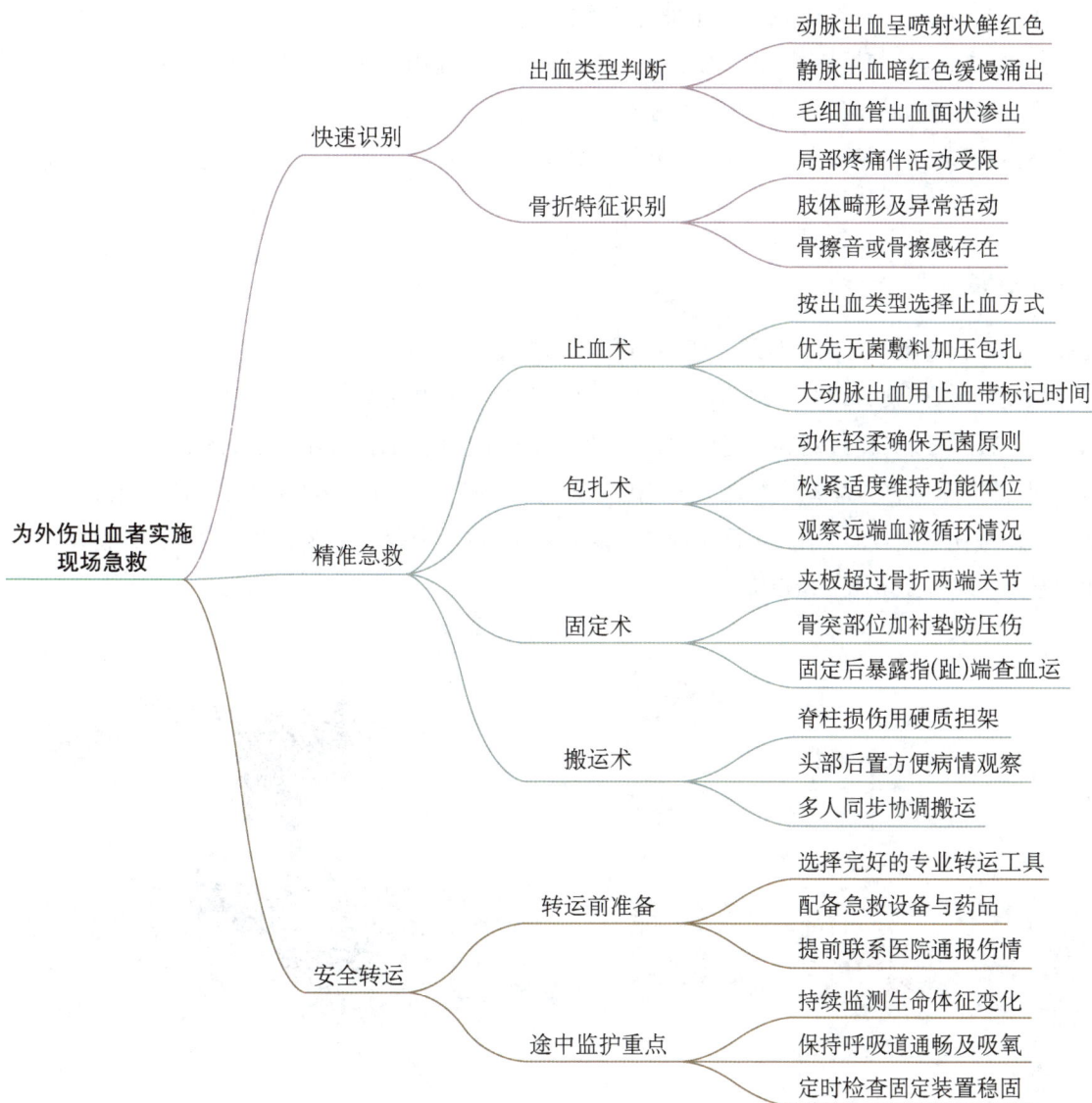

必备知识

一、基本概念

外伤(trauma)是指由于各种物理性、化学性、生物性等致伤因素作用于人体,导致人体组织器官的结构破坏和(或)功能障碍。

常见致伤因素:①物理性致伤因素,包括机械力(如撞击、摔倒、切割等)、高温、低温、电流、辐射等;②化学性致伤因素,如强酸、强碱、有毒化学物质等;③生物性致伤因素,如动物咬伤、刺伤等。

二、外伤急救原则

①先评估再操作:急救前先评估现场安全和伤者伤情,再采取相应的急救措施。

②先救命再治伤:优先处理危及生命的伤情,如大出血、窒息、心跳骤停等,再处理其他损伤,如骨折、擦伤等。

③先复苏再固定:遇呼吸、心跳骤停的外伤者,先做心肺复苏,恢复呼吸和循环功能,再固定可能存在的骨折,避免因忽视呼吸、循环问题而危及生命。

④先止血再包扎:外伤常有出血情况,严重出血可迅速导致休克甚至死亡。先用指压、加压包扎或止血带等止血,再用纱布、绷带包扎,防止感染与二次损伤。

⑤先固定再搬运:怀疑骨折、关节脱位或脊柱损伤者,要先用夹板、颈托等固定,再搬运,防止骨折断端移位,尤其是脊柱伤者,不当搬运可致截瘫。

⑥先稳定再转运:现场先进行止血、包扎等救治,让伤者病情稳定后,再转运送医,避免途中病情恶化。

知识拓展

在古代,外伤急救就有诸多智慧。如《三国演义》中,关羽中箭,华佗为其刮骨疗毒,这是文学作品中反映古代处理外伤感染的经典案例。如今,现代技术让外伤急救更为高效。比如,可吸收止血纱布内置特殊凝血材料,按压伤口时,材料迅速与血液中的成分发生反应,加快凝血速度(图2-3-34)。智能固定支架能根据骨折部位的受力情况自动调整支撑力度,更好地保护受伤肢体(图2-3-35)。有趣的是,蜂蜜也有杀菌、促进伤口愈合的作用,在野外若没有专业包扎用品,少量涂抹蜂蜜也能暂时保护伤口。了解这些知识,能为应对外伤增添一份保障。

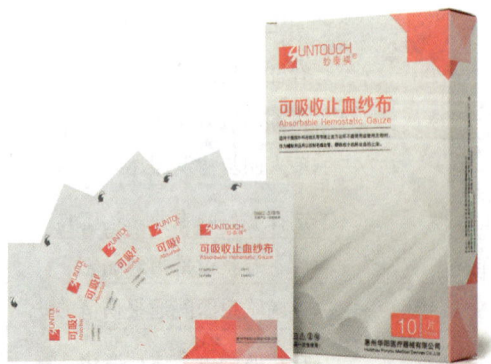

图2-3-34 止血纱布

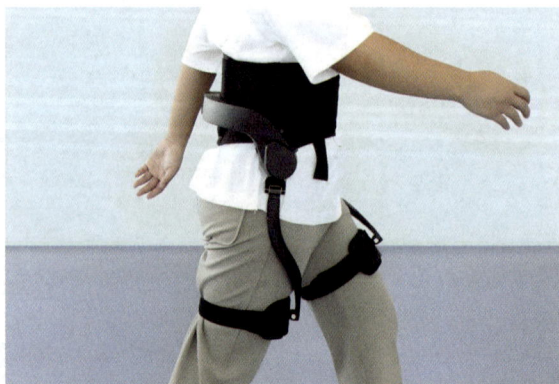

图2-3-35 髋部助行外骨骼

📋 任务评价

请扫码完成"创伤院前急救技术"操作技能考核评价及知识学习评价。

💊 生命之光

请扫码查看阅读资料"一根皮带救回一命"。

✏️ 巩固提升

请扫码完成课后习题。

任务四　为烧烫伤者实施现场急救

📒 任务目标

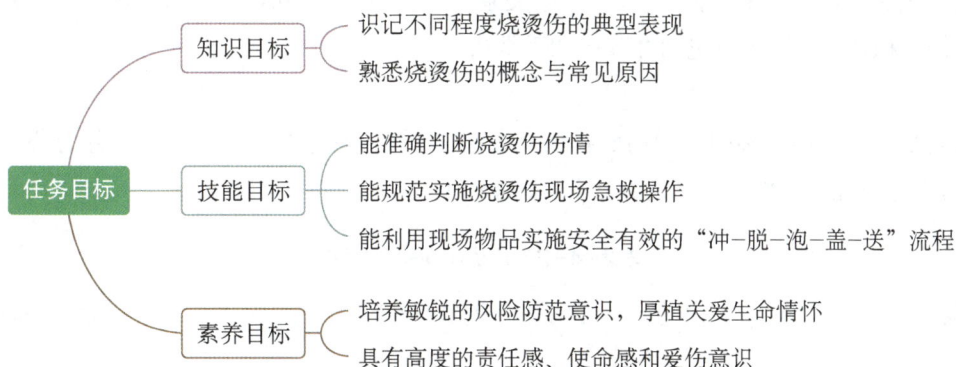

	知识目标	识记不同程度烧烫伤的典型表现
		熟悉烧烫伤的概念与常见原因
任务目标	技能目标	能准确判断烧烫伤伤情
		能规范实施烧烫伤现场急救操作
		能利用现场物品实施安全有效的"冲-脱-泡-盖-送"流程
	素养目标	培养敏锐的风险防范意识，厚植关爱生命情怀
		具有高度的责任感、使命感和爱伤意识

🧹 案例导入

赵爷爷，男，68岁，退休工人，和老伴同住一老旧小区二居室，平时爱自己下厨。今天中午赵爷爷在厨房炸丸子时，油温过高突然起火，慌乱中他的右手及前臂被火焰烧伤。其右手臂大面积红肿，整只右手皮肤布满密密麻麻、大小不一的水疱，部分水疱表皮已破损，露出鲜红的创面。受伤后，赵爷爷疼痛难忍，不断呻吟。老伴见状，立刻拨打了急救电话求助。

请根据上面的工作情境，尝试分析相关的急救任务。

问题1：初步判断赵爷爷发生了什么急症情况，判断的依据是什么？

问题2：在社区居家场景中，面对这样的突发状况，家人应如何对赵爷爷进行急救处理？

问题3：在日常生活中，如何预防烧烫伤事件的发生？

任务解决

一、快速识别

1. 烧烫伤的深度分级

烧烫伤深度通常分为4个级别，即Ⅰ度、浅Ⅱ度、深Ⅱ度和Ⅲ度，这种分类方法也被称为"三度四分法"（表2-4-1）。

表2-4-1　烧烫伤深度"三度四分"法

烧烫伤深度	受损组织	局部表现	预后
Ⅰ度	伤及表皮层	表面红斑、干燥，有烧灼感	不留瘢痕，短期内有色素沉着
浅Ⅱ度	伤及真皮浅层	局部红肿，有大小不一的水疱，疱下创面红润、潮湿，疼痛明显	不留瘢痕，有色素沉着
深Ⅱ度	伤及真皮深层	可有水疱，疱下创面红白相间，痛觉迟钝	留有瘢痕，有色素沉着
Ⅲ度	伤及皮肤全层，甚至皮下、肌肉或骨骼	无水疱，创面蜡白或焦黄色甚至炭化，痛觉消失，形成焦痂后，痂下可见树枝状栓塞的血管	须植皮，留有瘢痕

案例回溯　本案例中，赵爷爷右手臂大面积红肿，为Ⅰ度烧伤；右手布满小水疱，水疱创面鲜红，疼痛难忍，为浅Ⅱ度烧伤。

2. 烧烫伤的面积估算

烧烫伤面积的估算在临床中非常重要，直接关系到伤者病情的评估、治疗方案的制定以及预后判断。常用的烧烫伤面积估算方法主要包括九分法和手掌法。

（1）九分法

九分法是临床中采用最多的烧烫伤面积估算方法，它是一种将人体体表面积划分为若干个9%或接近9%的等份来进行烧烫伤面积估算的方法（表2-4-2）。

表2-4-2　烧烫伤面积九分法

部位	占成人体表面积（%）			占儿童体表面积（%）
头面颈	头部	3	9×1	9+（12-年龄）
	面部	3		
	颈部	3		

（续表）

部位		占成人体表面积（%）	占儿童体表面积（%）
双上肢	双手	5	9×2
	双前臂	6	
	双上臂	7	
躯干	躯干前	13	9×3
	躯干后	13	
	会阴	1	
双下肢	双臀	5	9×5＋1（成人）　46－（12－年龄）（儿童）
	双大腿	21	
	双小腿	13	
	双足	7	

【烧伤面积口诀】三三三、五六七；十三、十三、二十一；双臀占五会阴一，小腿十三双足七。

案例回溯　本案例中，赵爷爷整只右手浅Ⅱ度烧伤，按九分法，估算浅Ⅱ度烧伤面积占体表面积的2.5%。

（2）手掌法

手掌法适用于小面积烧烫伤的快速评估。通常认为，一个成年人的手掌面积（五指并拢）约占其总身体表面积的1%。

3. 烧烫伤的病情分度

根据烧烫伤的深度和面积，可将病情分为轻度、中度、重度和特重度（表2-4-3）。

表2-4-3　烧烫伤病情分度

分度	Ⅱ度	Ⅲ度	病情
轻度	＜10%	—	病情较轻，一般无生命危险
中度	11%～30%	或＜10%	病情较重，可能出现水电解质紊乱，须积极治疗
重度	31%～50%	或11%～20%	病情严重，可能出现休克、吸入性损伤等并发症，须密切监护和治疗
	或虽面积未达以上标准，但合并休克、吸入性损伤，或较重复合伤者		
特重度	＞50%	或＞20%	病情极其严重，可能危及生命，需全力抢救
	或虽面积未达以上标准，但合并严重并发症者		

案例回溯　本案例中，赵爷爷浅Ⅱ度烧伤面积占体表面积的2.5%，为轻度烧伤。

二、精准急救

1. 一般处理

对烧烫伤者，应立即进行"冲-脱-泡-盖-送"急救操作（图2-4-1）。

①冲：以流动的清水冲洗或浸泡在冷水中，直到冷却局部并减轻疼痛，或者用冷毛巾敷在伤处至少

10分钟。如果现场没有水,可用其他任何凉的、无害的液体代替,如牛奶或罐装的饮料。

②脱:小心地去除受伤部位的衣物、饰品等。若衣物与皮肤粘连,切不可强行撕扯,防止加重皮肤损伤,应用剪刀小心地沿衣物边缘剪开。同时,及时取下戒指、手镯、手表等饰品及皮带、鞋子或其他紧身衣物,避免肢体肿胀后阻碍血液循环。

③泡:继续浸泡于冷水中10～30分钟,可减轻疼痛。但烧烫伤面积较大者、小儿和老年人,不要浸泡太久,以免引起体温下降、休克等问题。

④盖:如果有无菌纱布,则可轻覆在伤口上;如果没有,则让小面积伤口暴露于空气中,大面积伤口用干净的床单、布单或纱布覆盖。不要使用有绒毛的物品,防止绒毛粘连伤口。对于颜面部烧烫伤者,宜采用坐姿或半卧位姿势,将清洁无菌的布在口、鼻、眼、耳等部位剪洞后盖在面部。

⑤送:对于面积较大、深度较深的烧烫伤,或发生在头面部、手部、会阴部等特殊部位的烧烫伤,经过上述初步处理后,应尽快送往医院接受专业治疗。

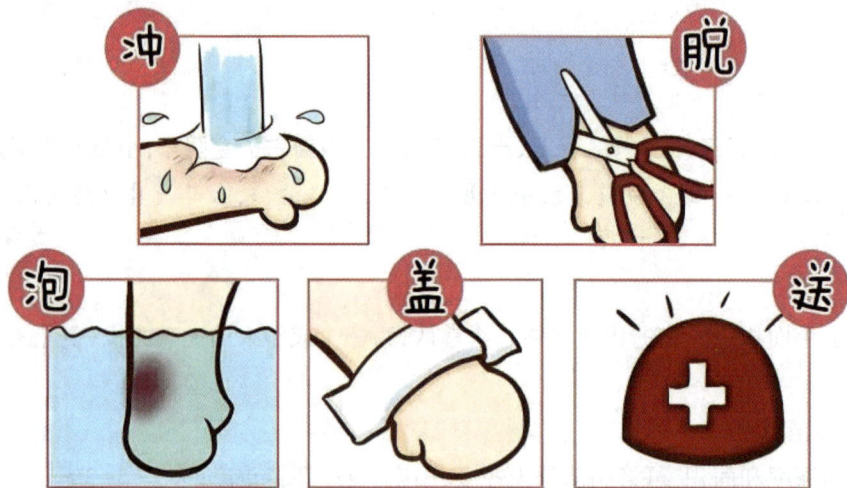

图2-4-1 烧烫伤急救流程图

2. 常见错误的处理方式

①用冰块代替流动水冰敷:烧烫伤后直接冰敷,会使血管急剧收缩,影响局部血液循环,不利于伤口恢复,还可能造成冻伤,加重组织损伤。

②涂抹牙膏、酱油等:牙膏会影响热量散发,且易滋生细菌;酱油不仅无法治疗,还可能导致伤口色素沉着;紫药水收敛作用强,会使创面结痂,阻碍伤口渗出物排出,影响愈合。

③挤压或撕破水疱:水疱皮能保护创面,若自行弄破,细菌易侵入引发感染,还可能留下瘢痕。小水疱一般能自行吸收,无需挑破。大水疱应在医生指导下,使用无菌针头刺破,并保留疱壁以保护创面。

④大量饮水:严重烧烫伤者,大量饮水会导致电解质失衡、水中毒或急性胃扩张。应遵循医嘱,适量补充含电解质的液体。

⑤化学品烧伤后直接用水冲洗:部分化学品如生石灰、白磷等,遇水会发生化学反应,产生热量,加重伤势。应先迅速脱去污染衣物,然后用干布或吸水性物品轻轻吸去皮肤表面的化学品,再在医生指导下处理。

三、有效预防

1. 加强危险物品管理

①热液容器:将热水瓶、热汤锅、滚烫的茶杯等热液容器放置在高处,如厨房吊柜、家中较高的置物架

等,且使用后及时归位,避免随意放置在桌沿、床边等地方。

②取暖设备:冬季使用电暖器、热水袋、暖手宝等取暖设备时,要确保其处于安全位置,与人体保持适当距离,避免长时间接触皮肤。热水袋使用时,要检查是否漏水,并用布套包裹后再使用。

③化学物品:强酸、强碱等具有腐蚀性的化学物品,应妥善存放在专门的柜子或储存区域,贴上明显的警示标识,严格锁闭,防止误拿、误用。

2. 规范电器、燃气使用与管理

①电器使用:正确使用各类电器,如电熨斗、卷发棒等高温电器,使用过程中不可随意放置,使用完毕后及时关闭电源,待其冷却后再收纳。避免在潮湿环境中使用电器,防止触电和烫伤同时发生。定期检查电器线路,防止老化或短路引发火灾。

②插座防护:在有儿童的家庭,要在插座上安装安全防护盖,避免儿童将手指或其他物品插入插座孔,引发触电或烧伤危险。

③燃气管理:定期检查燃气管道、阀门和连接处是否有老化、松动或漏气现象。定期请专业人员对燃气设备进行维护和保养,及时更换老化的燃气软管。不在燃气表周围堆放杂物,确保通风和便于检修。在厨房等燃气使用区域安装燃气泄漏报警器,及时发现隐患。

3. 重视日常防范

①安全烹饪:注意烹饪油温和火候,避免油溅出或锅具过热导致烫伤。在使用炉灶时,合理调节火力大小,避免火焰过大引发衣物着火或人员烫伤。禁止长时间离开正在使用的燃气灶具,如果需要短暂离开,应先关闭燃气阀门;如果需要长时间炖煮食物,可以使用定时器提醒自己。定期清理灶具,防止油污堵塞火孔或引发火灾。

②规范使用热水器:热水器水温设定在合适范围内。38~43℃是日常洗澡和洗手时的舒适温度范围,由于儿童和老年人的皮肤更为脆弱,建议将温度设置在40℃左右,以进一步降低烫伤风险。使用热水时,先放冷水再放热水,调节好水温后再使用,尤其是为儿童和老年人准备洗澡水时。

4. 改善居住环境布局

①合理规划空间:在装修或布置家居时,充分考虑安全因素,合理规划家具和电器的摆放位置。例如,将厨房与儿童活动区域适当隔开,减少儿童进入厨房接触危险物品的机会。

②增加防护设施:对于家中有行动不便的老年人或年幼孩子的家庭,可在卫生间、走廊等容易发生滑倒的地方安装扶手,防止意外摔倒导致烫伤。同时,在浴缸、淋浴间地面铺设防滑垫,降低滑倒风险。

5. 强化安全教育

①社区宣传:社区定期开展烧烫伤预防知识讲座,邀请专业人员讲解烧烫伤的危害、常见原因和预防方法。同时,利用社区公告栏、微信群、微信公众号等平台发布烧烫伤预防相关知识和案例,提高居民的安全意识。

②家庭安全教育:给予老年人更多关心和提醒,教会他们识别并避免烧烫伤风险,提高自我保护能力。可通过讲故事、观看安全教育视频等方式,让其认识到烧烫伤的危险。

6. 做好应急准备

①知识储备:应学习基本的急救知识,掌握烧烫伤急救处理的正确方法。

②物品准备:家中配备灭火器,学会正确使用。备好烧烫伤急救包,内装无菌纱布、绷带、碘伏、烫伤膏、冷敷帖等烧烫伤急救物品。同时,张贴清晰的急救电话与烧烫伤应急处理流程,一旦发生意外,能迅速采取正确行动,降低伤害。

任务要点

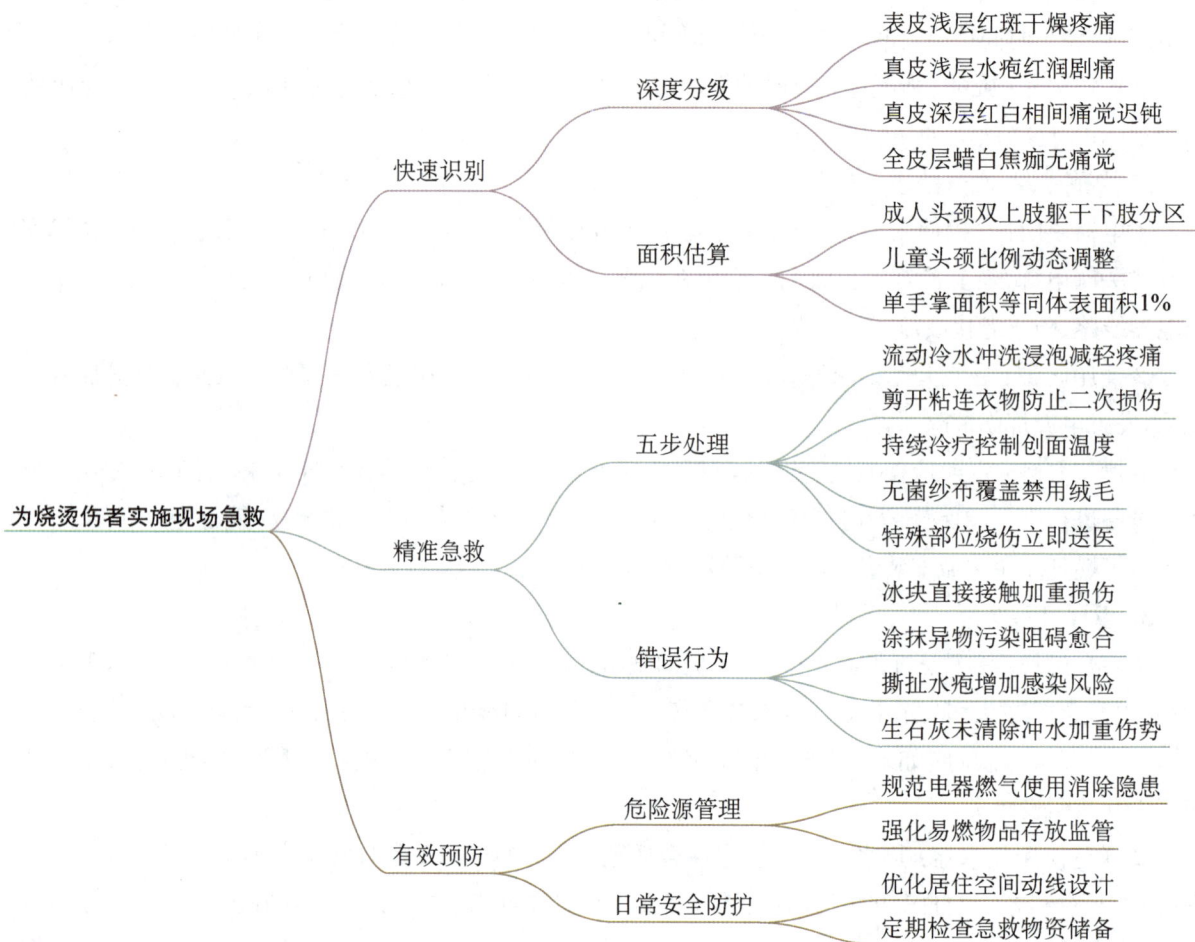

为烧烫伤者实施现场急救

- 快速识别
  - 深度分级
    - 表皮浅层红斑干燥疼痛
    - 真皮浅层水疱红润剧痛
    - 真皮深层红白相间痛觉迟钝
    - 全皮层蜡白焦痂无痛觉
  - 面积估算
    - 成人头颈双上肢躯干下肢分区
    - 儿童头颈比例动态调整
    - 单手掌面积等同体表面积1%
- 精准急救
  - 五步处理
    - 流动冷水冲洗浸泡减轻疼痛
    - 剪开粘连衣物防止二次损伤
    - 持续冷疗控制创面温度
    - 无菌纱布覆盖禁用绒毛
    - 特殊部位烧伤立即送医
  - 错误行为
    - 冰块直接接触加重损伤
    - 涂抹异物污染阻碍愈合
    - 撕扯水疱增加感染风险
    - 生石灰未清除冲水加重伤势
- 有效预防
  - 危险源管理
    - 规范电器燃气使用消除隐患
    - 强化易燃物品存放监管
  - 日常安全防护
    - 优化居住空间动线设计
    - 定期检查急救物资储备

必备知识

一、基本概念

烧伤（burn）是指由热力（如火焰、高温液体、蒸汽、高温固体）、化学物质（如强酸、强碱）、电能（触电）、放射线（如X射线、核辐射）等因素作用于人体，导致皮肤或深部组织的损伤。

烫伤（scald）是烧伤的一种特殊类型，特指由液态或气态热力源（如热水、热油、热汤、蒸汽）引起的组织损伤，属于热力烧伤的范畴。

二、常见致伤原因

1. 热力烧伤

日常生活中，因火灾、烟花爆竹、爆炸等引发的火焰，直接接触人体会造成烧伤。热水瓶破裂、洗澡水过热、厨房烹饪时热水溅出，长时间接触较热的物体，如暖宝宝、热水袋、电热毯、电熨斗、摩托车排气管等，都可能导致烧烫伤。特别是儿童，对危险的认知不足，容易发生烧烫伤；老年人对温度敏感性下降，也易发生烧烫伤。

2. 化学烧伤

硫酸、盐酸、硝酸等强酸具有强腐蚀性，一旦接触皮肤或黏膜，会迅速使组织蛋白凝固、脱水，造成严重的烧伤。氢氧化钠、氢氧化钾等强碱也具有腐蚀性，能使组织细胞脱水并皂化脂肪，导致组织损伤。

3. 电烧伤

高压电烧伤主要发生在电力工作者进行高压电操作时,因违规操作或设备故障,高压电流通过身体产生高温,造成内部组织和体表的烧伤。日常生活中,误触插座、电线破损漏电、使用不合格电器等,都可能引发电烧伤。

4. 其他因素

包括暴露于强辐射热源(如太阳暴晒、红外线等)或放射性烧伤(如放射治疗过程中的放射线照射)等。

📖 知识拓展

现代烧烫伤疗护领域,新技术、新产品不断涌现。

①智能监测设备:借助可穿戴传感器,能实时监测伤处温度、湿度等指标,再经手机应用给出精准伤情评估与治疗建议(图2-4-2)。

②人工智能图像识别技术:分析烧烫伤照片,快速判断程度与类型。

③新型敷料:如3D打印的个性化敷料,依据伤处形状定制,贴合度极佳(图2-4-3)。含生长因子、干细胞的生物活性敷料,能有力促进伤口愈合与组织再生。此外,纳米载体药物输送系统可精准送药至受伤组织,提升疗效并降低副作用。

这些创新成果,为烧烫伤者带来了更多康复希望。

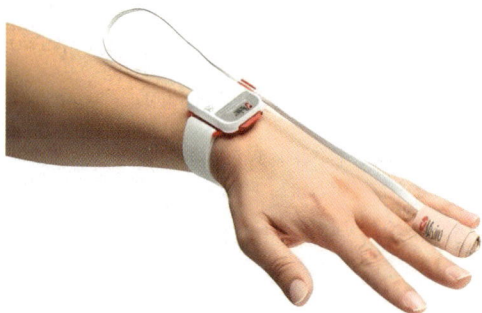

图2-4-2 可穿戴温度传感器

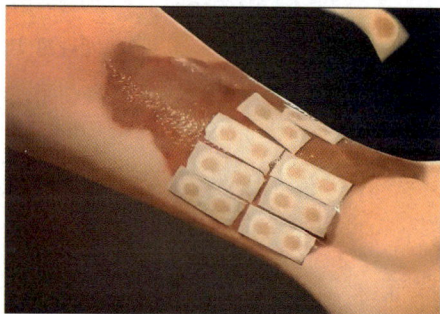

图2-4-3 3D打印皮肤

🏥 任务评价

请扫码完成"为烧烫伤者实施现场急救"操作技能考核评价及知识学习评价。

技能评价

学习评价

💊 生命之光

请扫码查看阅读资料"幼儿烫伤交警护航,爱心接力挽救生命"。

课后阅读

巩固提升

请扫码完成课后习题。

任务五 为跌倒者实施现场急救

任务目标

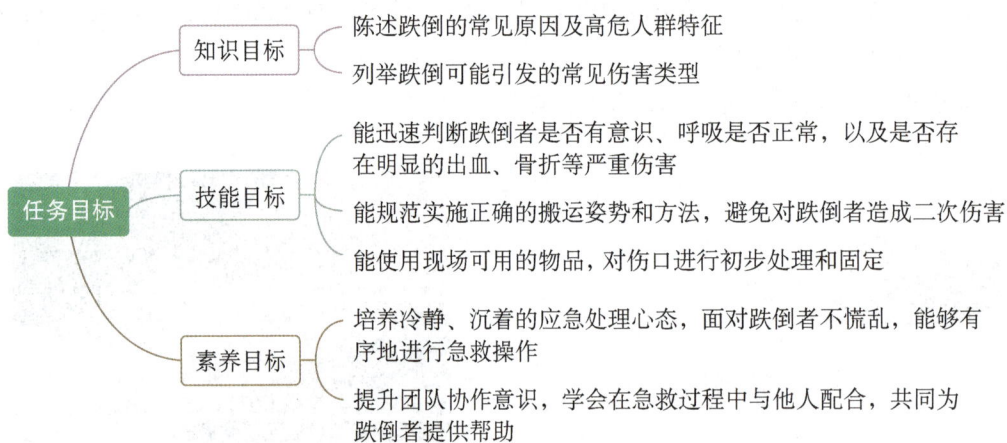

案例导入

张阿姨,65岁,退休教师,独自在家打扫卫生时,不小心踩到地上的香蕉皮,身体失去平衡,向后摔倒。她感到腰部剧痛,无法动弹,右脚踝肿胀明显,脚踝处有瘀血,呼吸急促,额头有轻微擦伤。邻居听到声响后赶来查看,发现张阿姨躺在地上,表情痛苦,身上没有明显的出血伤口。

请根据上面的工作情境,尝试分析相关的工作任务。

问题1:如何快速判断张阿姨腰部剧痛是否是腰部骨折,以及呼吸急促是否与跌倒有关?

问题2:对于张阿姨右脚踝肿胀明显且有瘀血的情况,应该如何正确处理以减轻肿胀和疼痛,同时避免造成二次伤害?

问题3:在日常生活中,张阿姨独自在家时,可以采取哪些措施来预防类似跌倒事件的发生,以保障自身安全?

任务解决

一、快速识别

【核心口诀】一观意识呼吸,二查伤处肿瘀,三寻疼痛异常。

1. 观意识呼吸

①观察意识状态：迅速判断跌倒者是否清醒。可以通过轻拍其肩膀并大声呼唤其名字等方式来尝试唤醒。如果跌倒者能够清晰地回答问题，说明意识清醒；如果无反应或回答含糊、混乱，出现意识模糊甚至昏迷，这提示可能存在严重的头部外伤或其他严重问题，应高度警惕。

②观察呼吸情况：注意跌倒者的呼吸频率、节律和深度。正常成年人安静状态下的呼吸频率为16～20次/分，呼吸平稳、规律。若呼吸急促（频率明显加快）、呼吸困难（如出现喘息、气促、鼻翼扇动等表现），可能是因为跌倒时受到惊吓、疼痛刺激，或是存在胸部受伤、肋骨骨折等情况影响了呼吸功能，应及时处理。

案例回溯　本案例中，张阿姨感到腰部剧痛，无法动弹，右脚踝肿胀明显，脚踝处有瘀血，呼吸急促，额头有轻微擦伤，根据受伤部位识别为跌倒损伤。

2. 查伤处肿瘀

①检查受伤部位：仔细查看跌倒者身体各部位是否有明显的伤口、肿胀、瘀青等。

②评估肿瘀程度：通过观察肿胀的范围、程度以及瘀血的颜色（如青紫、暗红等）来大致判断损伤的严重程度。肿胀范围较大、瘀血颜色较深且伴有明显的疼痛，往往意味着损伤较重，应更谨慎地处理并及时就医。

案例回溯　张阿姨右脚踝肿胀明显且有瘀血，这通常是软组织损伤（如扭伤）的典型表现，提示可能存在韧带拉伤、撕裂等情况。对于腰部剧痛，也要检查腰部是否有明显肿胀、畸形等，初步判断是否有骨折的可能。

3. 寻疼痛异常

①寻找疼痛部位：询问跌倒者疼痛的具体位置，是局部疼痛还是全身多处疼痛。

②判断疼痛性质：了解疼痛的性质，是钝痛、刺痛、胀痛还是撕裂样疼痛等。例如，腰部的刺痛可能暗示有骨折的尖锐骨端刺激周围组织；胀痛可能与局部软组织水肿、压迫有关。不同性质的疼痛可能提示不同的损伤类型，有助于进一步判断伤情的严重程度和可能的受伤部位。

案例回溯　张阿姨腰部剧痛，这就是一个明确的疼痛信号，提示腰部可能有严重的损伤。同时，还要注意是否有其他部位的隐痛或不适，以免遗漏其他潜在的受伤部位。

二、精准急救

【急救原则】冷静评估、确保安全、高效急救、安抚就医。

1. 冷静评估

①冷静：施救者保持冷静，避免慌乱，以便清晰地判断情况并采取正确的急救措施。

②评估：快速检查伤者的意识、呼吸、受伤部位及严重程度，确定急救的优先级。

2. 确保安全

①快速评估环境：检查现场是否存在安全隐患，如积水、杂物等，避免二次伤害。

②保持冷静：施救者应保持冷静，避免慌乱，确保自身安全。

3. 高效急救

（1）判断意识和呼吸

①评估意识：轻拍伤者肩部并呼喊，判断其是否有意识。

②检查呼吸和心跳：如果伤者意识不清，检查其呼吸和心跳。如无呼吸、心跳，则立即进行心肺复苏。

（2）初步检查伤情

①观察受伤部位：检查是否有红肿、畸形、疼痛、活动受限等症状（图2-5-1）。

②判断骨折或扭伤：若有畸形、异常活动或骨擦音，应怀疑骨折。扭伤多表现为局部肿胀、疼痛，活动受限。

（3）外伤处理

如有出血，用干净纱布或衣物压迫止血。用绷带或干净布料包扎伤口，避免污染（图2-5-2）。

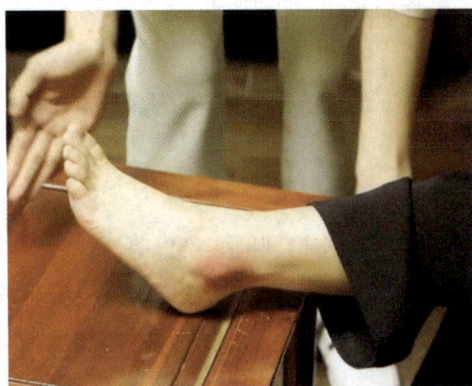

图2-5-1 检查伤情

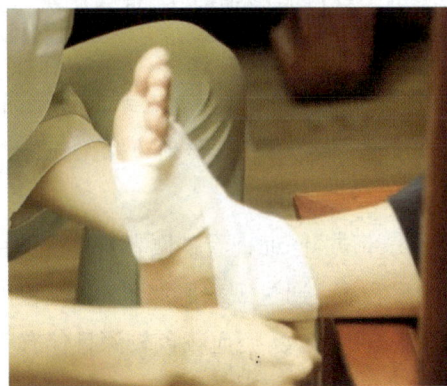

图2-5-2 包扎固定

（4）骨折处理

用夹板、木板或硬纸板固定受伤部位，避免移动。怀疑脊柱骨折时，切勿随意搬动，等待专业救援。

（5）扭伤处理

遵循RICE原则，即休息（Rest）、冰敷（Ice）、加压包扎（Compression）、抬高（Elevation）。

①休息：避免活动受伤部位。

②冰敷：用冰袋或冷敷包敷在肿胀部位，每次15～20分钟，每隔1～2小时一次（图2-5-3）。

③加压包扎：用弹性绷带包扎，松紧适中。

④抬高：将受伤部位抬高至心脏水平以上，减少肿胀。

图2-5-3 冰敷

（6）特殊处理

①头部受伤：若有呕吐、意识障碍，则将头偏向一侧，防止窒息。

②抽搐：应移至平整地面，防止碰伤，不要强行按压肢体。

4. 安抚就医

①安抚伤者：给予伤者心理支持，减轻其恐惧和焦虑。

②家属沟通：向家属解释伤情和处理措施，避免紧张。

③紧急情况：若伤者意识不清、呼吸困难、严重骨折或伤口出血不止，应立即拨打120。

④等待救援：在等待救护车时，密切观察伤者生命体征，保持呼吸通畅。

三、有效预防

【预防口诀】清除隐患、改善照明、稳固家具、穿着适宜、锻炼平衡。

具体有以下几种预防措施（表2-5-1）。

表2-5-1　有效预防措施

措施	具体内容
清除隐患	清理地面杂物，避免绊倒；地面防滑处理，避免湿滑摔倒；定期检查地面破损并修复
改善照明	确保家中各区域光线充足，特别是楼梯、过道、卫生间；避免眩光，选择合适灯具
稳固家具	确保家具摆放稳固，避免摇晃或倾倒；合理布局家具，避免阻碍通道
穿着适宜	选择防滑、合适的鞋子，避免过长或过宽的衣物，防止绊倒
锻炼平衡	定期进行平衡训练（如单脚站立、太极拳）和肌肉力量训练（如深蹲、桥式运动）

四、急救处理注意事项

1. 不要急于扶起

①原因：如果跌倒者有脊柱骨折或其他严重伤害，贸然扶起可能导致二次伤害，加重病情。

②正确做法：先观察跌倒者的意识状态、呼吸情况，询问其是否有疼痛、麻木等不适感，初步判断伤情后再决定是否移动。

2. 保持呼吸道通畅

①原因：跌倒可能导致昏迷或呕吐，若呼吸道被堵塞，可能引发窒息，危及生命。

②正确做法：使跌倒者平躺，头偏向一侧，清理口腔分泌物或呕吐物，确保呼吸道通畅。若发现呼吸、心跳停止，应立即进行心肺复苏。

3. 避免随意搬动

①原因：特别是怀疑有脊柱骨折时，随意搬动可能导致脊髓损伤，甚至瘫痪。

②正确做法：如果怀疑脊柱受伤，不要随意移动跌倒者，等待专业急救人员到来。必要时，用硬板担架搬运，保持脊柱平直。

4. 注意伤口处理

①原因：跌倒可能导致皮肤擦伤、出血，若处理不当，可能引起感染。

②正确做法：对于小面积擦伤，用干净的纱布或纸巾轻轻擦拭伤口，用碘伏或酒精消毒，然后覆盖无菌敷料。若伤口较大或出血不止，应立即压迫止血，并尽快就医。

5. 观察伤者反应

①原因：跌倒后，伤者可能出现头晕、恶心、呕吐等不适症状，这些可能是脑部受伤或其他严重问题的表现。

②正确做法：在急救过程中，密切观察伤者的反应和生命体征，询问其是否有头痛、恶心、视力模糊等症状。若出现异常，应及时拨打急救电话。

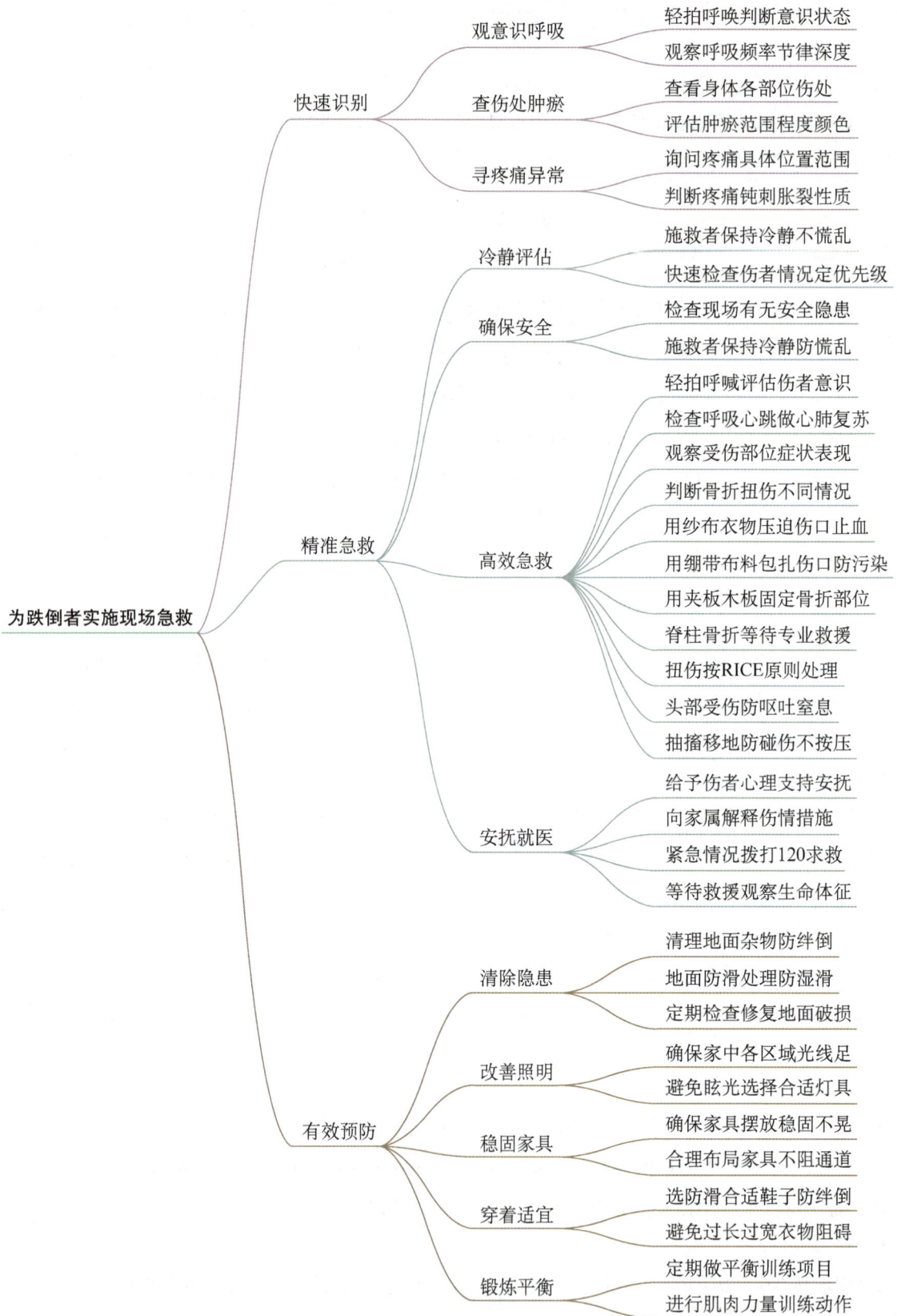

任务要点

为跌倒者实施现场急救
- 快速识别
  - 观意识呼吸
    - 轻拍呼唤判断意识状态
    - 观察呼吸频率节律深度
  - 查伤处肿瘀
    - 查看身体各部位伤处
    - 评估肿瘀范围程度颜色
  - 寻疼痛异常
    - 询问疼痛具体位置范围
    - 判断疼痛钝刺胀裂性质
- 精准急救
  - 冷静评估
    - 施救者保持冷静不慌乱
    - 快速检查伤者情况定优先级
  - 确保安全
    - 检查现场有无安全隐患
    - 施救者保持冷静防慌乱
  - 高效急救
    - 轻拍呼喊评估伤者意识
    - 检查呼吸心跳做心肺复苏
    - 观察受伤部位症状表现
    - 判断骨折扭伤不同情况
    - 用纱布衣物压迫伤口止血
    - 用绷带布料包扎伤口防污染
    - 用夹板木板固定骨折部位
    - 脊柱骨折等待专业救援
    - 扭伤按RICE原则处理
    - 头部受伤防呕吐窒息
    - 抽搐移地防碰伤不按压
  - 安抚就医
    - 给予伤者心理支持安抚
    - 向家属解释伤情措施
    - 紧急情况拨打120求救
    - 等待救援观察生命体征
- 有效预防
  - 清除隐患
    - 清理地面杂物防绊倒
    - 地面防滑处理防湿滑
    - 定期检查修复地面破损
  - 改善照明
    - 确保家中各区域光线足
    - 避免眩光选择合适灯具
  - 稳固家具
    - 确保家具摆放稳固不晃
    - 合理布局家具不阻通道
  - 穿着适宜
    - 选防滑合适鞋子防绊倒
    - 避免过长过宽衣物阻碍
  - 锻炼平衡
    - 定期做平衡训练项目
    - 进行肌肉力量训练动作

📖 必备知识

一、基本概念

跌倒（fall down）是指突发的、不自主的、非故意的体位改变，导致身体的任何部位（不包括双脚）意外地触及地面。

根据国际疾病分类（ICD-10），跌倒分为两类：①从一个平面至另一个平面的跌落（如从床上跌到地面）。②同一平面的跌倒（如在平地上滑倒或绊倒）。

二、原因

跌倒的发生通常涉及多种因素，包括内在因素和外在因素。

1. 内在因素

①生理因素：老年人肌肉力量减弱、平衡能力下降、反应速度变慢、视力和听力减退。

②疾病因素：神经系统疾病（如帕金森病、脑卒中）、心血管疾病（如体位性低血压）、眼部疾病（如白内障）等。

③药物因素：使用精神类药物（如抗抑郁药）、心血管药物（如降压药）等可增加跌倒风险。

2. 外在因素

地面湿滑、存在障碍物、照明不足、家具摆放不合理等。

📖 知识拓展

一、前沿资讯

1. 远程医疗与跌倒风险评估

通过远程监测和数据分析，远程医疗技术可以实时评估跌倒风险，减少因跌倒导致的严重伤害。

①技术应用：人体姿态估计软件通过使用者的手机或平板采集运动数据，生成虚拟形象，实现肌肉骨骼健康的实时反馈。这种技术可用于居家环境中的跌倒风险评估，如计时起立-行走测试（TUGT），帮助识别高风险个体。

②研究进展：该技术已通过半结构化访谈和主题分析评估其在居家环境中的可接受性和可行性。

2. 个性化跌倒预防方案

①以人为本的理念：2022年发布的《世界指南：老年人跌倒的预防与管理》中强调应结合个体跌倒风险因素、需求、偏好和价值观，制定个性化的多因素预防方案。

②指南应用：该指南通过流程图可视化呈现，为照护者快速评估老年人跌倒风险并进行相应的分级管理提供了便利。

3. 电子健康技术的进展

①电子健康技术在跌倒领域的应用：近年来，电子健康技术在跌倒预防和管理中取得了显著进展，包括远程监测、数据分析和个性化干预（图2-5-4）。

②未来方向：未来需要开展高质量随机对照研究，进一

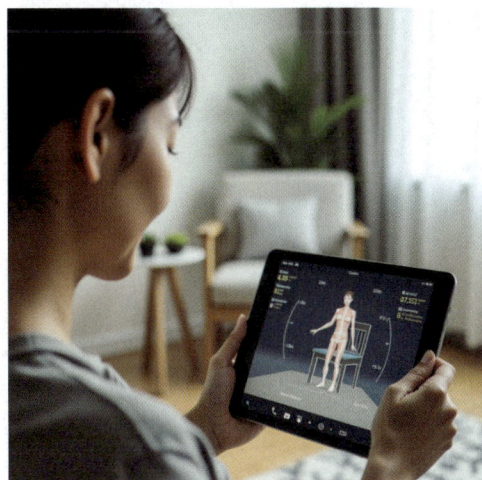

图2-5-4　电子健康技术

步验证电子健康技术在跌倒预防中的有效性。

4. POLICE原则的更新

POLICE原则适用于急性非创伤性损伤,强调保护(Protect)、适当负重(Optimal loading)、冰敷(Ice)、加压包扎(Compression)和抬高(Elevation)。与传统的RICE原则相比,POLICE原则更强调早期适当活动,有助于加速康复。

跌倒扭伤的急救处理和预防策略在不断进步,尤其是远程医疗和电子健康技术的应用,为居家环境中的跌倒预防提供了新的可能性。同时,个性化预防方案的推广也为老年人的健康老龄化提供了有力支持。未来,随着更多高质量研究的开展,跌倒预防和急救处理将更加科学、高效。

二、最新挑战题

以下是基于最新研究和实践的跌倒扭伤挑战题,供学习和测试使用。

挑战题1:远程跌倒风险评估

如何利用人体姿态估计软件在居家环境中完成计时起立–行走测试?请描述操作步骤和注意事项。

挑战题2:个性化跌倒预防方案设计

根据《世界指南:老年人跌倒的预防与管理》,如何为一位有跌倒史的75岁老年人设计个性化的跌倒预防方案?

挑战题3:急性扭伤的POLICE原则应用

踝关节扭伤后,如何应用POLICE原则进行急救处理?请详细描述每个步骤及其作用。

📋 任务评价

请扫码完成"为跌倒者实施现场急救"操作技能考核评价及知识学习评价。

技能评价　　学习评价

💊 生命之光

请扫码查看阅读资料"社区老人跌倒急救的暖心事迹"。

课后阅读

📝 巩固提升

请扫码完成课后习题。

课后习题

任务六　为动物咬伤者实施现场急救

任务目标

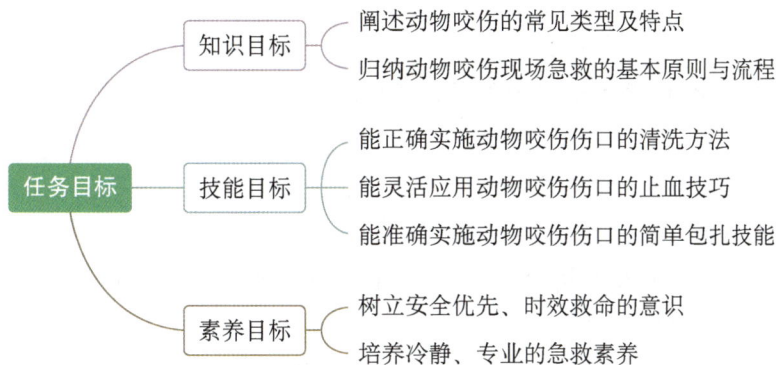

```
         ┌─ 知识目标 ─┬─ 阐述动物咬伤的常见类型及特点
         │           └─ 归纳动物咬伤现场急救的基本原则与流程
         │
任务目标 ─┼─ 技能目标 ─┬─ 能正确实施动物咬伤伤口的清洗方法
         │           ├─ 能灵活应用动物咬伤伤口的止血技巧
         │           └─ 能准确实施动物咬伤伤口的简单包扎技能
         │
         └─ 素养目标 ─┬─ 树立安全优先、时效救命的意识
                     └─ 培养冷静、专业的急救素养
```

案例导入

　　王阿姨,65岁,退休教师。一天傍晚,她在小区花园散步时,被一只流浪狗咬伤了右小腿。伤口出血不止,狗已经逃离现场。王阿姨感到头晕目眩,伤口疼痛难忍,周围有不少围观的居民,但无人知道如何处理。

　　请根据上面的工作情境,尝试分析相关的工作任务。

　　问题1:如何快速判断王阿姨被流浪狗咬伤后的伤口情况和潜在危险?

　　问题2:在没有专业医疗工具的情况下,应如何对王阿姨的伤口进行现场急救?

　　问题3:如何避免类似事件再次发生,同时提高社区居民对动物咬伤的防范意识?

任务解决

一、快速识别

【核心口诀】 问伤情、查伤口、判程度。

1. 询问伤者情况

①被咬时间:了解咬伤发生的具体时间,判断伤情的紧急程度。

②动物信息:询问咬伤动物的种类(如猫或犬)、是否为流浪动物、是否接种过狂犬病疫苗等,以便评估狂犬病感染风险。

③伤口感受:询问伤者伤口的疼痛程度,是否有头晕、心慌等其他不适症状。

2. 检查伤口情况

①伤口位置和大小:观察伤口的具体位置、大小和形状。猫咬伤多为小而深的伤口,犬咬伤伤口较大且多为撕裂状。

②出血情况:判断伤口的出血量和出血类型(如动脉出血、静脉出血或毛细血管出血)。动脉出血呈喷射状,颜色鲜红;静脉出血颜色暗红,一般缓慢流出。

③伤口污染程度:检查伤口周围是否有红肿、触痛等感染迹象。

3. 判断伤情程度

①轻度伤情：伤口较小，出血量少，无明显感染迹象，可初步判断为轻度伤情。

②重度伤情：伤口较大且深，出血量多，伴有头晕、心慌等全身症状，或伤口周围有明显红肿、疼痛等感染迹象，应立即采取紧急措施。

案例回溯 本案例中，可通过询问王阿姨被咬情况，检查伤口形状和特征，识别为狗咬伤。

二、精准急救

1. 为猫、犬类咬伤者实施现场急救

【急救原则】**确保安全、迅速止血、清洗伤口、尽快就医。**

（1）确保环境安全

①确认流浪狗已远离，避免二次攻击。

②疏散围观人群，保持通风，让被救者平躺或坐于安全处。

③施救者戴一次性手套（或塑料袋替代），进行自我防护，避免直接接触血液。

（2）止血与伤口处理（优先处理）

优先控制出血，可直接压迫止血，立即用干净纱布、毛巾或衣物紧压伤口，持续按压至少10分钟（不要频繁松手查看）。若血液渗透敷料，直接加盖新纱布，勿移除原有敷料。抬高伤肢至高于心脏水平，减少出血。

（3）冲洗伤口（降低感染与狂犬病风险）

①冲洗方法：用流动清水（自来水或瓶装水）+肥皂水交替冲洗伤口至少15分钟。边冲边挤压伤口周围，促使污血排出。若伤口较深，可用注射器抽水冲洗内部（图2-6-1）。

②冲洗细节：肥皂水配比方法为用1块肥皂溶于500 mL清水，搅拌起泡。冲洗后，用生理盐水或清水再次清洁。

③消毒与包扎：冲洗后用碘伏（勿用酒精）由内向外环形消毒伤口及周围5 cm范围皮肤，消毒2～3遍（图2-6-2）。消毒后，伤口处应覆盖无菌纱布或清洁棉布，注意绷带应轻扎，避免过紧影响血液循环。

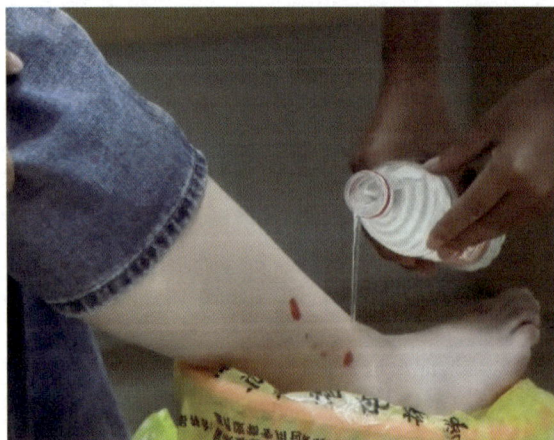

图2-6-1 冲洗伤口

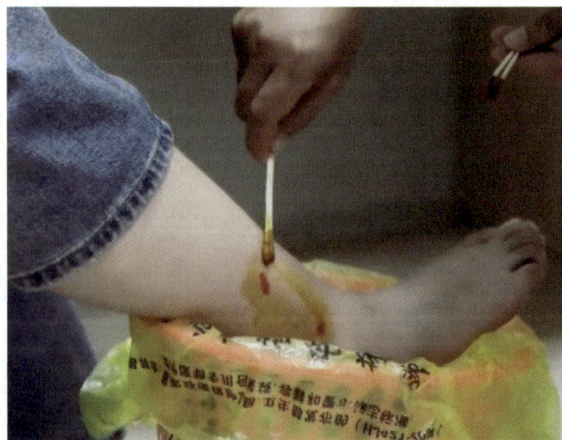

图2-6-2 消毒伤口

（4）紧急应对与并发症预防

1）缓解头晕与疼痛

伤者应平躺，双腿垫高20～30 cm，保持头偏向一侧，防呕吐窒息。可给予少量温水（如意识清醒），但

避免进食。若疼痛剧烈可局部冷敷（隔毛巾敷伤口周围），每次≤10分钟。

2）预防狂犬病与破伤风

①狂犬病预防：必须在24小时内就医，注射狂犬疫苗（即使伤口小、出血少）。若流浪狗无法追踪，按"暴露Ⅲ级"处理，需同时注射狂犬病免疫球蛋白。

②破伤风预防：就医视伤口情况而定，若10年内未接种过破伤风疫苗，须补种。

3）监测与送医

①观察生命体征：每5分钟检查被救者意识、呼吸、脉搏。若出现面色苍白、冷汗、脉搏细弱，则提示休克，应立即拨打120。

②送医准备：记录咬伤时间、伤口情况、冲洗和消毒过程。联系社区医院或疾控中心，提前告知犬咬伤情况。携疫苗接种史、病历本就医。

（5）后续处理建议

①社区协助：上报物业和（或）居委会，追踪流浪狗去向，必要时捕捉观察。提醒其他居民注意安全，避免接触可疑动物。

②居家护理：保持伤口干燥，每日换药（碘伏消毒＋更换纱布）。观察伤口是否红肿、流脓、发热，警惕感染。

③心理安抚：解释狂犬病可防可控，减轻伤者焦虑。

2. 为蛇咬伤者实施现场急救

【**急救原则**】**确保安全、固定伤肢、伤口处理、紧急就医。**

（1）现场评估与安全处理

1）确保环境安全

①迅速远离蛇可能藏匿的区域（如草丛、岩石堆），避免二次咬伤。

②疏散围观人群，保持环境安静，减少伤者活动。

2）自我防护

施救者戴手套，避免直接接触伤口血液（部分蛇毒可通过黏膜或破损皮肤进入人体）。

（2）初步识别与制动

1）判断蛇类性质

①毒蛇特征（若可见蛇）：头部呈三角形，如蝮蛇（图2-6-3）、五步蛇（图2-6-4）等；瞳孔垂直、体表花纹鲜艳，如银环蛇、眼镜蛇等。

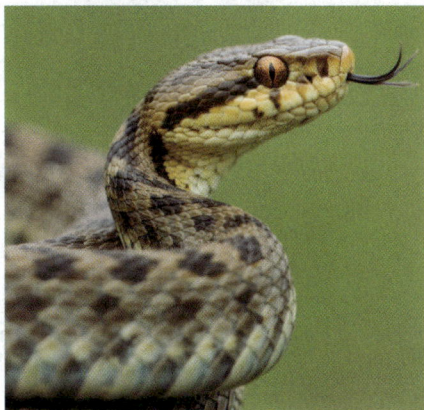

图2-6-3　蝮蛇

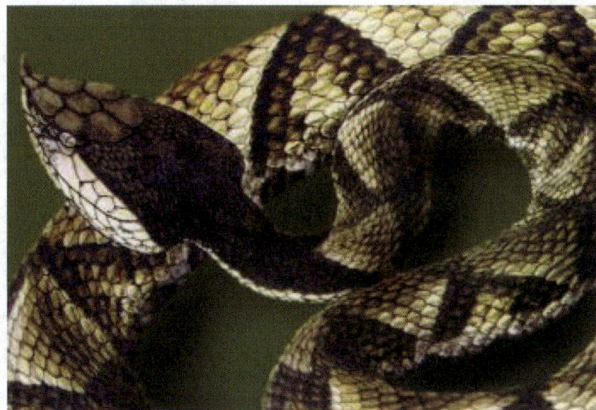

图2-6-4　五步蛇

②伤口牙印判断：有毒蛇咬伤，伤口有两个深、大牙痕（图2-6-5）；无毒蛇咬伤，伤口多为细密锯齿状牙痕（图2-6-6）。若无法识别是有毒蛇咬伤还是无毒蛇咬伤时，默认按有毒蛇咬伤处理。

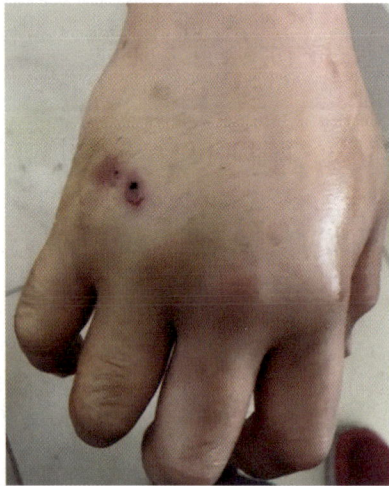

图2-6-5　有毒蛇咬伤牙印

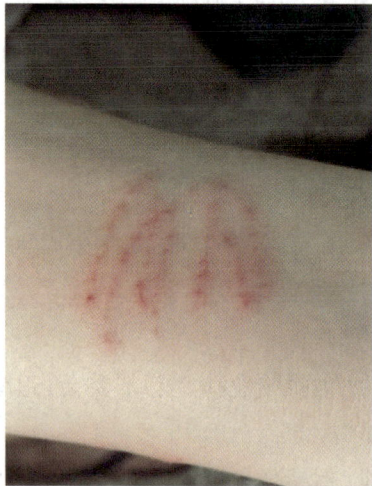

图2-6-6　无毒蛇咬伤牙印

2）制动与体位

①让被救者保持静止，伤肢低于心脏水平，减缓毒素扩散。

②去除伤肢戒指、手镯等束缚物，防肿胀后无法取下。

③用夹板或树枝固定伤肢，限制关节活动。

（3）伤口处理与毒素控制（黄金30分钟）

1）伤口处理

①冲洗伤口：用流动清水或生理盐水持续冲洗15分钟，边冲边挤压排毒（图2-6-7）。

②加压包扎（仅限神经毒类毒蛇，如银环蛇）：从伤口近心端向远心端缠绕弹性绷带，压力介于50～70 mmHg（以能插入一指为宜）（图2-6-8）。血液循环障碍性毒蛇（如五步蛇）禁用加压包扎。

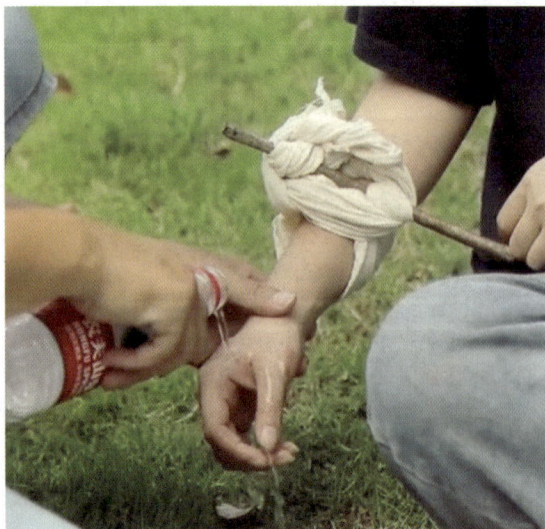

图2-6-7　冲洗伤口

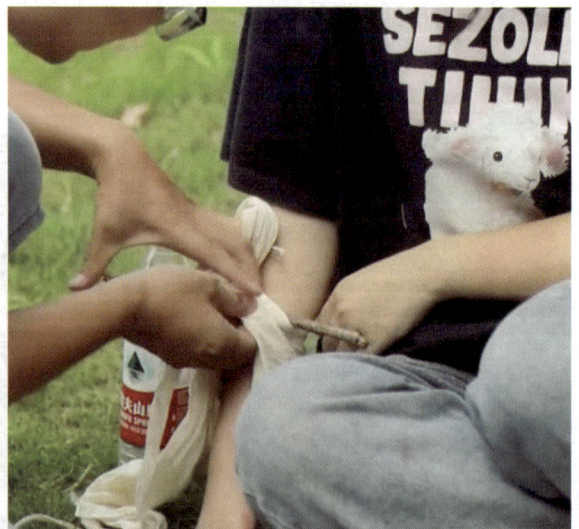

图2-6-8　加压包扎

③蛇咬伤三"不"原则：不切开伤口（避免加速毒素吸收）；不用嘴吸毒素（施救者可能中毒）；③ 不冰敷、不饮酒或咖啡（避免加重血液循环）。

（4）紧急就医

①拨打120时明确告知：蛇的外形特征（可用手机拍照或详细描述）、咬伤时间、部位及已采取的措施。

②携带物品：被救者身份证、医保卡、既往病史。

③减缓毒素扩散：保持被救者平卧，减少说话和肢体活动。若咬伤四肢，可标记肿胀边缘并记录时间（每15分钟一次，评估毒素扩散速度）。

④医院治疗要点：应在2～4小时内注射抗蛇毒血清（不同蛇毒对应不同血清）。无论是否毒蛇咬伤均应注射破伤风疫苗。

⑤监测与并发症预防：每5分钟检查一次生命体征，包括意识状态（嗜睡提示神经毒素）、呼吸频率（呼吸困难须人工呼吸）、血压、脉搏（血压下降警惕出血性休克）。正确处理好相关症状，若出现神经毒素症状（眼皮下垂、呼吸困难），则保持气道通畅，准备人工呼吸。若出现血液毒素症状（伤口渗血不止、血尿），则加压包扎止血，避免使用止血药物。

⑥居家护理：抬高伤肢，减轻肿胀，每日消毒伤口。观察三天内是否出现迟发性溶血或肾功能损害（如尿色加深、尿量减少等）。

三、有效预防

【预防口诀】远离流浪、不逗宠物、注意观察、疫苗接种、环境安全。

①远离流浪动物：避免主动接近流浪猫、狗或蛇等动物，尤其是在它们进食、睡觉或照顾幼崽时。

②不逗陌生宠物：不要随意逗弄陌生的宠物，以免激发动物的攻击性。

③注意观察动物行为：在户外活动时，留意周围是否有动物出没，避免进入动物领地。

④定期接种疫苗：为家养宠物定期接种狂犬病疫苗，减少病毒传播风险。

⑤保证环境安全：清理居住环境周围的杂物，避免吸引流浪动物或蛇类栖息。

四、急救处理注意事项

①快速评估：判断伤口的严重程度、出血情况、感染风险以及是否存在过敏反应。

②伤口处理：用流动的清水或生理盐水冲洗伤口至少15分钟，以减少病原体和毒素的残留。

③预防感染：使用含碘制剂或其他消毒剂对伤口进行消毒，必要时注射破伤风抗毒素或狂犬病免疫球蛋白。

④及时就医：对于严重咬伤或可能传播狂犬病等疾病的伤口，应尽快送医，进行进一步地清创、缝合和疫苗接种。通过科学规范的急救处理，可以有效降低动物咬伤后的感染风险和严重后果。

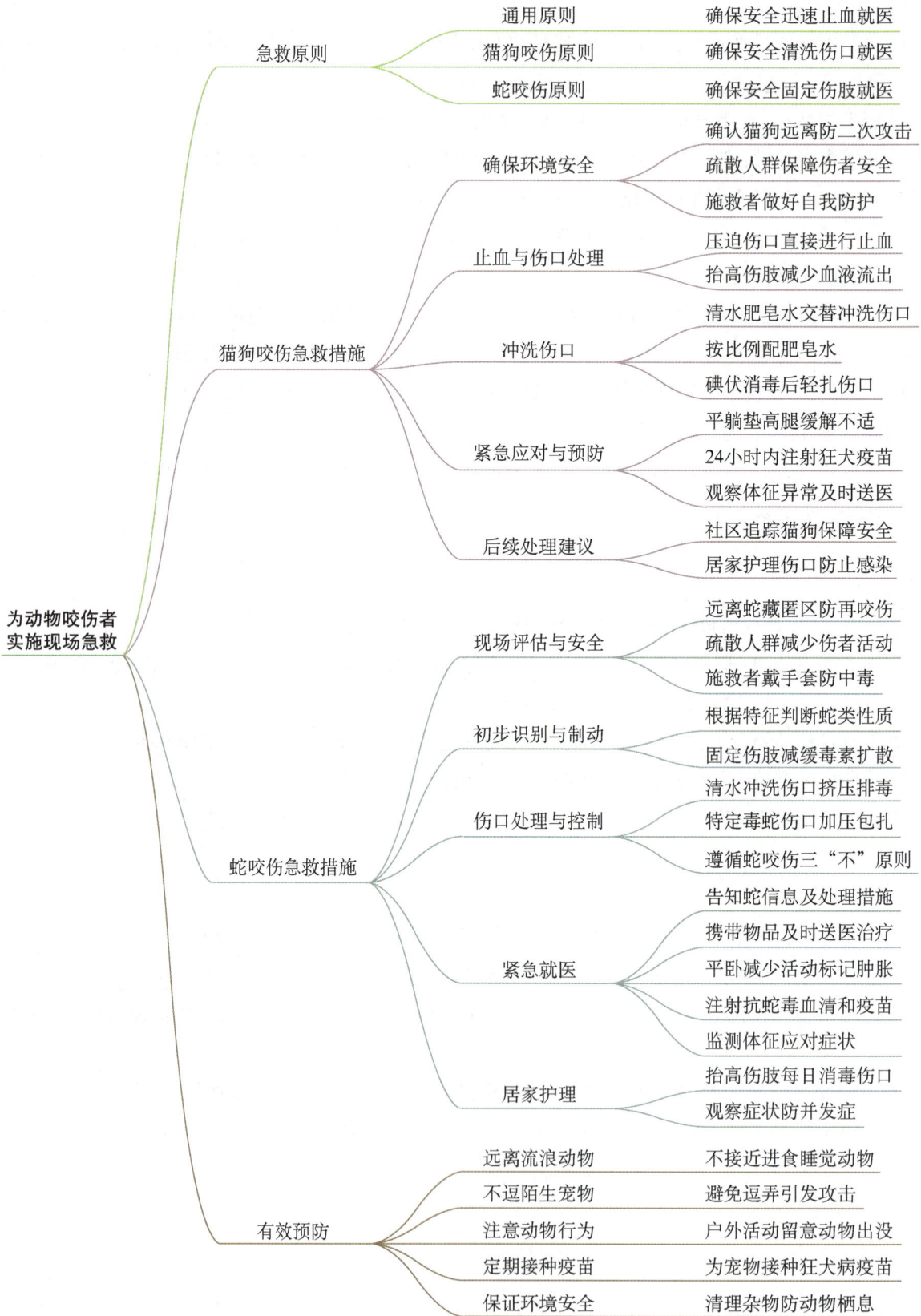

任务要点

为动物咬伤者实施现场急救

- 急救原则
  - 通用原则 —— 确保安全迅速止血就医
  - 猫狗咬伤原则 —— 确保安全清洗伤口就医
  - 蛇咬伤原则 —— 确保安全固定伤肢就医

- 猫狗咬伤急救措施
  - 确保环境安全
    - 确认猫狗远离防二次攻击
    - 疏散人群保障伤者安全
    - 施救者做好自我防护
  - 止血与伤口处理
    - 压迫伤口直接进行止血
    - 抬高伤肢减少血液流出
  - 冲洗伤口
    - 清水肥皂水交替冲洗伤口
    - 按比例配肥皂水
    - 碘伏消毒后轻扎伤口
  - 紧急应对与预防
    - 平躺垫高腿缓解不适
    - 24小时内注射狂犬疫苗
    - 观察体征异常及时送医
  - 后续处理建议
    - 社区追踪猫狗保障安全
    - 居家护理伤口防止感染

- 蛇咬伤急救措施
  - 现场评估与安全
    - 远离蛇藏匿区防再咬伤
    - 疏散人群减少伤者活动
    - 施救者戴手套防中毒
  - 初步识别与制动
    - 根据特征判断蛇类性质
    - 固定伤肢减缓毒素扩散
  - 伤口处理与控制
    - 清水冲洗伤口挤压排毒
    - 特定毒蛇伤口加压包扎
    - 遵循蛇咬伤三"不"原则
  - 紧急就医
    - 告知蛇信息及处理措施
    - 携带物品及时送医治疗
    - 平卧减少活动标记肿胀
    - 注射抗蛇毒血清和疫苗
    - 监测体征应对症状
  - 居家护理
    - 抬高伤肢每日消毒伤口
    - 观察症状防并发症

- 有效预防
  - 远离流浪动物 —— 不接近进食睡觉动物
  - 不逗陌生宠物 —— 避免逗弄引发攻击
  - 注意动物行为 —— 户外活动留意动物出没
  - 定期接种疫苗 —— 为宠物接种狂犬病疫苗
  - 保证环境安全 —— 清理杂物防动物栖息

必备知识

一、基本概念

动物咬伤（animal bites）是指动物利用牙齿、爪子、角、刺等攻击人类，导致皮肤、组织损伤的过程。常见的动物咬伤包括犬咬伤、猫抓咬伤、蛇咬伤、啮齿动物咬伤等。咬伤不仅会造成局部的机械性损伤，如皮肤撕裂、出血、肿胀，还可能因动物体液中的细菌、病毒或毒素引发感染或中毒。

二、原理

动物咬伤的致伤原理主要包括以下几个方面。

①机械性损伤：动物的牙齿或爪子在咬伤或抓伤时，会对人体组织造成撕裂、切割或穿刺伤，导致局部出血、疼痛和组织损伤。

②感染风险：动物口腔、爪子或体液中携带大量病原体，如细菌、病毒或真菌。这些病原体可通过伤口进入人体，引发感染。例如，犬咬伤可能传播狂犬病病毒，啮齿动物咬伤可能引发鼠咬热、流行性出血热等。

③毒素作用：部分动物（如毒蛇、蜘蛛等）咬伤时会释放毒素，毒素进入人体后可引起局部或全身中毒反应。例如，毒蛇咬伤后，蛇毒会迅速扩散至全身，导致凝血功能障碍、呼吸衰竭、多器官功能衰竭，甚至死亡。

④免疫反应：动物咬伤后，人体可能会对动物唾液中的蛋白质或其他成分产生过敏反应，表现为皮疹、呼吸困难、过敏性休克等。

知识拓展

一、快速诊断与远程医疗

①远程医疗支持：通过远程医疗技术，急救人员可以在现场与医院专家实时沟通，获取专业指导，快速判断伤情并采取有效措施。

②现场快速检测：利用便携式检测设备，快速检测伤口感染情况和毒素类型，为后续治疗提供依据。

二、智能急救设备

①智能绷带：配备传感器的智能绷带可以实时监测伤口的温度、湿度和感染迹象，及时提醒更换敷料或就医。

②自动注射器：用于狂犬病疫苗和抗蛇毒血清的自动注射器，能够快速、准确地完成注射，减少人为操作误差。

三、狂犬病暴露预防处置门诊

前往"狂犬病暴露预防处置门诊"就诊，医生会根据伤口情况决定是否需要接种狂犬病疫苗和狂犬病被动免疫制剂（图2-6-9）。狗咬伤的伤口处理中，及时清洗和消毒可以显著降低感染风险，但缝合伤口需谨慎，避免增加感染风险。

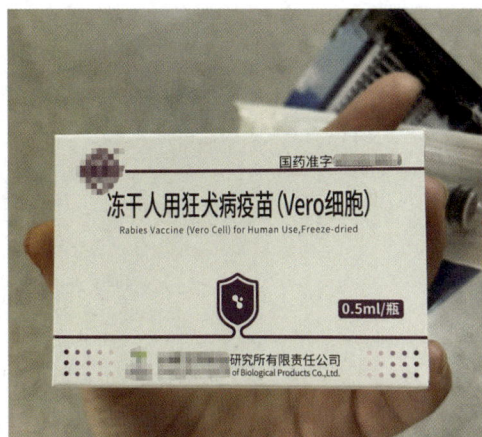

图2-6-9 冻干人用狂犬病疫苗

任务评价

请扫码完成"为动物咬伤者实施现场急救"操作技能考核评价及知识学习评价。

技能评价

学习评价

生命之光

请扫码查看阅读资料"动物咬伤急救事迹"。

课后阅读

巩固提升

请扫码完成课后习题。

课后习题

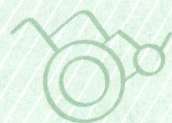

项目三
社区居家环境性急症简易急救

在社区居家生活中,环境因素引发的急症往往来得突然——夏日泳池边的意外溺水、高温下户外劳作的中暑、电器使用不当的触电风险,或是冬季低温下的失温危机……这些看似"偶然"的突发状况,若缺乏及时、正确的急救处理,可能会迅速演变为威胁生命的"大麻烦"。本项目聚焦社区居家场景中最易发生的四大环境性急症(溺水、中暑、触电、失温),专为现场急救第一目击者量身打造一套"易理解、易操作"的简易急救指南。

任务一 为溺水者实施现场急救

📖 任务目标

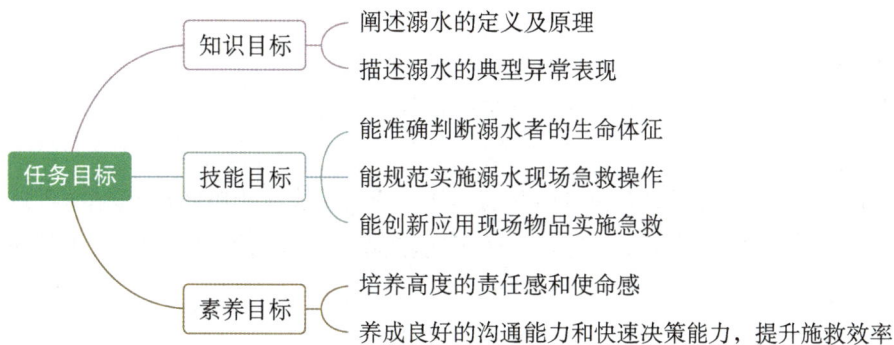

📋 案例导入

夏日周末下午,小明和几个小伙伴一起去小区的游泳池游泳。泳池里人较多,大家都玩得很开心。然而,没过多久,小伙伴们发现小明突然在水中挣扎,双手挥舞,头部时沉时浮,嘴里不断呛水。周围的人发现后大声呼救,泳池管理员听到呼救声迅速赶来。

请根据上面的工作情境,尝试分析相关的工作任务。

问题1:如何根据小明的表现,快速判断他是否溺水?

问题2:泳池管理员在现场应如何分步骤实施科学急救?在急救过程中可能会遇到哪些困难?该如何解决?

问题3:若你作为小区工作人员,如何制定有效的溺水预防方案,保障小区居民游泳安全?

任务解决

一、快速识别

【核心口诀】水中挣扎＋呼吸异常＝高度怀疑溺水。

1. 识别溺水场景

溺水场景通常具有突然性和异常性。当发现有人在水中时，应留意其行为动作是否符合正常游泳状态。正常游泳者动作协调、有节奏，能够自主控制身体在水中的游动方向和姿势，而溺水者往往会出现异常挣扎动作。

（1）双手不规则挥舞

与正常游泳时规律划水动作不同，溺水者双手会快速、无规律地挥动，试图抓住周围物体以获取支撑，这是因为其身体失去平衡，本能地想要寻求帮助。

（2）头部在水面上下浮沉

正常游泳时头部能保持在水面较为稳定的位置，而溺水者由于无法有效控制呼吸和身体平衡，头部会时而露出水面，时而没入水中，难以维持稳定的呼吸状态。

（3）身体无法保持正常姿势

正常游泳时身体能保持水平或接近水平的姿态，便于在水中游动。但溺水者身体常常会呈现倾斜、扭曲或下沉的趋势，无法维持正常的游泳姿势。

案例回溯　本案例中，小明在泳池中突然双手挥舞，头部时沉时浮，身体失去正常的游泳姿态，这些表现都高度符合溺水时的挣扎动作。

2. 识别呼吸异常

溺水会导致呼吸道受阻，进而引发呼吸异常。当将溺水者救上岸后，应迅速对其呼吸状况进行评估。

（1）观察胸部起伏

溺水者可能会出现胸部起伏微弱、急促或完全停止起伏的情况。

（2）听呼吸声音

贴近溺水者口鼻处，仔细聆听是否有呼吸声音。溺水者可能会发出呛咳声、喘息声，这是因为呼吸道内有水或异物，导致呼吸不畅。若听不到呼吸声音，可能意味着呼吸道被严重阻塞或呼吸停止。

（3）感觉口鼻处气流

将脸颊靠近溺水者口鼻，感受是否有气流呼出。若感觉不到气流，结合其他症状，可初步判断为呼吸出现问题。

案例回溯　小明在水中不断呛水，这表明其呼吸道已有水进入，救上岸后极有可能出现呼吸急促、呛咳等呼吸异常表现，需要按照上述方法仔细评估。

二、精准急救

【急救原则】先清理气道，再恢复呼吸循环，防止并发症。

1. 迅速将溺水者救上岸

（1）泳池救援

①冷静判断：当发现泳池中有溺水者时，施救者要保持冷静，快速观察溺水者的位置和状态，同时留意周围环境是否存在其他危险因素，如泳池边的防滑情况、是否有其他障碍物或是否存在漏电情况等。

②取用救生设备：迅速寻找并取用泳池边配备的救生设备，如救生圈、长竿等（图3-1-1）。如果使用救生圈，应确保救生圈能够顺利漂浮到溺水者身边，可根据溺水者的位置，选择合适的角度和力度抛出救生圈，大声呼喊让溺水者抓住救生圈。若使用长竿，要尽量伸展手臂，将长竿递向溺水者，让其握紧，然后缓慢、平稳地将溺水者拉向岸边。

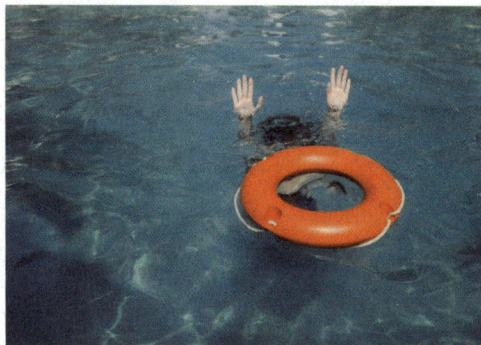

图3-1-1　将救生圈抛给溺水者

③避免盲目下水：除非施救者具备专业的游泳和救援技能，否则不要轻易跳入泳池深水区进行救援。因为溺水者在惊慌状态下可能会紧紧抱住施救者，导致双方都陷入危险。

（2）自然水域救援

①确保自身安全：自然水域情况复杂，存在水流、漩涡、暗礁等危险因素。施救者在实施救援前，务必穿戴好必要的救生装备，同时观察水域环境，判断水流方向、速度以及是否存在其他危险。如果水流较急，应寻找合适的入水点，避免直接被水流冲走。

②背后接近溺水者：在确保自身安全的前提下，从溺水者的背后靠近。溺水者在挣扎时往往会出于本能抓住任何靠近的物体，如果从正面接近，很容易被溺水者抱住，导致施救者无法正常游动，增加救援难度和危险。接近溺水者后，用一只手从溺水者的腋下穿过，握住其对侧的手臂，使溺水者的头部保持在水面之上，避免再次呛水。

③采用正确的拖带方法：根据实际情况选择合适的拖带方法，如侧泳拖带法，即施救者侧卧于水中，一手扶住溺水者的肩部，另一手划水，同时用腿蹬水前进；或者仰泳拖带法，即施救者仰卧在水面，双手握住溺水者的双臂或腋下，用腿部动作带动两人前进。在拖带过程中，要时刻关注溺水者的状态，保持稳定的节奏和方向，尽量避开障碍物，尽快将溺水者救上岸。

2. 清除呼吸道异物

（1）放置正确体位

将溺水者转移到坚实、平坦且安全的地方，将溺水者仰卧平放，使其身体保持伸直状态，然后轻轻将其头部偏向一侧，使口腔和鼻腔内的积水、异物等自然流出，防止这些物质倒流入气管，造成呼吸道二次堵塞。

（2）清理异物操作

不推荐主动按压腹部或背部排水（如倒挂、按压背部等）。若溺水者口腔或鼻腔有大量可见积水或异物，可将其头偏向一侧，用手指缠绕纱布，从溺水者口腔一侧开始沿着口腔内壁进行清理，清理时动作要轻柔且迅速，避免损伤口腔黏膜。若无意识且无呼吸，应立即开始心肺复苏（CPR），避免因排水延误抢救。

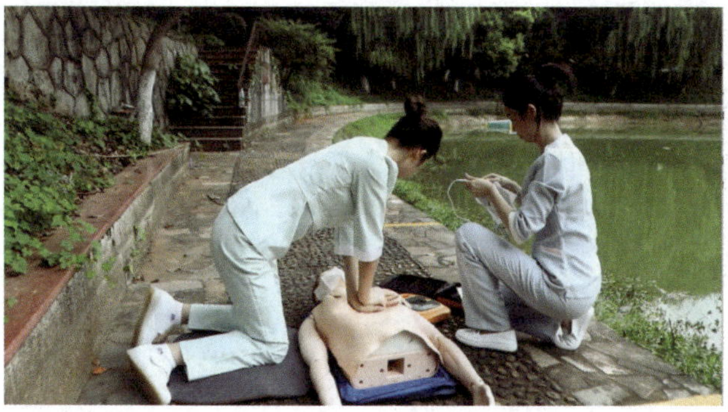

图3-1-2　为溺水者进行心肺复苏

3. 立即进行心肺复苏（CPR）

将溺水者救上岸后，立即检查意识（轻拍双肩、呼唤）。若无意识，迅速判断溺水者的呼吸和心跳情况，观察胸部起伏，10秒内完成。若未感觉到呼吸气流、胸部无起伏且未触及颈动脉搏动，则判定为呼吸、心跳停止，应立即进行心肺复苏（图3-1-2）。具体操作技术见"为心跳呼吸骤停者实施现场急救"任务。若发现溺水者有微弱呼吸或心跳，但不规律或非常微弱，也应密切观察，将其置于侧卧位（恢复体位），清理口鼻可见异物，密切监测直至120到达。

4. 等待救援并持续监测

溺水者出现过呼吸、心跳停止，或复苏后仍意识不清、呼吸异常、心跳微弱等情况，都应尽快送往医院进一步治疗。即使溺水者看似恢复了呼吸和心跳，但由于溺水可能对身体造成多方面的潜在损伤，如肺部感染、脑水肿、电解质紊乱等，也需要专业医生进行全面检查和治疗。在等待120急救人员到来的过程中，要持续、密切地观察溺水者的生命体征，并将溺水时间、发现溺水者时的状态、已实施的急救措施等信息提供给医护人员。如果溺水者的呼吸、心跳未恢复，在转运途中要持续进行心肺复苏，不可中断，直到专业医护人员接手。在转运过程中，要尽量保持操作的稳定性和连续性，避免因颠簸等原因影响心肺复苏的效果。

三、有效预防

【预防口诀】"四看二管一教育"行动指南。

①看警示标识：在水域周边注意查看警示标识，了解水域的危险程度和注意事项，不前往危险区域游泳。

②看防护设施：确认水域周边是否有完善的防护设施，如围栏、警示灯等，若发现设施损坏，应及时向相关部门报告。

③看救援设备：检查水域配备的救援设备是否齐全、可用，如救生圈、救生衣、长竿等，确保在紧急情况下能及时取用。

④看天气状况：当遇到恶劣天气（如暴雨、大风、雷电等）时，避免前往水域游泳或进行水上活动。

⑤管理水域安全：相关部门和场所要加强对水域的管理，设置专人巡查，及时发现和排除安全隐患。

⑥管理自身行为：个人要自觉遵守游泳场所规定，不擅自进入无人管理的水域。儿童、青少年游泳须有成人全程陪同（1米范围内），禁止单独下水。饮酒、空腹或过度疲劳者不宜游泳。

⑦安全教育：加强对公众尤其是儿童和青少年的安全教育，普及游泳安全知识和溺水急救技能，提高安全意识。

四、急救处理注意事项

①争分夺秒启动心肺复苏（CPR），避免延误溺水急救的黄金时间（4～6分钟）。

②谨慎处理排水操作，禁止倒挂控水或剧烈拍背，此类操作可能会加重呕吐或误吸风险。

③注意保暖，溺水者易出现低体温，应脱去湿衣物并用干燥毛毯包裹，避免直接暴露于冷风中。

④确保施救者的安全，自然水域救援时优先使用工具（如树枝、救生圈）。

⑤当施救者进行多人协作时，应明确分工（如一人CPR、一人联系120），避免操作混乱。

⑥警惕并发症与隐匿损伤，淡水溺水因低渗性液体入血，可能引发溶血（红细胞破坏）和高钾血症（须关注心律失常），海水溺水因高渗性液体导致血液浓缩、低血容量及高钠血症（须警惕肺水肿）。长时间溺水者即使复苏成功，仍须排查脑缺氧损伤、急性肾衰竭等潜在风险。

任务要点

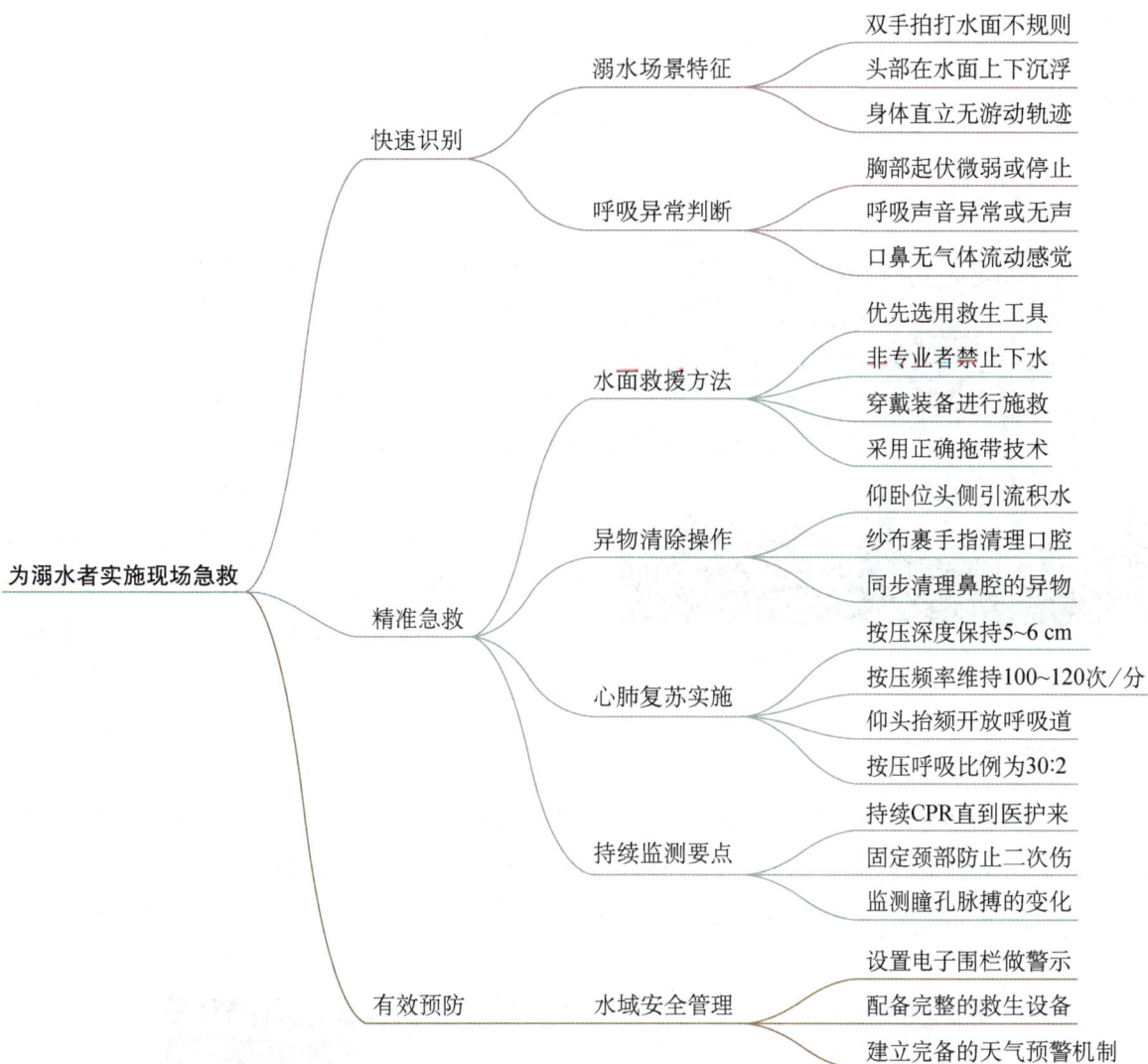

必备知识

一、基本概念

溺水（drowning）是指人体淹没或浸入液体（常见为水）中，使得呼吸道被阻塞，氧气无法正常交换，进而引发一系列严重后果，如窒息、多器官功能障碍或导致死亡的急症等。当人溺水时，水会进入呼吸道和肺部，阻碍空气流通，使身体各器官得不到充足的氧气供应，从而引发各种生理机能的紊乱。

二、原理

窒息缺氧是溺水最直接、最关键的危害。大脑对缺氧极为敏感，短时间的缺氧就可能引起头晕、乏力、意识模糊等症状。随着缺氧时间的延长，会对大脑神经细胞造成不可逆的损伤，严重时可导致昏迷，甚至脑死亡。心脏也会因为缺氧而出现心律失常、心功能下降等问题，进一步危及生命。淡水溺水时，淡水的渗透压低于人体细胞内液，当大量淡水进入肺部后，会通过肺泡壁进入血液循环，这会导致血液稀释，引发溶血现象。同时，淡水溺水还会造成电解质紊乱，尤其是血钾浓度的改变，可影响心脏的正常节律，导致心律失常等严重后果。与淡水相反，海水的渗透压高于人体细胞内液，当海水进入肺部，会使肺泡内的液体被吸出，导致肺水肿。大量富含蛋白质的液体渗出到肺泡和肺间质中，会严重影响肺部的气体交换功能，加重缺氧状况。此外，高渗的海水还会导致血液浓缩，血容量减少，进一步加重心脏和肾脏的负担，引起一系列并发症。

📖 知识拓展

一、智能监测与预警技术

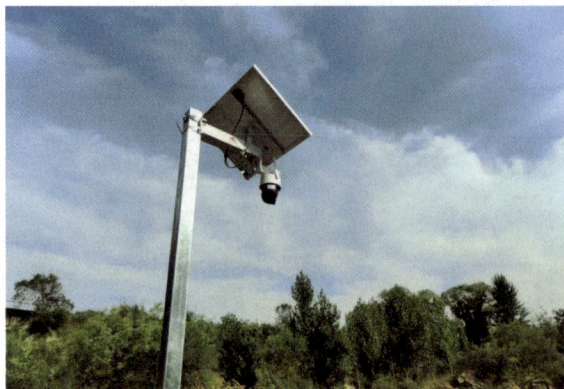

图3-1-3 智能防溺水预警系统

①智能防溺水预警系统：此系统借助高清摄像、智能分析及语音警示等技术运行。在河湖岸线、水库水塘边缘等危险区域安装高清摄像头，进行24小时全天监控。当监测到有人靠近水域时，监控设备自动喊话提醒，并将警报信息发送至巡查员手机APP，方便巡查员实时查看情况并迅速响应（图3-1-3）。

②智能追踪与报警设备：部分设备如佩戴在儿童脖子上的项圈或手环，智能控制中心会定期检测状态。一旦出现潜水时间过长等异常情况，则立即发出警报。

二、创新救援设备

智能水面救生系统：该系统可24小时运行，通过智能摄像头识别险情后，触发投放多个自动救生设备，能快速将落水者带回岸边。例如，某公司研发的智能水面救生系统，在珠海情侣路沿线、盐城中华海棠园等地应用，从发现落水者到实施救援仅需2～3分钟（图3-1-4）。

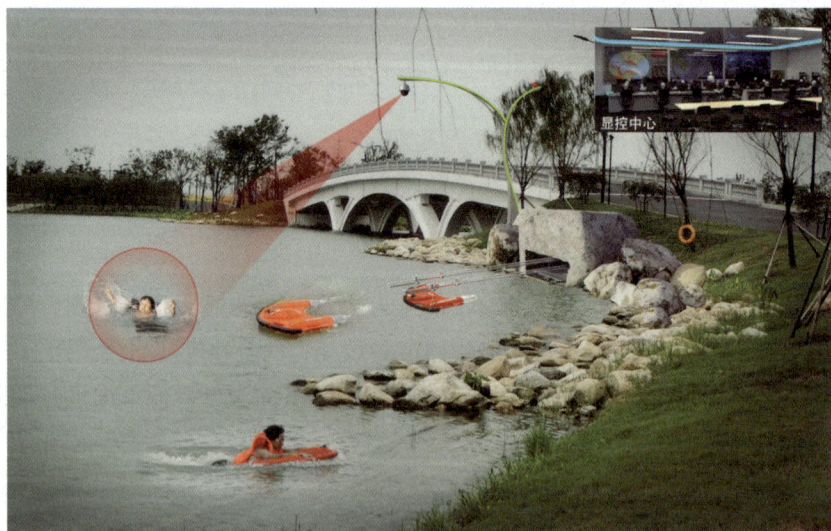

图3-1-4 智能水面救生系统

三、新型防护装备

①防溺水手环：手环内部配备压缩气囊，与二氧化碳气罐搭配使用。紧急情况下，拨开开关，气罐中的气体会弹开压缩气囊，将溺水者拉出水面。不过，这种手环主要适用于有游泳及漂浮基础的人士，并非

专业救生装置(图3-1-5)。

　　②智能防溺水泳镜：通过电容式传感技术检测游泳者遇水状态，若游泳者长时间潜水超过预设的最大闭气时间，系统则立即发出红色强光危险信号警报，帮助救生员快速发现并救助溺水者，提高游泳安全性(图3-1-6)。

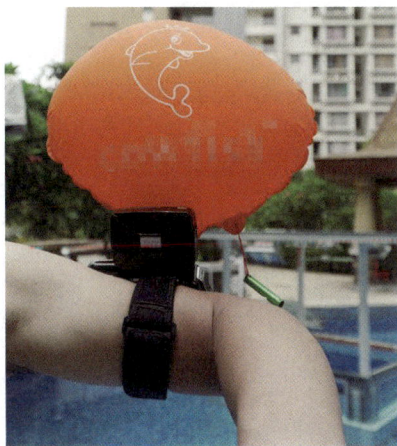

图3-1-5　防溺水手环

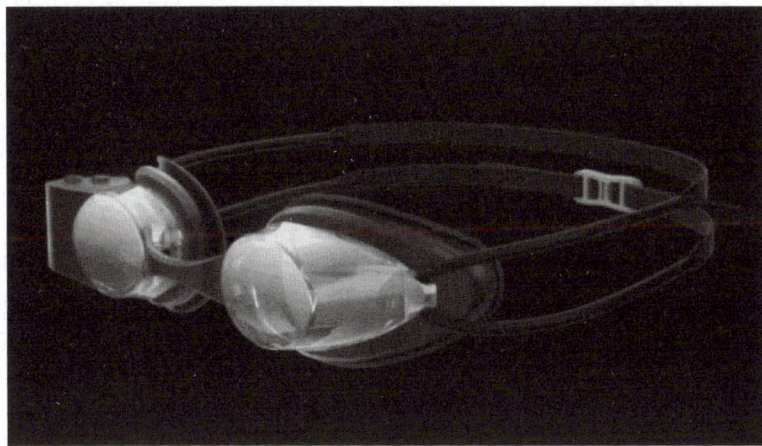

图3-1-6　智能防溺水泳镜

任务评价

　　请扫码完成"为溺水者实施现场急救"操作技能考核评价及知识学习评价。

生命之光

　　请扫码查看阅读资料"防溺水培训铸就生命防线，基层干部教科书式救援实录"。

巩固提升

　　请扫码完成课后习题。

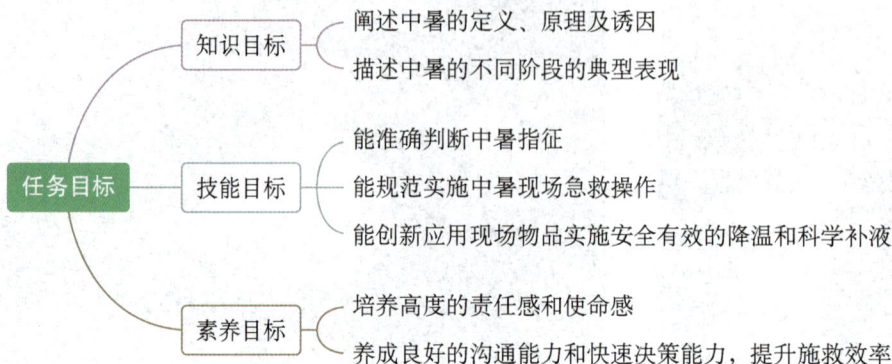

任务二 为中暑者实施现场急救

任务目标

任务目标
- 知识目标
  - 阐述中暑的定义、原理及诱因
  - 描述中暑的不同阶段的典型表现
- 技能目标
  - 能准确判断中暑指征
  - 能规范实施中暑现场急救操作
  - 能创新应用现场物品实施安全有效的降温和科学补液
- 素养目标
  - 培养高度的责任感和使命感
  - 养成良好的沟通能力和快速决策能力，提升施救效率

案例导入

7月下旬下午2点，湖南某社区露天健身广场内，65岁赵阿姨正在参与广场舞排练。现场遮阳棚损坏未修，塑胶地面温度达47℃，饮水机因检修而停用。赵阿姨持续运动25分钟后突然扶靠音响设备，出现面色紫红、呼吸急促（34次/分）等表现，用方言呼喊"脑壳痛……手脚抽筋……"，手指不自主抽搐，跪倒在地。舞伴发现其化纤舞蹈服内侧积聚白色盐渍，颈后皮肤触摸滚烫。围观群众急忙递上冰冻矿泉水要求："大口喝！"另有人提议："抬到空调房直吹冷气。"社区巡逻员携带急救包赶到，观察到赵阿姨瞳孔散大，立即指令："取遮阳伞搭建临时阴凉区！用喷雾风扇配合湿毛巾物理降温！联系社区卫生站准备静脉补液！"

请根据上面的工作情境，尝试分析相关的工作任务。

问题1：如何根据赵阿姨的症状，快速判断是否发生中暑？

问题2：群众提出的"喂冰水""空调直吹降温"存在哪些急救风险？应如何分步骤实施科学急救？

问题3：若你作为社区管理者，如何制定有效的中暑预防及应急处理方案？

任务解决

一、快速识别

【核心口诀】高温环境＋异常体征＝即刻干预。

1. 识别高温环境（中暑必有诱因）

识别是否处于高温、高湿、密闭或无风环境下活动或作业。通常，人体适宜的环境温度为20～25℃，相对湿度为40%～60%，若在烈日暴晒下，或在高温环境中长时间工作、运动等，均易发生中暑。即使环境温度未显著升高，但空气湿度很大且通风不良时，也可能因散热受阻引发中暑。此外，缺乏锻炼者、老年人、肥胖人群、过度劳累者、慢性病患者、睡眠不足者等，均属于中暑的高风险人群。

案例回溯　本案例中"7月下旬下午2点，湖南某社区露天健身广场……现场遮阳棚损坏未修，塑胶地面温度达47℃"，识别为高温环境。

2. 识别体温升高(体温升高是核心症状)

识别体温是否升高,主要根据触摸皮肤或颈后是否发烫判断。中暑程度分类见表3-2-1。

表3-2-1　中暑程度分类

程度		表现
先兆中暑		头晕、头痛、口渴、多汗、四肢酸软,体温正常或略高(<38℃)
轻症中暑		在先兆中暑基础上,症状加重,出现面色潮红、呼吸急促、恶心呕吐,体温升高并超过38℃
重症中暑	热痉挛	大量出汗导致电解质(如钠、钾)丢失,引发四肢或腹部肌肉痉挛、疼痛,体温正常或轻度升高,热痉挛也可为热射病的早期表现
	热衰竭	因体液和盐分大量丢失导致循环血容量不足,表现为血压下降、脉搏细速、皮肤湿冷、晕厥等。此期体温可有轻度增高,无明显中枢神经系累表现,如不及时治疗可发展为热射病
	热射病	最严重类型,核心体温>40℃,皮肤干燥、无汗,伴随中枢神经系统功能障碍(如谵妄、昏迷)及多器官衰竭,死亡率极高

案例回溯　本案例中赵阿姨颈后皮肤触摸滚烫,识别赵阿姨出现体温升高。

3. 识别需排除干扰项

①不要仅凭"口渴"判断是否中暑,低血糖、高渗性脱水等都可能口渴。中暑者往往拒绝进食,而低血糖者补充糖分后症状缓解,若喂糖水5分钟不缓解,则排除低血糖。

②警惕"假性好转",轻度中暑者在阴凉处休息后症状减轻,而癫痫、脑卒中者不会。中暑者通常先有长时间高温暴露史,抽搐时无口吐白沫、大小便失禁等情况,若触摸腋窝温度>38.5℃,则高度怀疑中暑。

③热射病≠普通中暑,若出现抽搐、谵妄,则必须立即送医。

不同疾病鉴别对照见表3-2-2。

表3-2-2　疾病鉴别对照表

急症类型	易混淆症状	关键区别点	处置禁忌
癫痫	抽搐、意识丧失	口吐白沫、咬舌,与高温环境无关	禁止强行按压肢体
低血糖	头晕、出汗、手抖	皮肤湿冷,有心慌、饥饿感,补糖后缓解	昏迷者不可喂固体糖
心源性晕厥	突然倒地、面色苍白	脉搏微弱或不规则,可能有心脏病史	禁止大量补液
脑卒中	意识模糊、呕吐	单侧肢体无力、口角歪斜、言语障碍	禁止随意移动颈部
热射病	高热、昏迷	属于中暑最严重阶段,体温常超40℃	禁止酒精擦拭、冰袋直接贴肤

案例回溯　本案例中赵阿姨手指不自主抽搐,跪倒在地,易被误认为癫痫,但结合病史有高温环境、头痛、皮肤灼烫、无咬舌现象,可快速识别为中暑。

二、精准急救

【急救原则】先正确降体温,再补电解质,严禁错误急救。

1. 脱离高温环境

立即将中暑者转移至阴凉处(图3-2-1),如树荫、空调房,避免阳光直射,疏散围观人群,保持空气流通。解开被救者的领口、腰带、鞋袜,脱去外层衣物,保留透气薄内衣,防止失温。

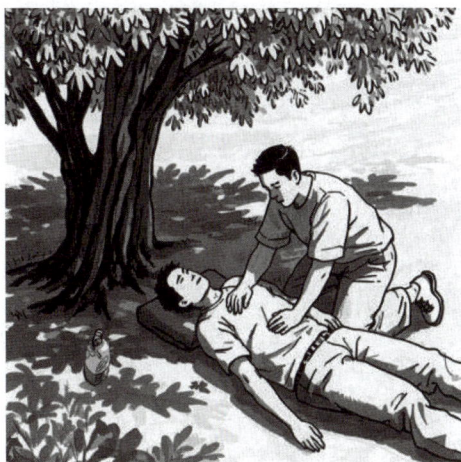

图3-2-1　将被救者转移至阴凉处

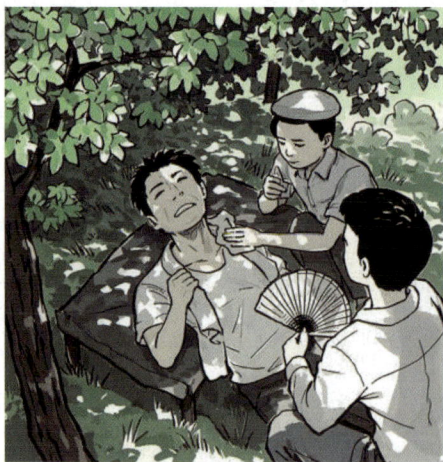

图3-2-2 帮助被救者降温

案例回溯 本案例中赵阿姨发生中暑,应将其尽快转移到阴凉区域,且其身着化纤衣物不透气,可用急救剪刀沿接缝剪开化纤服装,但应注意避免拉扯,防止加重皮肤损伤,特别注意去除紧身束腰带或束腿袜,因为这些区域热蓄积强度比一般衣物高50%。

2. 快速降温(持续至体温≤38℃)

优先选用蒸发散热(效率较高),将凉水浇在被救者躯干、四肢,用书本或帽子持续扇风促进蒸发(图3-2-2)。重点区域可冷敷:用湿毛巾包裹冰镇饮料瓶,敷于颈部、腋窝、腹股沟等处(每10~15分钟检查皮肤避免冻伤)。清醒者可辅助降温,将其双手浸入常温水盆(水位应过手腕),轻微活动手指,以加速散热(表3-2-3)。

表3-2-3 快速降温法

方法	操作要点
冷水擦拭法	用常温或凉水湿毛巾擦拭颈部、腋窝、腹股沟等大血管区(通过水分蒸发散热),避免直接使用过冷冰水,以防刺激
蒸发降温法	向皮肤喷水后持续扇风(利用水蒸发吸热原理,适用于干燥或通风环境)
局部冷敷法	冰袋或冰镇饮料瓶用湿毛巾包裹后,敷于额头、腋下、腹股沟等大血管区(每10~15分钟检查皮肤防冻伤)
肢体浸泡法	仅限意识清醒者,被救者双手前臂或小腿浸入常温水盆(水没过手腕/脚踝),轻微活动促进血管散热(避免全身浸泡,防溺水风险)

注意事项:①禁止用酒精全身擦拭,易诱发寒战,反升体温。②禁止全身冰浴,冰水浸泡会导致寒战产热,反升核心体温。③禁止过度降温,体温降至38℃后,可改用自然散热。错误方法及其科学替代方案见表3-2-4。

表3-2-4 禁用与替代方案对照表

错误方法	风险	科学替代方案
酒精擦拭	皮肤损伤、寒战产热、毒副作用	常温水雾喷洒+风扇蒸发
空调直吹	外周血管收缩,核心降温效率下降60%	空调调至22℃配合湿润皮肤间接降温
冰水灌服	增加胃肠道痉挛、误吸风险	小口喂服含盐电解质液(5~15℃)

案例回溯 本案例中围观群众要求大口喝冰水,并提议抬到空调房直吹冷气。这是不科学的方法,应选用上述提及的科学替代方案进行降温处理。

3. 科学补液

应该根据被救者状况进行科学补液(表3-2-5)。

表3-2-5 分情况补液

被救者状态	补液方案	操作要点
意识清醒	口服含盐电解质水	每5分钟喂50 mL(500 mL常温矿泉水+1~3 g盐+5 g葡萄糖)
意识模糊	湿润嘴唇,等待专业救援	用棉签蘸水涂抹口腔黏膜
频繁呕吐	暂停补液,侧卧防窒息	清理呕吐物,头偏向一侧

4. 检查送医(持续检测与送医指针)

①生命体征观察:持续监测生命体征,约每5分钟测量一次脉搏(正常为60～100次/分),并进行意识评估,可轻拍肩膀询问简单问题。

②送医紧急信号:体温持续＞40℃且降温无效,或者出现持续性抽搐、瞳孔不等大、呼吸急促(＞30次/分),应及时送医。

③转运准备:持续扇风降温,记录发病时间、已实施急救措施(供医护人员参考),直至救护车到达。

三、有效预防

【预防口诀】"三避三补"行动指南。

①避烈日:10点至16点阳光最强烈,尽量避免外出。

②避闷热:湿度＞60%需要进行除湿。

③避单衣:穿着防晒透气衣物。

④补盐分:出汗较多时,可适当补充一些盐水或含钾茶水。

⑤补水分:小口慢饮,忌豪饮。

⑥补睡眠:保证7小时睡眠时长,修复体温调节系统。

四、急救处理注意事项

①尽早、尽快识别中暑的表现,并迅速做出判断。

②禁止空调直吹或冰水浸泡。

③每小时补液量不超过1 000 mL,意识障碍者禁止口服喂水,应静脉补液。

④热射病者须警惕多器官功能障碍综合征(MODS)、弥散性血管内凝血(DIC),监测尿量(每小时＜30 mL提示急性肾损伤)。

⑤老年人中暑可能无典型高热,须结合环境暴露史判断;孕妇降温时避免腹部直接接触冰袋。

任务要点

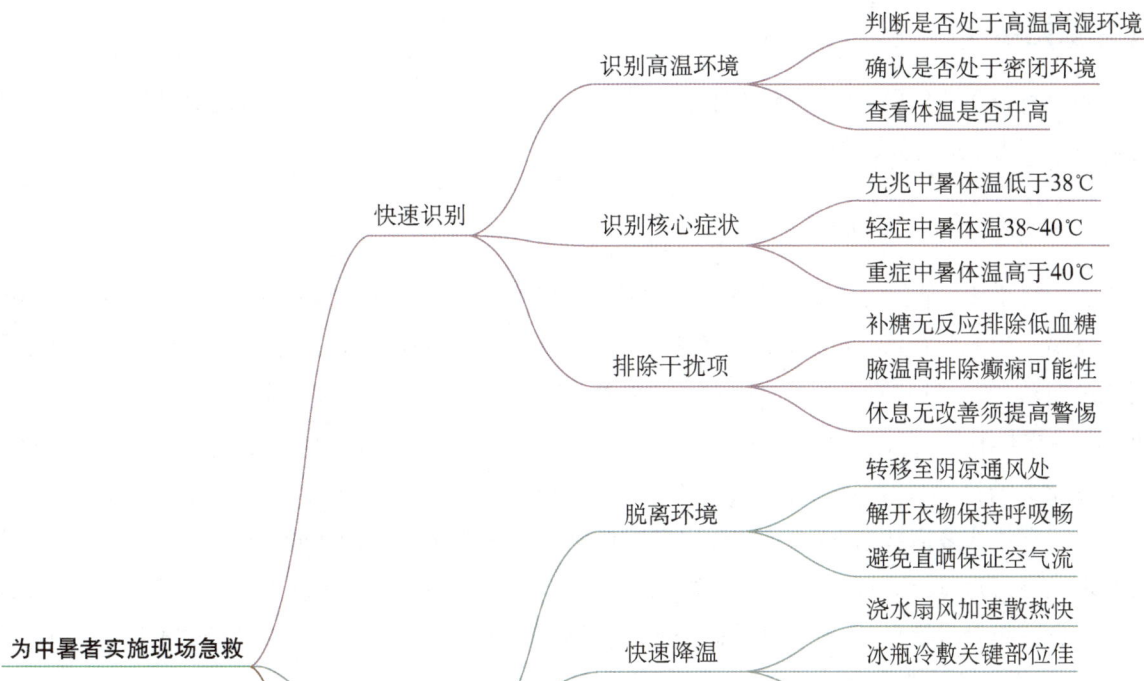

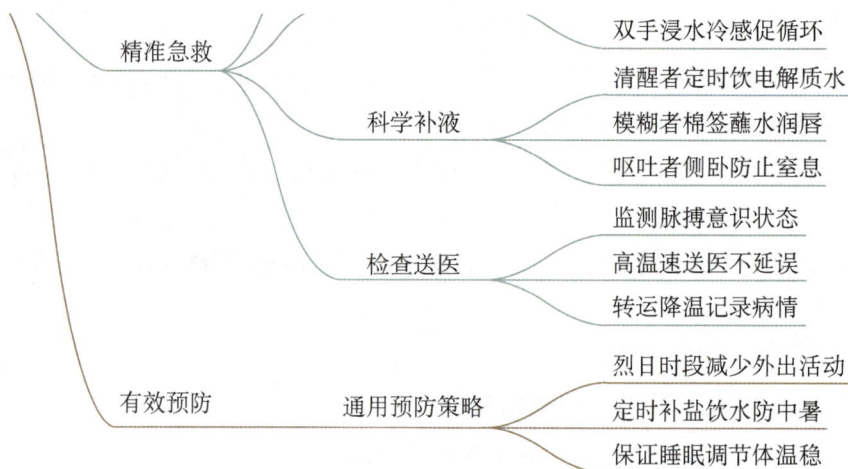

```
                                                              双手浸水冷感促循环
                           精准急救
                                                              清醒者定时饮电解质水
                                          科学补液
                                                              模糊者棉签蘸水润唇
                                                              呕吐者侧卧防止窒息
                                                              监测脉搏意识状态
                                          检查送医              高温速送医不延误
                                                              转运降温记录病情
                                                              烈日时段减少外出活动
                           有效预防        通用预防策略          定时补盐饮水防中暑
                                                              保证睡眠调节体温稳
```

必备知识

一、基本概念

中暑（heat stroke）是在高温、高湿、无风环境中，因体温调节中枢功能障碍、汗腺功能衰竭和水、电解质丢失过多，引发的以高热、意识障碍、多器官损害为特征的急性热损伤性疾病。轻症经及时处理可很快恢复，老年人、产妇、慢性病患者、昏迷者及体温超过42℃持续2小时以上者预后不良。临床上根据症状轻重分为先兆中暑、轻度中暑及重度中暑，重症中暑包括热痉挛、热衰竭和热射病三种。

二、原理

人体通过辐射、传导、对流、蒸发等方式散热。在高温、高湿环境下，蒸发散热效率显著下降。此时，若持续活动或暴晒，身体产热速度超过散热速度，体温会急剧升高至40℃以上，导致器官功能受损。高温环境下大量流汗还会造成水分和盐分流失，引起肌肉抽搐、头晕呕吐等症状，严重时可能出现昏迷甚至危及生命。及时帮助被救者身体降温和补充水分是现场急救的关键。

知识拓展

在当今科技飞速发展的时代，针对中暑问题，诸多新技术、智能产品以及新方法不断涌现，为中暑的预防与救治带来了新的思路与手段。

一、预防中暑的创新产品

①热预警手表：某公司推出的热预警手表通过检测皮肤表面温度和热通量的增加或波动，能精准测量核心体温。当佩戴者核心体温超过健康限制水平，或老年人、基础疾病患者体温变化超过1℃时，手表就会通过振动、警示灯和警示音提醒用户。该手表目前已服务于建筑、电力、石油、汽车以及急救领域等高风险职业群体，欧洲空客等大型企业也通过试验验证了其在预防中暑策略中的有效性（图3-2-3）。

②智能传感衣：针对消防员等中暑高风险职业人员，有研究开发了基于润湿梯度效应辅助的超灵敏元防护服。它集成多信号生物监测功能，可实时检测心率、pH及汗液中的葡萄糖、Na^+、K^+浓度等。当检测到生理状态异常时，如电解质失衡、心率过速，传感衣会通过触觉震动模块提醒穿戴者，同时自动向指挥中心发送三级警报信号，所有生理数据经蓝牙传输至移动终端并同步至云端健康数据库，实现远程集群监控，极大提升了作业安全性。

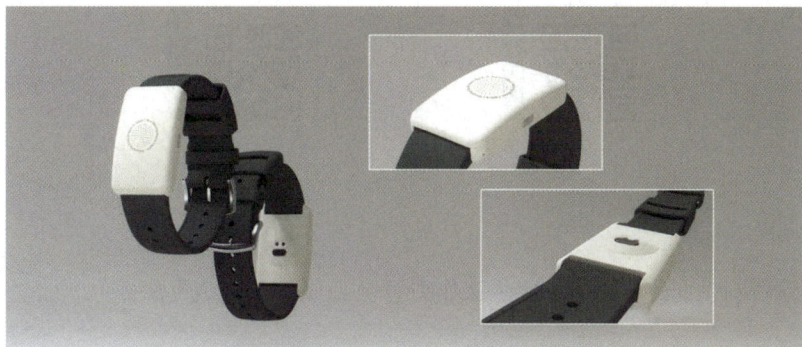

图3-2-3　热预警手表

③空调面罩：主要具有预防中暑与隔绝病毒等的功能，能迅速排出呼出的二氧化碳，更换新鲜空气进入面罩。面罩四周用柔软海绵固定，正上方低震动与低噪音风扇将净化的空气传送到面罩内，再通过底部排气过滤器呼出（图3-2-4）。

④空调安全帽：某公司研发了一种空调安全帽，在普通安全帽基础上增加了一个微型风扇，固定在帽子后面。风扇运作时，能为头盔内部、颈部以及背部等区域带来凉爽的风，减少热晕可能性（图3-2-5）。

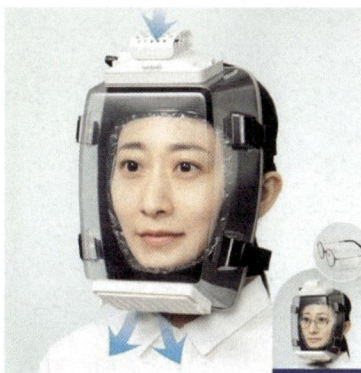

图3-2-4　空调面罩

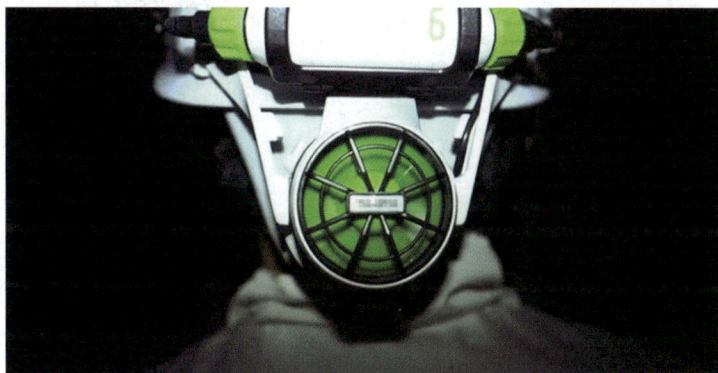

图3-2-5　空调安全帽

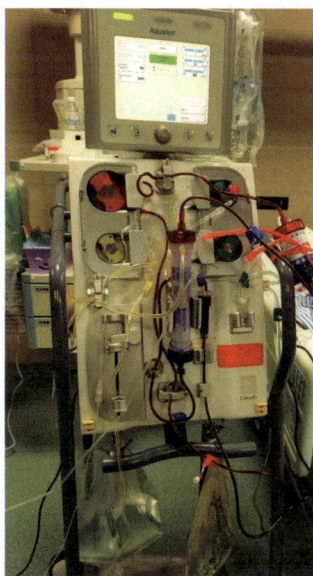

图3-2-6　连续性肾脏替代治疗技术（CRRT）相关仪器

二、新型治疗技术

连续性肾脏替代治疗技术（CRRT），即连续性血液净化技术，是重度中暑病人较为理想的治疗方法。该技术采用每天24小时或接近24小时的长时间、连续体外血液净化疗法。与传统间歇性血液透析治疗相比，它对炎性介质和溶质的清除率更高，能精确调控液体平衡，维持血流动力学稳定，还可为患者提供积极的营养支持治疗。

应用在重度中暑者身上时，其作用显著：一是能将中暑者的血液引出体外进行热交换，直接、迅速降温；二是能直接清除中暑引发的炎性介质，阻断和治疗多器官功能障碍；三是能为身体内环境紊乱者搭建抢救用药平台，争取治疗时间（图3-2-6）。

任务评价

请扫码完成"为中暑者实施现场急救"操作技能考核评价及知识学习评价。

生命之光

请扫码查看阅读资料"生命守护者：社区工作者智救独居中暑老人"。

巩固提升

请扫码完成课后习题。

任务三 为触电者实施现场急救

任务目标

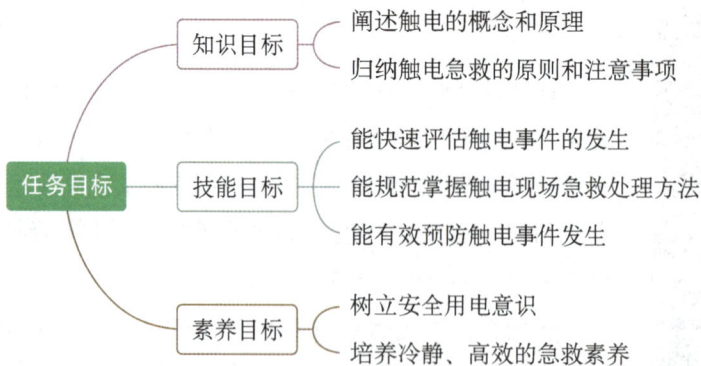

案例导入

李师傅，58岁，退休维修工，在家修理漏电的台灯时，因未切断电源，左手不慎触碰到裸露的铜线。他瞬间倒地，意识不清，全身抽搐，左手掌心有焦痂，呼吸微弱。妻子发现后惊慌失措，周围地面有积水，插线板仍通着电。

请根据上面的工作情境,尝试分析相关的工作任务。

问题1:如何快速识别李师傅是否发生触电事件?

问题2:如何确保自身安全的情况下,帮李师傅快速脱离电源并实施现场急救?

问题3:试述如何有效预防触电事件的发生? 请制作一个预防方案。

任务解决

一、快速识别

【核心口诀】看、听、闻、摸。

①看:观察电线是否有破损、设备是否正常工作,如灯泡是否异常闪烁、电线是否有火花等。

②听:听是否有异常的电流声,如设备发出不正常的嗡嗡声,可能是内部电路出现问题。

③闻:闻是否有烧焦的气味,这往往是电线过热或者短路的迹象。

④摸:先切断电源,戴绝缘手套,再检查设备是否发热。

二、精准急救

【急救原则】安全断电→快速评估→分步施救。

1. 安全断电

①低压电(家用220V):立即关闭总电闸或拔掉电源插头(图3-3-1)。若无法断电,应使用干燥木棍、橡胶手套、塑料制品等绝缘工具挑开电线,或拖拽被救者干燥衣物(避免直接接触皮肤)。

②高压电(如户外输电线):切勿靠近,保持至少10米距离,立即报警并通知电力部门。高压电可能产生"跨步电压",即电流通过地面扩散,双脚分开会形成电势差导致触电。

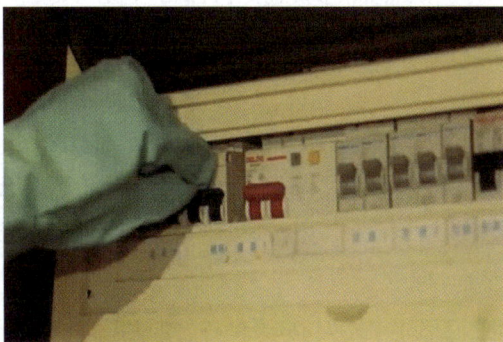

图3-3-1　安全断电

2. 快速评估

确保现场无积水、金属导电物等危险因素。若被救者仍与电源接触,则优先使用绝缘工具分离(图3-3-2)。

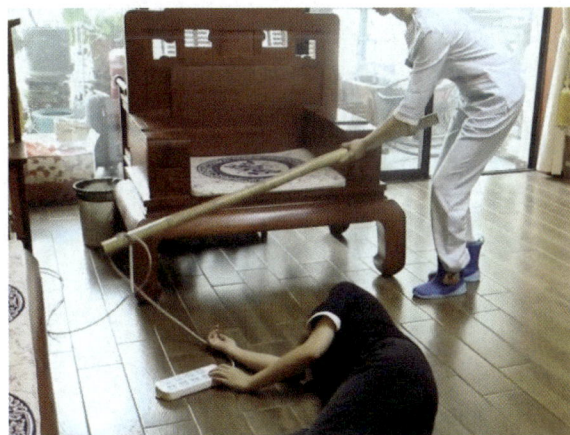

图3-3-2　安全分离电线

3. 分步施救

(1)判断意识与呼吸

一是轻拍双肩并大声呼喊:"您还好吗?"

二是观察胸廓起伏5～10秒,判断是否有呼吸。

①清醒且呼吸正常:检查烧伤,安抚情绪,送医排查潜在损伤,如内脏损伤、迟发性心律失常等。

②无意识但有呼吸:侧卧位(复苏体位),保持气道通畅,密切监测呼吸。

③无意识且无呼吸/喘息:立即启动心肺复苏(CPR+AED)(图3-3-3)。具体操作技术见"为心跳呼吸骤停者实施现场急救"任务。

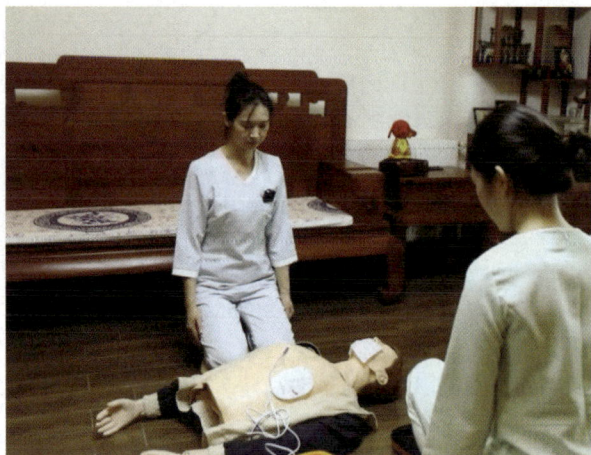

图3-3-3 CPR+AED

（2）处理烧伤与外伤

1）烧伤处理

①冷却降温：用流动清水（10～25℃）冲洗灼伤部位10～15分钟，避免冰敷。

②保护创面：覆盖无菌纱布或干净布料，禁止涂抹牙膏、酱油等。

③禁忌操作：勿撕脱粘连的衣物或刺破水泡；勿使用棉絮、酒精直接接触伤口。

2）其他损伤处理

①骨折：用木板或硬纸板固定伤肢，避免移动。

②出血：用清洁布料加压止血。

4. 后续送医与观察

（1）紧急送医指征

所有触电者均须就医，即使表面无伤，也可能存在内脏损伤或迟发性心律失常。高压电触电、昏迷、呼吸心跳停止者应立即转运。

（2）途中监护

持续监测呼吸、脉搏，保持气道通畅。若途中呼吸、心跳停止，继续实施CPR。

【触电现场急救关键口诀】

先断电，保安全；轻拍喊，判呼吸；

无反应，快按压；烧烫伤，冲清水；

防感染，速送医；学急救，护平安！

三、有效预防

【预防口诀】绝缘良好、接地可靠、不碰裸线、远离高压。

①绝缘良好：确保电线、电器的绝缘层完整无损，防止电流泄漏到外部，避免人体接触到带电部分而触电。

②接地可靠：将电器设备的金属外壳等通过接地线连接到地面，一旦设备漏电，电流会通过接地线流向地面，防止人体接触设备外壳时触电。

③不碰裸线：避免接触破损的电线或裸露的导电部分，因为这些地方容易导电，一旦接触就可能导致触电事故。

④远离高压：高压电的电压非常高，即使不直接接触，也可能通过空气放电等方式导致触电，所以要保持安全距离，避免靠近高压设备和高压线。

四、急救处理注意事项

①尽早、尽快发现触电，并迅速做出判断。

②实施急救措施要准确和高效。

③急救须冷静、果断，施救者应定期参加专业培训以确保操作规范。

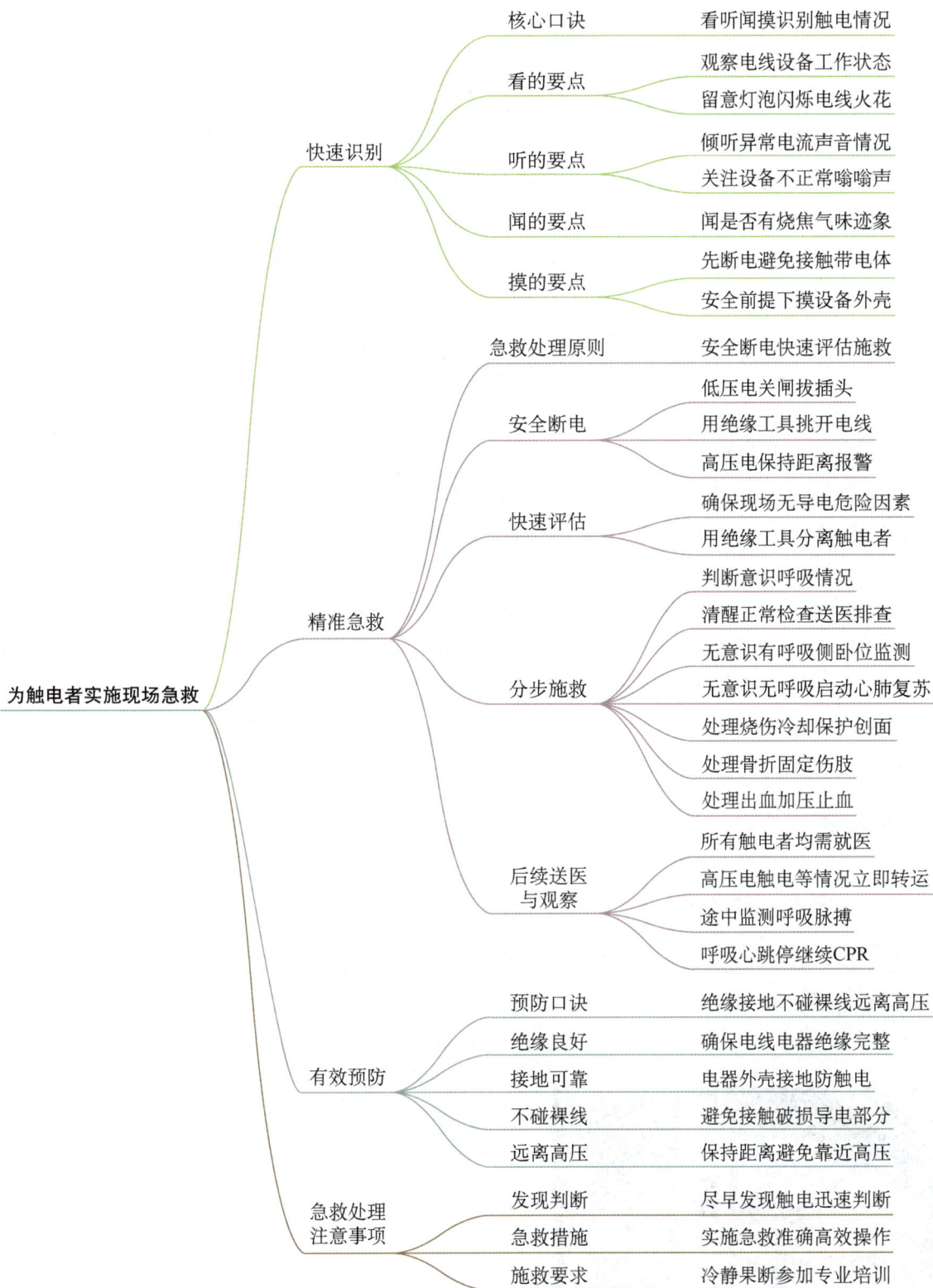

任务要点

为触电者实施现场急救
- 快速识别
  - 核心口诀 —— 看听闻摸识别触电情况
  - 看的要点
    - 观察电线设备工作状态
    - 留意灯泡闪烁电线火花
  - 听的要点
    - 倾听异常电流声音情况
    - 关注设备不正常嗡嗡声
  - 闻的要点 —— 闻是否有烧焦气味迹象
  - 摸的要点
    - 先断电避免接触带电体
    - 安全前提下摸设备外壳
- 精准急救
  - 急救处理原则 —— 安全断电快速评估施救
  - 安全断电
    - 低压电关闸拔插头
    - 用绝缘工具挑开电线
    - 高压电保持距离报警
  - 快速评估
    - 确保现场无导电危险因素
    - 用绝缘工具分离触电者
  - 分步施救
    - 判断意识呼吸情况
    - 清醒正常检查送医排查
    - 无意识有呼吸侧卧位监测
    - 无意识无呼吸启动心肺复苏
    - 处理烧伤冷却保护创面
    - 处理骨折固定伤肢
    - 处理出血加压止血
  - 后续送医与观察
    - 所有触电者均需就医
    - 高压电触电等情况立即转运
    - 途中监测呼吸脉搏
    - 呼吸心跳停继续CPR
- 有效预防
  - 预防口诀 —— 绝缘接地不碰裸线远离高压
  - 绝缘良好 —— 确保电线电器绝缘完整
  - 接地可靠 —— 电器外壳接地防触电
  - 不碰裸线 —— 避免接触破损导电部分
  - 远离高压 —— 保持距离避免靠近高压
- 急救处理注意事项
  - 发现判断 —— 尽早发现触电迅速判断
  - 急救措施 —— 实施急救准确高效操作
  - 施救要求 —— 冷静果断参加专业培训

必备知识

一、基本概念

触电（electric shock）是指人体成为电流回路的一部分，导致电流通过身体组织，引发生理功能损伤甚至死亡的物理现象。其核心是电流对人体的直接或间接作用,可能造成局部灼伤、器官功能障碍(如心脏骤停、呼吸麻痹)或神经损伤。

二、原理

电流通过人体时产生的危害主要基于以下几种机制。

1. 电流的生理干扰效应

①心脏与神经系统:家用220V易干扰心脏电信号,引起心室颤动(致死性心律失常)。

②呼吸麻痹:电流通过脑干延髓呼吸中枢或胸部肌肉时,可抑制呼吸功能。

③肌肉强直:电流引发肌肉持续性收缩,可能导致触电者无法自主脱离电源。

2. 电流的热效应

①组织灼伤:电流通过人体时,因电阻产热,导致皮肤、血管、神经等组织炭化(入口或出口处焦痂)。

②深层损伤:高电压电流可造成内部组织(如肌肉、骨骼)的"夹心式"坏死,表面伤口可能掩盖内部严重损伤。

3. 电流路径与危害程度

①危险路径:电流流经心脏、脑部或脊髓时致死风险最高,如"左手→右脚"路径贯穿心脏。

②安全阈值:50 mA以上可致心室颤动,100 mA以上直接导致心脏停跳。

4. 类型

①单相触电:人体接触到一根相线(火线),电流通过人体流入大地,这是最常见的触电方式。

②两相触电:人体同时接触到两根相线,电流从一根相线通过人体流到另一根相线,这种情况下,人体承受的是线电压,电压较高,危险性很大。

③跨步电压触电:当带电体接地,有电流流入大地时,电流在接地点周围土壤中产生电压降。人在接地点周围行走,两脚之间会产生电势差,即跨步电压,由此引起的触电称为跨步电压触电。

📖 知识拓展

一、触电保护技术的研究

①基于快速傅里叶变换算法(FFT)和三次埃尔米特(Hermite)插值的人体触电判据:通过构建实验平台,有研究探究了触电波形与触电区域、湿度和漏电电流的关系,利用FFT计算谐波畸变率,并通过三次Hermite插值算法绘制波形包络,为剩余电流保护设备提供更准确的触电判断依据。

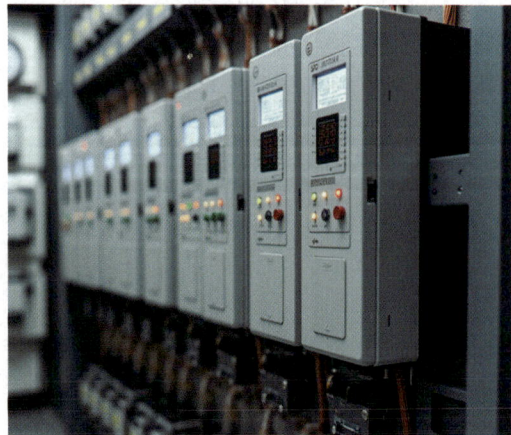

图3-3-4 自适应漏电保护技术

②自适应漏电保护技术:该技术能够根据不同的触电情况自动调整保护参数,提高漏电保护的灵敏度和可靠性(图3-3-4)。

二、触电急救的其他研究

①急救方法的优化:在触电急救中,强调了心肺复苏的重要性,包括胸外按压和人工呼吸,以恢复血液循环和通气。此外,还有研究提出在触电后出现呼吸困难时,可采用海姆立克急救法进行处理。

②急救设备的智能化:智能AED的发展能够更好地支持公众除颤计划(PAD),其智能算法可以有效识别心肺

复苏与AED使用的顺序,提高被救者存活率。

三、触电急救的培训与推广

公众除颤计划(PAD)的推进：AED的配置和使用逐渐受到重视,中国红十字会和急救医学领域的权威专家发布了《中国AED布局与投放专家共识》,推动AED在公共场所的合理布局。

这些最新研究和成果为触电急救提供了更科学、更有效的技术支持和方法指导,有助于提高触电事故的急救成功率和伤者生存率。

🏥 任务评价

请扫码完成"为触电者实施现场急救"操作技能考核评价及知识学习评价。

💊 生命之光

请扫码查看阅读资料"触电急救的英勇事迹"。

📝 巩固提升

请扫码完成课后习题。

任务四 为失温者实施现场急救

📚 任务目标

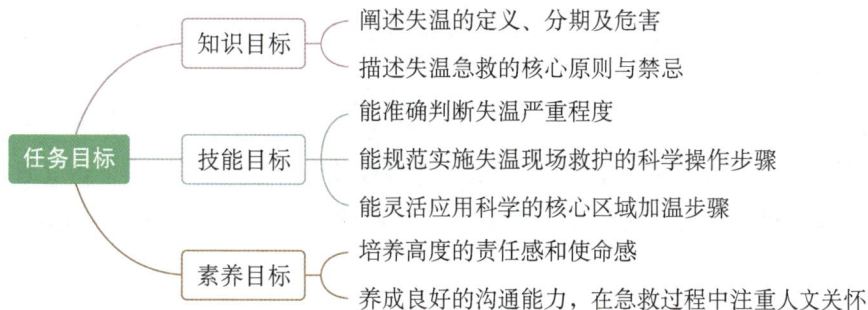

案例导入

张先生,45岁,嗜酒。冬天雪夜-20 ℃,张先生喝酒后醉倒在小区外花坛,苏醒时出现寒颤、手脚冰凉、皮肤苍白、言语不清、意识模糊、呼吸浅慢、脉搏微弱等表现,甚至开始出现幻觉,行为失常。小区巡视员发现后,立即将他转移到背风处,脱去湿透的衣物,用干燥衣物裹住他,并拨打急救电话等待救援。

请根据上面的工作情境,尝试分析相关的工作任务。

问题1:如何通过张先生的行为表现初步判断其失温是否严重?具体体现在哪些方面?

问题2:为不同程度的失温者复温时的科学急救步骤是什么?

问题3:如何有效预防失温出现?核心原则是什么?

任务解决

一、快速识别

【核心口诀】特殊表现细辨失温程度。

1. 特殊表现

被救者表现为寒颤、手脚冰凉、皮肤苍白、言语不清、意识模糊、呼吸浅慢、脉搏微弱等,甚至开始出现幻觉,行为失常,基本可以判断为失温。

2. 轻度失温判断方法

被救者出现说话不太清晰,语速变慢,动作变得迟缓、不灵活等情况,且测量其核心体温在35～37℃之间。

3. 中度失温判断方法

被救者对时间、地点、人物的判断出现偏差。行动也会变得不协调,行走时可能会摇摇晃晃,难以保持平衡,甚至可能出现摔倒的情况。测量核心体温,若在32～35℃之间,则可判断为中度失温。

4. 重度失温判断方法

被救者陷入昏迷状态,完全失去意识,对外界的刺激没有反应。呼吸和脉搏变得极为微弱,可能需要仔细感受才能察觉到。测量核心体温,若低于32℃,则可判断为重度失温。

案例回溯　本案例中,张先生出现寒颤、手脚冰凉、皮肤苍白、言语不清、意识模糊、呼吸浅慢、脉搏微弱等表现,甚至开始出现幻觉,行为失常,可识别为失温严重,失温程度需急救中识别。

二、精准急救

急救演示

【急救原则】先脱低温再干燥,核心加温注能量。

1. 脱离低温环境

立即将被救者转移到避风、干燥、温暖的地方,避免继续暴露在寒冷环境中。如果在户外,可选择岩石遮挡物后方或搭建帐篷进行救援。

注意事项:转移过程中要轻放平移,避免剧烈晃动,因为失温者的心肌组织在低温下很不稳定,外来刺激容易导致心室颤动。

2. 冷面隔离

将被救者与冰冷地面隔绝,使用睡垫或干燥的衣物将被救者与地面隔开,防止热量通过传导流失。

注意事项:避免让被救者直接接触湿冷地面,因为地面会像"热量吸盘"一样迅速带走被救者仅存的热量。

3. 干燥处理

迅速脱掉被救者身上所有潮湿的衣物,用干燥的毛巾或织物擦干身体,然后换上干燥的保暖衣物,并用睡袋或厚衣物将被救者全身包裹(图3-4-1)。

注意事项:湿衣物会加速热量流失,因此必须尽快更换。如果条件允许,可使用吹风机(低温档)吹干被救者头发和皮肤。

案例回溯　本案例中小区巡视员"立即将他转移到背风处,脱去湿透的衣物,用干燥衣物裹住他"对失温者的急救起到了重要作用,一定要注意正确的复温操作。

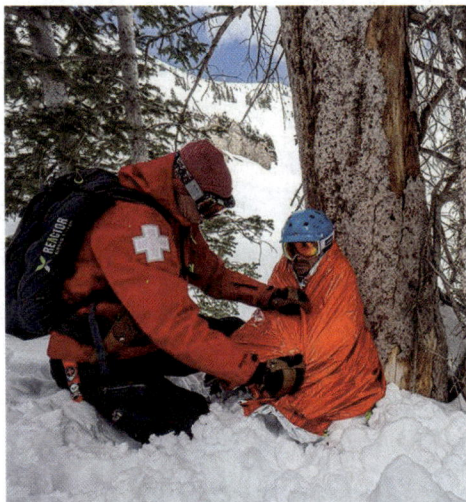

图3-4-1　失温者保持身上干燥后用睡袋或厚衣物包裹全身

4. 核心区域加温

使用热水袋(温度控制在40~42℃)、发热贴或暖宝宝,对被救者的核心区域(如颈部、腋窝、腹股沟等)进行加温;也可让一名身体温热的施救人员在睡袋中以体对体的方式直接温暖被救者。

注意事项:①避免直接加热四肢,加热四肢会导致冷血回流冲击心脏,引发心律失常;②避免快速复温,快速复温可能导致休克,甚至引发心脏骤停。

5. 能量注入

为被救者提供高热量的流质食物,如热巧克力、浓糖水、热牛奶等,帮助被救者恢复产热能力。

注意事项:①避免饮酒,酒精会扩张血管,加速热量散失;②避免食用固体食物,失温者可能因意识模糊而无法正常咀嚼和吞咽固体食物,甚至可能引起窒息。

6. 监测生命体征

持续监测被救者的呼吸、脉搏、意识状态和体温变化。如果被救者体温低于33℃或出现昏迷、呼吸微弱等重度失温症状,应立即拨打急救电话。

注意事项:重度失温者需要在专业医疗环境下进行进一步治疗,如温热静脉输液、温热氧气吸入等。

7. 心理支持

安抚被救者情绪,避免其过度紧张或恐慌,保持被救者清醒和冷静。

注意事项:失温者可能会因意识模糊而出现幻觉或行为异常,此时应避免与其发生冲突,尽量让其保持安静。

三、有效预防

【预防口诀】保暖预判装备足,状态协作有预案。

1. 预防失温的核心原则

失温的发生与环境暴露、装备不足、身体管理不当等密切相关。预防的关键在于以下几点。

①减少热量流失:阻断寒冷、潮湿、大风等因素对人体的影响。

②维持能量储备:保证身体产热能力,避免能量耗尽。

③提前预判风险:根据活动性质和环境制定针对性防护方案。

2. 环境风险评估与监测

①提前了解环境信息:查看天气预报,关注气温、风力、降水概率及昼夜温差。评估活动区域的暴露风险(如山顶、水域、冰雪环境),避免在极端天气(如寒潮、暴风雪等)中开展户外活动。

②动态监测环境变化：携带便携式温度计、风速仪，实时监测环境数据。警惕"风寒效应"（风力加速体温流失）和"浸泡散热"（水传导热量比空气快25倍）。

3. 个人防护装备管理

（1）科学着装原则

三层穿衣法：①排汗层为速干透气材质，避免棉质，及时导出汗水。②保暖层为羊毛或合成纤维抓绒衣、羽绒服，锁住热量。③防护层为防风防水外套，防止外界湿冷空气侵入。重点防护部位为头部（50%热量经头部散失）、颈部、手脚，应额外配备手套、厚袜、保暖帽。

（2）备用物资准备

随身携带备用干衣物、急救保温毯（铝箔材质可反射90%体热）、暖宝宝、高能量食品（坚果、巧克力、能量棒）及保温水壶（每小时饮用温热糖水补充热量）。

（3）特殊场景装备

①水上活动：穿戴专业干式防寒衣，避免冷水直接接触皮肤。

②高海拔登山：使用防风雪帐篷、高保暖睡袋（舒适温标低于环境温度10℃）。

4. 身体状态与行为管理

①保持干燥：立即更换潮湿衣物，若无法更换，用火源或暖宝宝烘干，但需注意避免烫伤。活动前在易出汗部位（如腋下、后背）使用吸汗巾，减少汗水积聚。

②合理分配体能：避免高强度运动导致大汗淋漓，采用"间歇休息法"，即约每30分钟短暂调整。团队行进时，由体能较弱者设定节奏，避免成员掉队失温。

③高危人群防护：儿童、老年人、糖尿病患者等群体需缩短户外暴露时间，可每15分钟进入温暖环境回温。避免空腹或饮酒后参与寒冷环境活动，因酒精会扩张血管而加速散热。

5. 团队协作与应急预案

①团队预防措施：执行"伙伴检查制度"，即互相观察同伴是否出现寒颤、口齿不清、动作迟缓等早期症状。

②应急备案准备：提前规划撤离路线，确保1小时内可到达避难点，如山洞、木屋、车辆等。携带应急通信设备（如卫星电话、北斗 / GPS 定位器），熟记当地救援电话。

6. 模拟训练与意识培养

①情景演练：组织模拟失温救援演习，练习快速搭建避风所、使用保温毯包裹伤员。

②知识普及：通过案例讲解失温的隐蔽性，如夏季山区徒步仍可能发生失温。

【失温现场急救关键口诀】

干爽着装护头手，能量补充不能停；

天气变化勤监测，团队互助保安全。

四、急救处理注意事项

①避免剧烈运动：失温者的身体非常脆弱，剧烈运动可能导致心脏负担加重，甚至引发心律失常。

②避免快速复温：快速复温可能导致心脏骤停，应采用渐进式复温。

③避免饮酒：酒精会扩张血管，加速热量散失。

④保持平卧位：避免搬动失温者，减少热量散失。

⑤等待专业救援：重度失温者应在专业医疗环境下处理，避免自行处理导致病情恶化。

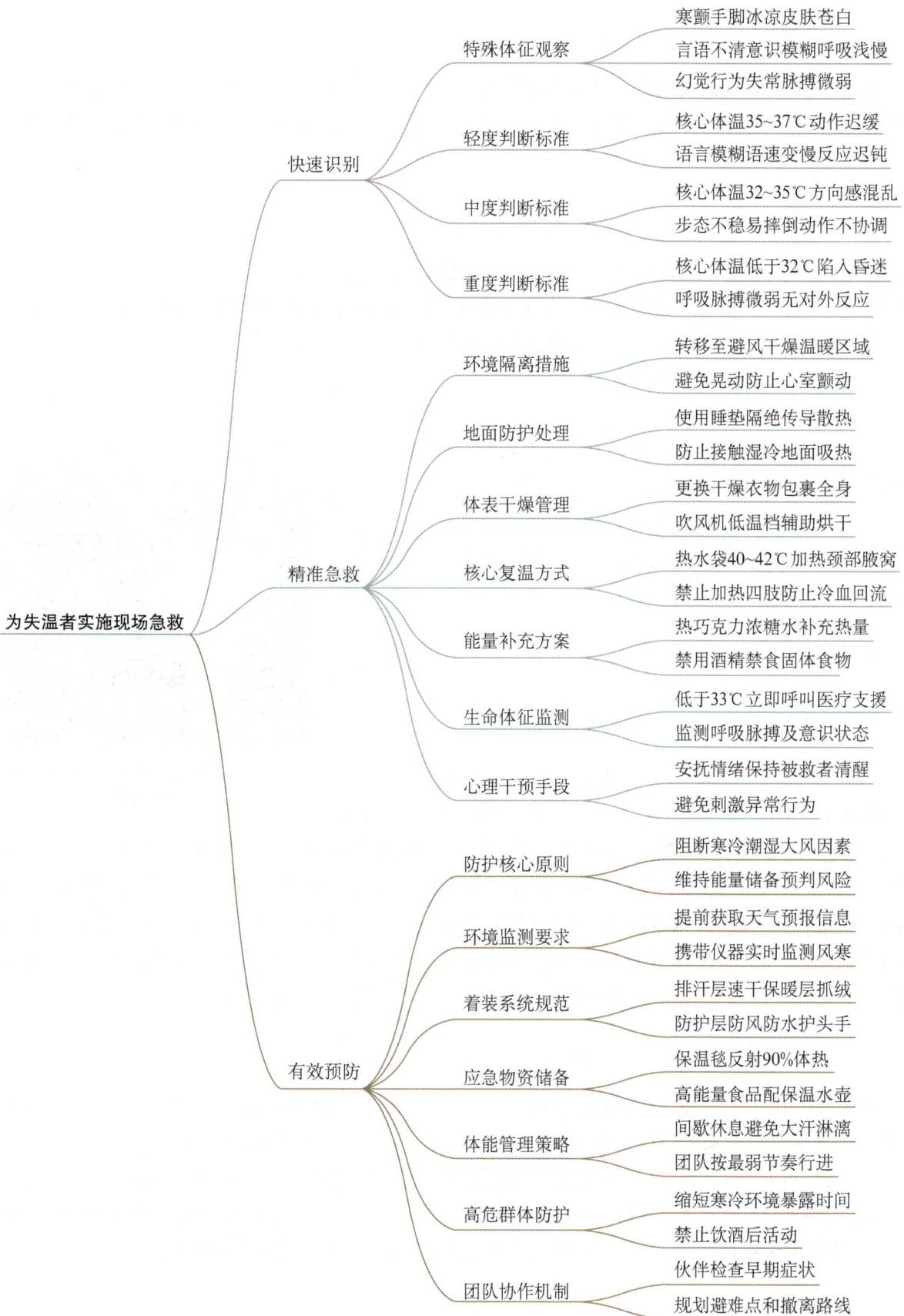

任务要点

为失温者实施现场急救

- 快速识别
  - 特殊体征观察
    - 寒颤手脚冰凉皮肤苍白
    - 言语不清意识模糊呼吸浅慢
    - 幻觉行为失常脉搏微弱
  - 轻度判断标准
    - 核心体温35~37℃动作迟缓
    - 语言模糊语速变慢反应迟钝
  - 中度判断标准
    - 核心体温32~35℃方向感混乱
    - 步态不稳易摔倒动作不协调
  - 重度判断标准
    - 核心体温低于32℃陷入昏迷
    - 呼吸脉搏微弱无对外反应

- 精准急救
  - 环境隔离措施
    - 转移至避风干燥温暖区域
    - 避免晃动防止心室颤动
  - 地面防护处理
    - 使用睡垫隔绝传导散热
    - 防止接触湿冷地面吸热
  - 体表干燥管理
    - 更换干燥衣物包裹全身
    - 吹风机低温档辅助烘干
  - 核心复温方式
    - 热水袋40~42℃加热颈部腋窝
    - 禁止加热四肢防止冷血回流
  - 能量补充方案
    - 热巧克力浓糖水补充热量
    - 禁用酒精禁食固体食物
  - 生命体征监测
    - 低于33℃立即呼叫医疗支援
    - 监测呼吸脉搏及意识状态
  - 心理干预手段
    - 安抚情绪保持被救者清醒
    - 避免刺激异常行为

- 有效预防
  - 防护核心原则
    - 阻断寒冷潮湿大风因素
    - 维持能量储备预判风险
  - 环境监测要求
    - 提前获取天气预报信息
    - 携带仪器实时监测风寒
  - 着装系统规范
    - 排汗层速干保暖层抓绒
    - 防护层防风防水护头手
  - 应急物资储备
    - 保温毯反射90%体热
    - 高能量食品配保温水壶
  - 体能管理策略
    - 间歇休息避免大汗淋漓
    - 团队按最弱节奏行进
  - 高危群体防护
    - 缩短寒冷环境暴露时间
    - 禁止饮酒后活动
  - 团队协作机制
    - 伙伴检查早期症状
    - 规划避难点和撤离路线

必备知识

一、基本概念

失温（hypothermia）是指人体热量流失大于热量补给，从而导致人体核心区温度（主要是指大脑、心肺等重要器官所在区域的体温）持续下降，并产生一系列寒颤、心肺功能衰竭等症状，甚至最终可能导致死亡。

二、生理机制

人体通过自身的体温调节机制，使体温保持在相对稳定的范围内，一般腋下体温为36～37℃。当外界环境温度过低、湿度较大、风力较强，或者人体自身的防护措施不足、身体疲劳、衣物潮湿等情况出现时，人体散热速度会加快，若此时无法及时补充足够的热量，就容易引发失温。

三、复温原理

通过减少热量流失（被动复温）或外部加热（主动复温），逐步恢复核心体温（图3-4-2）。

①被动复温：隔绝寒冷环境，利用被救者自身产热。

②主动复温：外部热源（如暖风设备）加热躯干核心区域，避免直接加热四肢。

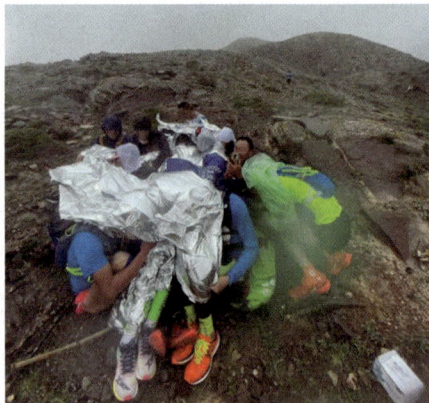

图3-4-2　野外遇低温大风天气需隔绝寒冷"抱团取暖"

知识拓展

一、失温与其他疾病的鉴别诊断

在现场急救中，准确鉴别失温与其他疾病至关重要。①低血糖昏迷者也可能出现意识模糊、行为异常等症状，但低血糖昏迷者常伴有出汗、心慌等交感神经兴奋表现，询问病史可知患者有未进食或糖尿病用药不当等情况，及时补充糖分后，症状可迅速缓解。②中暑与失温症状差异较大，中暑多发生在高温环境，中暑者有高热、皮肤灼热、无寒颤等表现，与失温的低温、寒颤等症状明显不同。③脑血管意外者可能出现意识障碍、肢体活动异常，但多有高血压、高血脂等基础疾病，起病急骤，与失温的发病过程和伴随症状有所区别。通过仔细观察症状、询问病史等方法，可帮助施救者准确判断病情，采取正确的急救措施。

二、特殊环境下的失温急救要点

在高海拔地区，空气稀薄、气温低、气候多变，失温风险更高。除常规急救措施外，要注意防止高原反应加重病情，避免让失温者剧烈活动，可适当给予吸氧。若在水中发生失温，应尽快将失温者转移到岸上，除去湿衣物，用干燥衣物包裹。由于水的导热性强，在水中停留时间过长会加速热量散失，上岸后要迅速复温，必要时进行心肺复苏。在野外偏远地区，若无法及时获得专业医疗救援，施救者须做好长时间应对准备，合理利用现有资源进行复温和护理，同时通过多种方式发出求救信号，等待救援人员到来。

三、失温急救的最新研究进展

目前，关于失温急救的研究不断深入。在复温技术方面，新型复温设备的研发成为热点，如具有精准控温、均匀散热功能的智能加热毯,能更安全、有效地为失温者复温。在药物辅助治疗方面,研究人员探索了一些药物对改善失温后身体机能的作用,如某些血管活性药物可能有助于维持失温者的心血管功能稳定。此外,远程医疗技术在失温急救中的应用也逐渐受到关注,通过远程视频,可指导现场施救者进行急救操作,提高急救的准确性和成功率,为偏远地区的失温急救提供有力支持。

任务评价

请扫码完成"为失温者实施现场急救"操作技能考核评价及知识学习评价。

生命之光

请扫码查看阅读资料"寒潮中失温急救彰显高尚品德"。

巩固提升

请扫码完成课后习题。

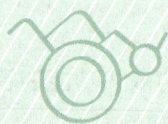

项目四

社区居家急性急症简易急救

在社区居家环境中，急性急症的发生往往具有突发性、紧急性和潜在生命威胁性，能否在第一时间给予及时的现场急救，对于被救者后续的治疗效果和生命安全有着至关重要的影响。社区居家急性急症类型繁多，涵盖了晕厥、癫痫发作、食物中毒、勒缢、心绞痛与心肌梗死、突发哮喘、咯血、脑血管意外以及糖尿病急症等多种常见且危险的情况，这些急症的发病机制各异，临床表现复杂多样，急救处置要点也各有侧重。高效且规范的社区居家急性急症现场急救，要求施救者具备扎实的急救知识储备、敏锐的病情观察与判断能力以及沉着冷静的应急处置能力。施救者需要在短时间内准确识别急症类型，评估被救者生命体征，依据不同急症的急救原则迅速采取针对性急救措施。

本项目围绕常见社区居家急性急症的急救要点展开分析，以促进同学们全面掌握各类急性急症的快速识别、精准急救及预防措施，提升在社区居家场景下应对突发急性急症的应急处置能力，为社区居民的生命安全筑牢第一道防线，最大程度降低急性急症带来的危害，助力构建完善的社区急救网络，保障社区居民的生命健康福祉。

任务一 为晕厥者实施现场急救

📖 任务目标

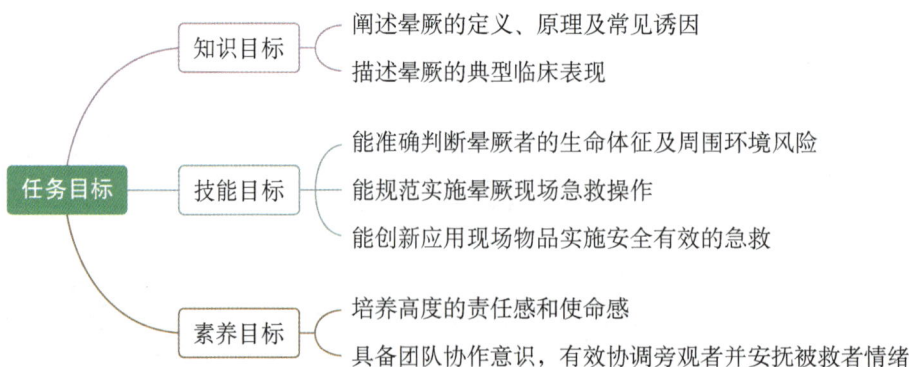

任务目标	知识目标	阐述晕厥的定义、原理及常见诱因
		描述晕厥的典型临床表现
	技能目标	能准确判断晕厥者的生命体征及周围环境风险
		能规范实施晕厥现场急救操作
		能创新应用现场物品实施安全有效的急救
	素养目标	培养高度的责任感和使命感
		具备团队协作意识，有效协调旁观者并安抚被救者情绪

🖌️ 案例导入

周末下午，张女士带着女儿在小区超市购物。当她们走到超市中庭时，女儿突然身体摇晃，双眼发直，随后缓缓晕倒在地。张女士惊慌失措，大声呼喊："快来人啊，我女儿晕倒了！"周围的顾客纷纷围过来,有人拿出手机拨打120,还有人试图唤醒女孩。超市工作人员迅速赶到现场,疏散围在女孩周围的顾客,并查看女孩情况,女孩有脉搏、呼吸,但呼之不应。

请根据上面的工作情境,尝试分析相关的工作任务。

问题1:如何根据女孩的表现,快速判断她是否发生了晕厥?

问题2:现场有人试图唤醒女孩,这种做法是否正确?应该如何正确进行初步急救?

问题3:若你作为超市工作人员,应如何制定针对晕厥事件的应急处理预案?

任务解决

一、快速识别

【核心口诀】突发倒地+短暂意识丧失=高度怀疑晕厥。

1. 识别突发状况

晕厥最主要的特征就是突然发生的倒地以及意识丧失。在日常生活场景中,要留意周围人的行为举止,一旦发现有人毫无征兆地出现身体失去平衡,突然倒地,并且对周围的呼喊、触碰等外界刺激均没有反应,即为意识丧失,就应高度怀疑是晕厥。需要注意的是,虽然多数晕厥没有明显前期预兆,但部分人在晕厥前可能会有短暂头晕、视物模糊、耳鸣、站立不稳等轻微症状,不过这些症状往往转瞬即逝,容易被忽视。

案例回溯 在本案例中,女孩在超市中庭正常行走过程中,突然身体摇晃,紧接着缓缓晕倒在地,并且对母亲的呼喊以及周围人的尝试唤醒没有任何反应,这一系列表现符合晕厥突然倒地和意识丧失的主要特征。

2. 区分晕厥常见类型

(1)血管迷走性晕厥

这是最为常见的一种晕厥类型,通常在特定的诱发因素下发生。①长时间站立会使下肢静脉血液淤积,回心血量减少,导致心输出量降低,进而引起脑部供血不足。②闷热环境会使外周血管扩张,血压下降,同样影响脑部血液供应。③情绪激动时,自主神经系统功能紊乱,也可能引发血管迷走性晕厥。

在发作前,被救者往往会出现一些前驱症状。①头晕:感觉头部昏沉、不清醒。②恶心:伴有想要呕吐的不适感。③面色苍白:由于外周血管收缩而导致血液重新分布。④出汗:由于自主神经功能失调导致汗腺分泌增加。不过,这类晕厥一般恢复较快,意识丧失时间较短,在去除诱发因素、适当休息后,晕厥者通常能较快恢复正常。例如,在拥挤、闷热的商场中,有人长时间排队站立,可能会因血管迷走性晕厥而晕倒,但在被转移到通风良好的地方,平卧休息片刻后,即可恢复意识。

(2)心源性晕厥

心源性晕厥的发生与心脏功能异常密切相关,常伴有心悸,被救者会自觉心跳异常,可能感觉心跳过快、过慢或不规则。被救者还会感到胸痛,胸部出现疼痛不适,疼痛程度和性质因人而异。这类晕厥者往往有心脏病史,如冠心病、心律失常等,主要是由于心脏泵血功能障碍,无法为脑部提供充足的血液而导致晕厥。心源性晕厥较为危险,因为心脏问题可能随时危及生命,一旦发生,应立即进行紧急处理并送医治疗。例如,有冠心病史的患者在剧烈运动后,可能因心脏供血不足而引发心源性晕厥,此时情况较为危急。

(3)低血糖性晕厥

多在空腹状态下,身体能量储备不足;或者过度劳累后,身体消耗过多能量,而又未及时补充时发生。被救者除了突然晕倒外,还可能出现手抖(手部不自主地颤抖)、心慌(感觉心跳加快、心慌意乱)、出汗等低血糖表现。这是因为低血糖时,身体为了维持血糖水平,会释放肾上腺素等激素,从而引发这些症状。一旦及时补充糖分,如口服糖水、糖果等,症状通常会在短时间内得到缓解。例如,没有吃早餐就进行长时间体力劳动的人,可能会因低血糖而晕倒,食用糖果后,意识和身体状况会逐渐恢复。

（4）体位性低血压性晕厥

体位性低血压性晕厥多因突然改变体位（如从蹲位、卧位快速站起）引发,表现为站立3分钟内突发头晕、黑矇,严重时晕厥。常见于老年人、长期卧床者或服用降压药、利尿剂的患者,平卧后可快速恢复。

3. 识别需排除干扰项

（1）癫痫

癫痫发作时的表现与晕厥有明显区别。癫痫发作时,被救者多会出现抽搐症状,抽搐程度轻重不一,可为局部肌肉抽动,也可能是全身性的强烈抽搐。同时,常伴有口吐白沫（主要是由于发作时口腔分泌物增多而引起）、牙关紧闭（被救者牙关咬紧、不易撬开）等表现。癫痫发作时间相对较长,一般持续数分钟甚至更长,与晕厥的短暂意识丧失不同。另外,晕厥时如果出现抽搐,通常较为轻微,持续时间也较短。

（2）脑卒中

脑卒中,也就是俗称的中风,被救者除了出现意识障碍外,常伴有明显的神经系统症状。①肢体无力:表现为一侧肢体活动不灵活,无法正常抬起或行走。②口角歪斜:嘴巴向一侧歪斜,影响面部表情和言语功能。③言语不清:说话含糊,难以让他人理解其表达的意思。而晕厥通常不伴有这些典型的神经系统症状,通过观察被救者是否存在这些症状,可与晕厥进行区分。

（3）昏迷

昏迷是一种持续的、深度的意识障碍,与晕厥的短暂性意识丧失有本质区别。昏迷者的意识恢复时间较长,可能数小时、数天甚至更长时间都无法恢复意识,在昏迷状态下,对各种刺激,如疼痛刺激、言语呼唤等,均无反应。而晕厥者通常在数秒至数分钟内即可自行恢复意识。

疾病鉴别对照及处置禁忌见表4-1-1。

表4-1-1 疾病鉴别对照表

急症类型	易混淆症状	关键区别点	处置禁忌
癫痫	抽搐、意识丧失	抽搐明显、口吐白沫、发作时间长	禁止强行按压肢体,禁止往口中塞物品
低血糖	头晕、出汗、意识障碍	有低血糖诱因,补充糖分后缓解	昏迷者不可喂固体糖
心源性晕厥	突然倒地、意识丧失	可能有心悸、胸痛,有心脏病史	禁止大量补液
脑卒中	意识模糊、倒地	肢体无力、口角歪斜、言语障碍	禁止随意移动颈部
昏迷	意识丧失	持续深度昏迷,无自限性（无法自行恢复）,恢复时间长	避免随意搬动,等待专业救援

案例回溯 在本案例中,女孩突然晕倒,现场人员在判断时,通过观察发现"女孩有脉搏、呼吸",没有出现抽搐、口吐白沫等癫痫症状,也无肢体无力、口角歪斜等脑卒中的典型表现,且晕倒后意识丧失时间短暂,初步判断可能为晕厥,但仍需进一步观察和结合其他情况来明确具体病因。

二、精准急救

【急救原则】先确保安全,再恢复意识,防止二次伤害。

1. 保障现场安全

当发现有人晕厥倒地后,保障现场安全是首要任务。这不仅关乎晕厥者的安全,也能为后续急救创造良好条件。仔细检查晕厥者周围是否存在可能会造成被救者额外刺伤或划伤的尖锐物品,疏散围观人群,保持空气流通,有助于晕厥者呼吸新鲜空气,缓解脑部缺氧状况。

案例回溯　在本案例中,超市工作人员应迅速采取行动,疏散围在女孩周围的顾客,确保周围没有尖锐物品和高温物体,并保证空气的顺畅流通,为女孩创造一个安全的急救环境。

2. 判断生命体征

判断晕厥者的生命体征至关重要,它能帮助我们快速了解晕厥者的身体状况,以便采取更有针对性的急救措施。

①呼吸判断:将耳朵贴近被救者口鼻,感受是否有呼吸气流,同时眼睛观察被救者胸部是否有起伏。如果感觉不到气流或胸部无起伏,则提示可能呼吸停止,必须立即采取相应的急救措施,如进行心肺复苏。

②脉搏判断:用手指触摸颈动脉搏动来判断心跳情况。颈动脉位于喉结旁开两横指处,用并拢的食指和中指轻轻按压此处,感受脉搏跳动。正常脉搏跳动有力且有规律。若在5～10秒内未触摸到脉搏,则表示可能心跳骤停,同样必须马上进行心肺复苏等急救操作。具体操作技术见"为心跳呼吸骤停者实施现场急救"任务。

案例回溯　商场工作人员在发现女孩晕倒后,应迅速通过上述方法判断女孩的呼吸和脉搏情况,在短时间内了解她的基本生命体征,为后续急救决策提供依据。

3. 摆放正确体位

正确的体位有助于保持晕厥者呼吸道通畅,避免呕吐物堵塞气道,同时也能减少其他潜在风险。

（1）仰卧位与头侧位

轻轻地将被救者摆放为仰卧位,使身体呈一条直线,头部、颈部和躯干在同一平面上。然后将头部偏向一侧,这样做是为了防止被救者在恢复意识或呕吐时,呕吐物误吸入气道,导致窒息。若无颈椎损伤或外伤,可将被救者下肢抬高15～30°（用衣物、枕头垫高）,促进下肢血液回流,增加脑灌注(适用于血管迷走性晕厥)。

（2）解开束缚物

迅速解开被救者领口、腰带等可能束缚身体的物品,以减轻身体的压迫感,利于呼吸和血液循环。

（3）颈椎损伤处理

如果怀疑被救者有颈椎损伤,在移动被救者时必须格外小心。应保持头部、颈部和身体在一条直线上,避免颈部扭曲或弯曲,可采用轴线翻身法或使用颈托固定颈部,防止因不当移动造成颈椎二次损伤,进而损伤脊髓,导致严重后果。

案例回溯　工作人员在确认女孩的基本情况后,应将女孩摆放成正确体位,解开领口束缚,若怀疑有颈椎损伤,则采取相应的保护措施,确保女孩的呼吸道通畅,降低窒息和其他并发症的风险。

4. 唤醒与观察

在确保现场安全和被救者体位正确后,尝试唤醒被救者并密切观察其反应,有助于进一步了解被救者的意识状态和恢复情况(图4-1-1)。可轻拍被救者肩膀,同时大声且清晰地呼唤被救者的名字或称呼,观察其是否有反应。如果被救者有恢复意识的迹象,要及时询问一些简单问题,了解其意识恢复程度和定向力是否正常。若被救者回答含糊不清或无法回答,则提示其可能仍存在意识障碍,需要持续观察并等待专业救援。除了语言反应,还要观察被救者的其他反应,如瞳孔大小和对光反射、面部表情、肢体动作等。

案例回溯　工作人员应按照上述方法轻拍女孩肩膀并呼唤她,若女孩有反应,则询问简单问题,同时仔细观察她的各种表现,及时了解女孩的意识恢复情况,为后续急救和送医提供参考。

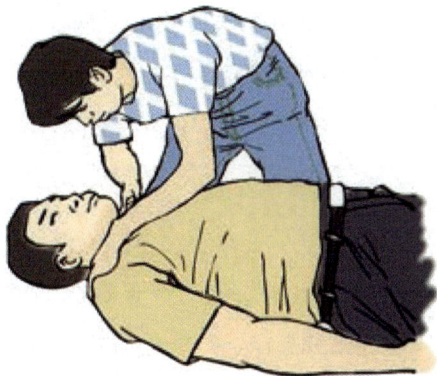

图4-1-1　尝试唤醒与观察被救者

5. 送医与记录（持续跟进）

经过初步急救处理后，要根据被救者的具体情况决定是否送医，并做好相关记录，为后续医疗救治提供详细信息。若怀疑为心源性晕厥（如被救者有心脏病史、发作前心悸或胸痛），即使意识恢复，也应立即送医排查心脏问题（可能为严重心律失常前兆）。

如果经过一段时间尝试唤醒，被救者意识仍然没有恢复，或发现被救者有明显外伤，或被救者出现呼吸急促、微弱、不规律，或脉搏过快、过慢、不规则，甚至触摸不到脉搏，都必须立即呼叫120并等待专业救援。在等待救护车的过程中，要持续观察被救者的生命体征（图4-1-2）。

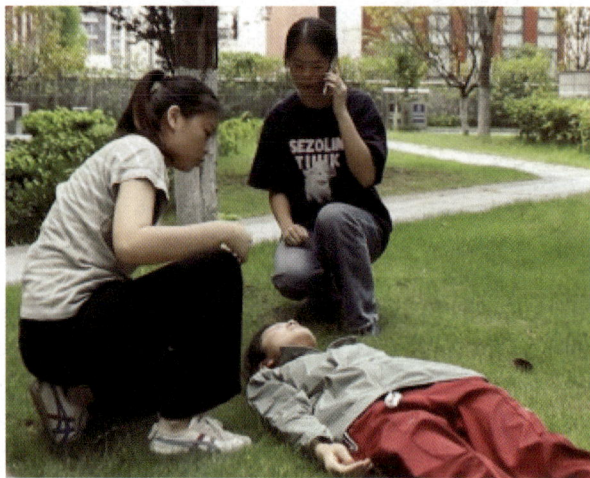

图4-1-2　拨打120并持续观察被救者

案例回溯　在本案例中，若女孩未恢复意识、呼吸或脉搏异常，或者有明显外伤，工作人员均应迅速拨打120急救电话。在等待救护车期间，持续观察女孩的生命体征，并详细记录相关信息，以便在送医时能准确地提供给医护人员，协助医生更好地了解病情，进行及时、有效地治疗。

三、有效预防

【预防口诀】"三注意一监测"行动指南。

①注意休息：保证充足的睡眠，避免过度劳累，让身体得到充分的休息和恢复。

②注意饮食：保持规律的饮食，避免空腹，尤其是有低血糖倾向者，要按时进食，适当补充糖分。

③注意姿势：避免长时间站立或突然改变体位，如从蹲位突然站起时要缓慢进行，防止因体位性低血压而导致晕厥。体位性低血压高危人群（如老年人、长期卧床者），起身时遵循"三个半分钟"原则，即卧床时先躺半分钟→缓慢坐起后保持半分钟→再缓慢站立并停留半分钟，待无头晕后再行走。

④监测健康：对于有心脏病、高血压等慢性疾病患者，要定期监测病情，遵医嘱服药，控制病情稳定。特殊人群的预防措施见表4-1-2。

表4-1-2　特殊人群的预防措施

人群	预防措施
老年人	行动缓慢，起身、转头等动作要慢，避免快速改变体位；定期体检，关注心脑血管健康
少年儿童	保证充足的睡眠和营养，避免在闷热环境中长时间活动；参加剧烈运动前要做好热身
慢性病患者	严格按照医嘱服药，控制病情；随身携带急救药品，如心脏病患者携带硝酸甘油等
户外工作者	合理安排工作时间，避免在高温时段长时间工作；注意补充水分和盐分，防止中暑导致晕厥

四、急救处理注意事项

①疑似颈椎损伤者需固定头颈部,采用"轴线翻身法"调整体位,避免二次伤害。

②禁止强行喂水、喂药,意识未完全恢复时易引发误吸。

③禁止拍打脸颊、掐人中等刺激性操作,这可能会加重病情。

④对意识清醒者应说明操作内容。

任务要点

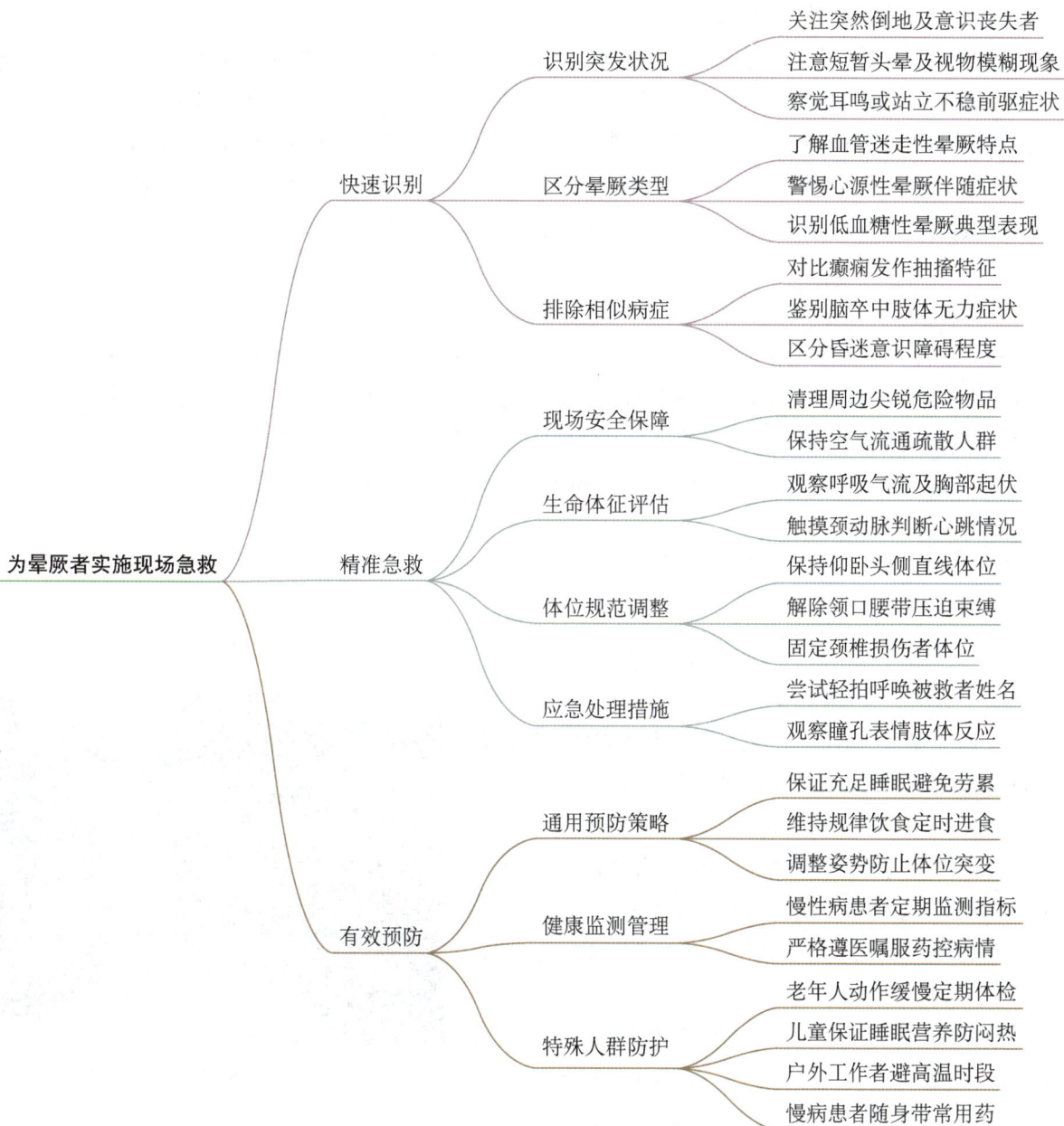

必备知识

一、基本概念

晕厥(syncope) 是一种较为常见的突发状况,它是由于短暂性的全脑血流灌注不足,进而导致人体出现突发性、短暂性的意识丧失现象。在晕厥发生时,通常伴随着姿势张力丧失,这就是为什么我们常看到晕厥者会突然摔倒。晕厥有一个显著特点,即起病急骤,意识丧失的持续时间相对较短,一般为数秒至数分钟,之后晕厥者能够自行恢复意识,且恢复后通常不会留下明显的后遗症,但可能会感到虚弱、乏力。

二、晕厥的发生原理

晕厥的本质是短暂性全脑低灌注引发的意识丧失。其核心机制可归结为三级代偿系统的崩溃。

①初级代偿机制失效:当收缩压骤降至 70 mmHg 以下时,颈动脉窦压力感受器无法有效触发交感神经兴奋以维持血压。心源性晕厥者可能出现心率严重失代偿,如心率骤降至 40 次/分以下或激增至 180 次/分以上,直接导致心输出量锐减。

②脑血流调节系统失衡:健康人群的脑血管可通过自我调节将血压控制在 60～160 mmHg 范围内,维持稳定灌注,但慢性高血压患者这一范围会收窄至 100～140 mmHg,更易因血压波动而引发灌注不足。直立位时,约 500 mL 血液因重力作用淤积下肢,使回心血量减少 25%～30%,进一步增加脑缺血风险。

③神经元代谢陷入危机:脑血流中断 5 秒即可引发意识障碍,若葡萄糖供应中断 3 分钟将导致不可逆损伤。低血糖(＜3.0 mmol/L)会破坏钠钾泵功能,引发神经元电活动停滞。

三、关键病理环节

血管迷走性晕厥因迷走神经过度激活,导致外周血管异常扩张和心脏抑制;心源性晕厥源于心输出量锐减,使脑灌注压跌破 50 mmHg 的临界维持值;低血糖性晕厥则表现为肾上腺素大量释放引发外周血管收缩,同时脑细胞因缺糖陷入能量危机。这些机制提示了抬高下肢可通过增加 15%～20% 的脑血流量促进苏醒,而心源性晕厥者需绝对制动,以避免加重心脏负荷。

📖 知识拓展

一、心脏神经节消融术

这是一项快速发展的心脏介入技术,主要用于治疗由迷走神经张力异常引起的血管迷走性晕厥(VVS)和缓慢性心律失常。该技术通过靶向心脏内自主神经节丛,有效改善迷走神经过度激活所致的心动过缓和晕厥症状。例如,广元市第一人民医院心血管内科二病区曾为一例迷走神经性晕厥者顺利实施心脏神经节消融术,帮助患者终结了长达 12 年的晕厥噩梦。此手术在局麻下用微创的方法,利用消融导管对心脏迷走神经活性高的区域进行消融,有效阻断反射通路,进而防止血管迷走性晕厥发作。其创伤小、恢复快,射频消融有效率达到 90%,对血管迷走性晕厥和功能性心律失常患者具有显著的长期疗效,尤其

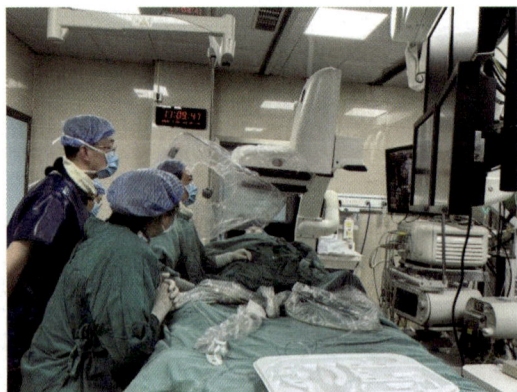

图4-1-3 为一例迷走神经性晕厥者顺利实施心脏神经节消融术

在药物治疗无效或无法接受起搏器植入的年轻患者中更具潜力(图4-1-3)。

二、智能吸顶式人体红外探测器

吸顶式人体红外探测器可用于智能安防及养老监测等场景。它通过红外探测头在一定距离内可隔空检测人体活动状态,将数据采集处理后形成各种告警或者事件上传平台。该设备具有远程报警、实时监测

人体红外信号等特点,穿透雾、烟、灰尘的能力强,受自然光、热辐射源的影响小。当检测到有人体活动时,会上传"有人事件"状态,并维持90秒左右;若检测到无人活动,则上传"无人事件"状态。在设防区域内,若入侵者进入探测区域,探测器将自动探测其活动并发出报警信号,远程通知家人。该探测器可安装在卫生间、卧室、客厅、厨房等区域,既能检测人员出入情况,及时上报管理人员,又能保护老年人隐私(图4-1-4)。

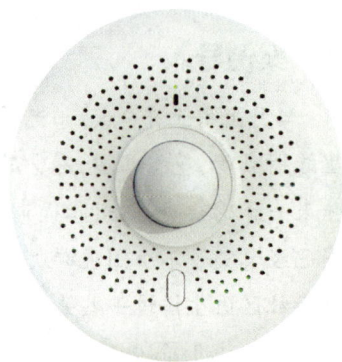

图4-1-4 吸顶式红外人体探测器

任务评价

请扫码完成"为晕厥者实施现场急救"操作技能考核评价及知识学习评价。

生命之光

请扫码查看阅读资料"志愿者黄金联动,守护术后晕厥者"。

巩固提升

请扫码完成课后习题。

任务二 为癫痫发作者实施现场急救

任务目标

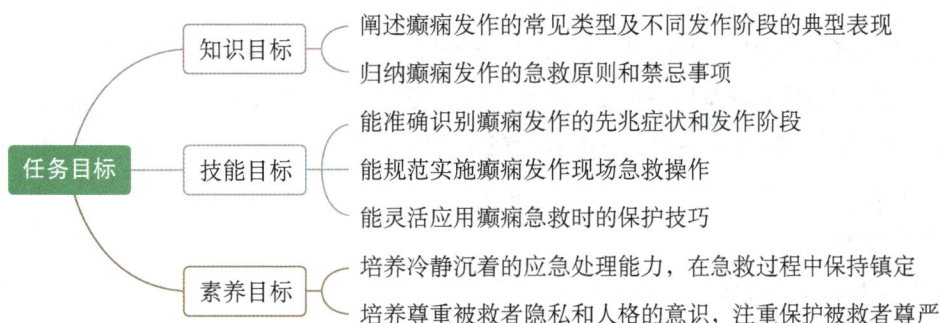

任务目标	知识目标	阐述癫痫发作的常见类型及不同发作阶段的典型表现
		归纳癫痫发作的急救原则和禁忌事项
	技能目标	能准确识别癫痫发作的先兆症状和发作阶段
		能规范实施癫痫发作现场急救操作
		能灵活应用癫痫急救时的保护技巧
	素养目标	培养冷静沉着的应急处理能力,在急救过程中保持镇定
		培养尊重被救者隐私和人格的意识,注重保护被救者尊严

案例导入

4月上旬上午9点,阳光明媚,微风拂面。某社区公园内,68岁的张阿姨像往常一样在公园散步。公园里绿树成荫,花香四溢,不少居民也在这里锻炼身体、休闲聊天,一派和谐的景象。突然,张阿姨听到不远处传来一阵嘈杂声,她赶忙循声望去,只见邻居李大爷倒在地上,全身剧烈抽搐,口吐白沫,意识完全丧失,周围已经聚集了不少围观群众,大家你一言我一语,却不知该如何是好。张阿姨知道李大爷有癫痫病史,平时也听社区医生讲过一些关于癫痫的知识,但真遇到这种情况,她还是有些手足无措,心里既担心又焦急。

请根据上面的工作情境,尝试分析相关的工作任务。

问题1:张阿姨应如何快速判断李大爷是否为癫痫急性发作,而不是其他疾病导致的倒地抽搐?

问题2:张阿姨在发现李大爷癫痫发作后,现场应采取哪些具体的急救措施来确保他的安全,避免进一步的伤害?

问题3:社区可以采取哪些措施来帮助居民更好地应对类似李大爷癫痫发作的突发情况,从而提高居民的急救能力,并预防此类事件的发生?

任务解决

一、快速识别

【识别口诀】突发抽搐口吐白沫,意识丧失牙关紧闭,警惕癫痫发作。

1. 识别癫痫发作类型

根据国际抗癫痫联盟(International League Against Epilepy, ILAE)的分类系统,癫痫发作主要分为以下几类。

(1)全面性发作

发作起源于双侧大脑半球,常见的发作类型包括以下几种。

①强直-阵挛发作(大发作):意识丧失,全身肌肉强直后紧跟着阵挛动作,常伴有口吐白沫、大小便失禁等。

②失神发作:短暂意识丧失,通常持续数秒,常见于儿童。

③肌阵挛发作:快速、短暂的肌肉抽动,可累及全身或局部。

④失张力发作:肌肉张力突然丧失,导致患者突然跌倒。

(2)局灶性发作(部分性发作)

发作起源于大脑一侧半球,可分为以下几种类型。

①单纯部分性发作:发作时意识保持清醒,症状局限于身体某一部位。

②复杂部分性发作:伴有意识障碍,常伴有自动症,如咀嚼、摸索等。

③局灶性发作继发全面性发作:发作从局部开始,随后扩散至全身。

④未知起源的发作:无法明确发作起源的类型。

此外,癫痫还可根据病因分为特发性、继发性和隐源性癫痫。在临床实践中,对疾病进行准确分类有助于选择合适的治疗方案。癫痫是一种复杂的慢性脑部疾病,其病因多样,发作类型丰富。科学的分类和诊断对于癫痫的治疗和管理至关重要。患者须在专业医生指导下进行治疗,以控制发作,减少并发症,从而提高生活质量。

2. 快速识别症状

癫痫发作时,患者可能出现以下几种表现(图4-2-1)。

①意识丧失:患者突然倒地,对外界刺激无反应。

②全身抽搐:四肢僵硬,随后出现阵挛性抽搐。

③口吐白沫或血沫:可能因为患者口腔分泌物增多或咬伤口腔。

④呼吸暂停或急促:发作初期可能出现呼吸暂停。

⑤面色青紫:多因呼吸不畅导致。

这些症状提示患者可能处于癫痫大发作状态,应立即采取急救措施。

案例回溯 本案例中,李大爷倒在地上,全身剧烈抽搐,口吐白沫,意识完全丧失,可识别为癫痫发作。

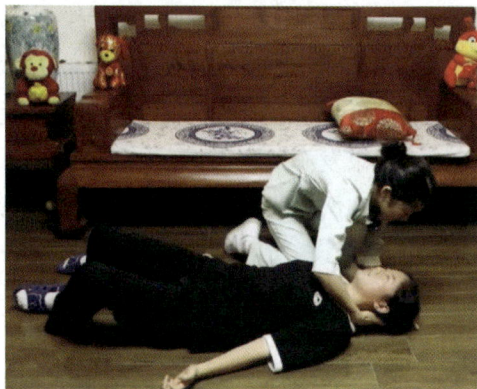

图4-2-1 识别症状

二、精准急救

【急救原则】安全优先、减少伤害。

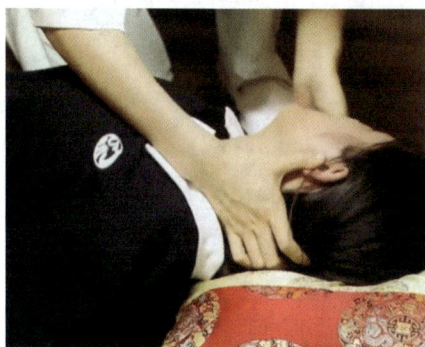

图4-2-2 调整姿势

癫痫发作是大脑神经元异常放电引起的,发作过程通常会自行停止,急救的主要目的是防止被救者在发作过程中受伤。在社区或居家环境中,施救者须保持冷静,迅速采取急救措施。

①确保环境安全:迅速移开被救者周围的危险物品,如尖锐物品、硬物等,避免被救者在抽搐过程中受伤。

②调整被救者姿势:将被救者平躺,头偏向一侧,防止呕吐物或分泌物堵塞呼吸道(图4-2-2)。

③保持呼吸道通畅:松开被救者的衣领、领带等,确保呼吸顺畅。

④避免强行按压:不要试图强行按住被救者肢体,以免造成骨折或软组织损伤。

⑤不要往嘴里塞东西:癫痫者发作时,很少会咬伤舌头,强行塞东西可能导致口腔损伤或窒息。

⑥记录发作时间:观察发作持续时间,若超过5分钟仍未停止,应立即拨打120。

⑦陪伴被救者:发作结束后,被救者可能处于迷糊状态,应陪伴在旁,避免其受伤。

三、有效预防

【预防口诀】规律服药、避免诱因、健康生活、安全防护。

①规律用药:严格按照医嘱服药,避免漏服或减量。

②规律作息:保持充足睡眠,避免熬夜和过度劳累。

③避免诱因:减少情绪波动,避免过度压力,远离可能诱发发作的环境。

④健康生活方式:适当锻炼,保持良好心态。

⑤安全防护:在家中阳台安装防护栏;避免患者独自驾驶或游泳。

四、急救处理注意事项

①保持冷静:施救者必须保持冷静,避免慌乱,这样才能更好地判断情况并采取正确的急救措施。

②保护被救者安全:将被救者放置在平坦、安全的地方,远离尖锐物品、硬物等,防止被救者在抽搐过程中受伤。移开周围的危险物品,避免被救者撞伤或擦伤。

③不要强行约束:不要试图强行按住被救者的身体,以免造成骨折、关节脱位或肌肉拉伤。癫痫发作

时,其身体抽搐是无法控制的,强行约束可能会加重对被救者的伤害。

④保持呼吸道通畅:将被救者的头部转向一侧,防止口腔分泌物或呕吐物误吸入气管,引起窒息。不要在被救者口中放置任何物品,如手指、毛巾、筷子等,以免导致牙齿损伤或阻塞呼吸道。

⑤记录发作时间:注意观察并记录癫痫发作的持续时间,如果发作时间超过5分钟,或者发作停止后被救者没有恢复意识,应立即拨打急救电话,尽快将被救者送往医院进一步治疗。

任务要点

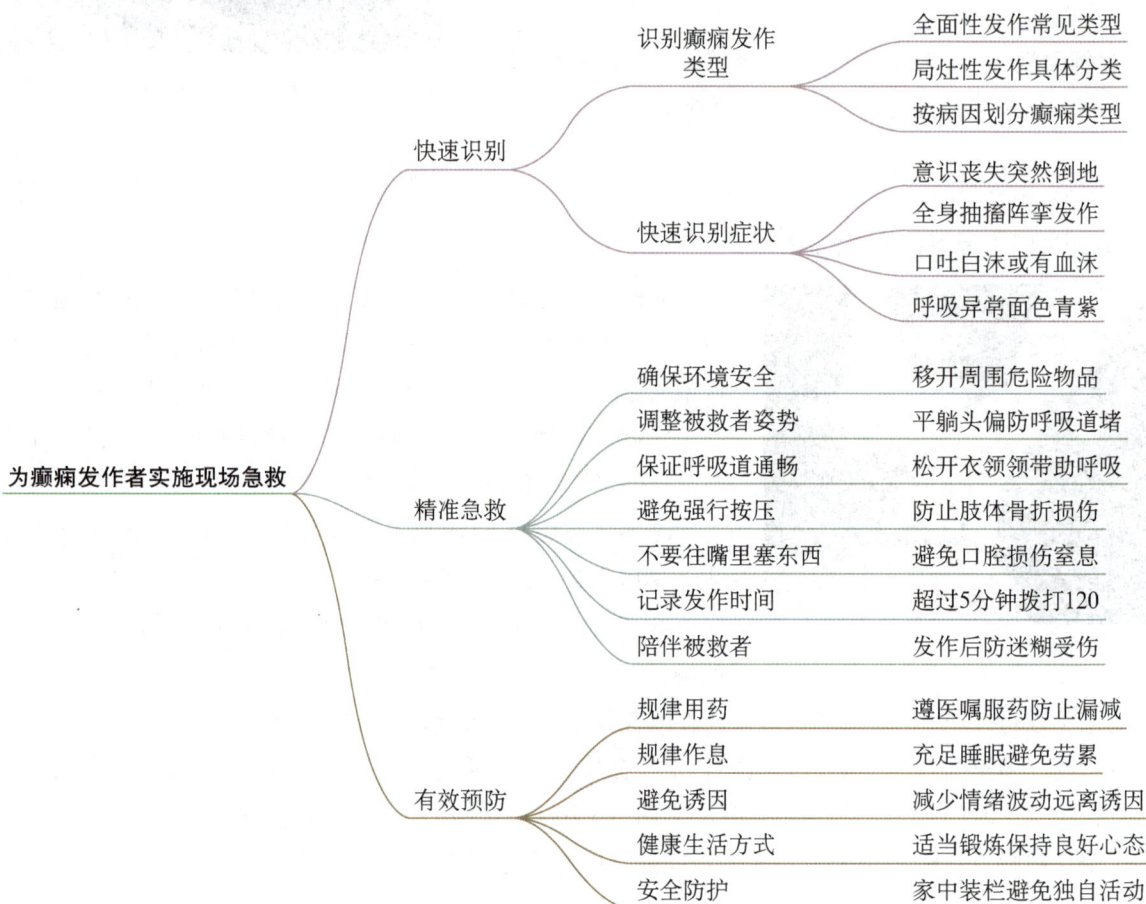

必备知识

一、基本概念

癫痫(epilepsy)是一种由脑部神经元异常放电引起的慢性脑部疾病,以反复发作的短暂性、刻板性大脑功能失调为特征。癫痫发作时,患者可能出现运动、感觉、意识、自主神经功能障碍等多种临床表现。癫痫并非单一疾病,而是一种综合征,具有多种病因和发作类型。

二、病因

癫痫的病因复杂多样,可分为以下几类。

1. 特发性癫痫

无明确病因,可能与遗传因素密切相关。这类癫痫往往具有家族聚集性,发病机制与基因突变导致的神经元异常放电有关。

2. 继发性癫痫

由明确的脑部病变或其他系统性疾病引起,常见的病因包括:①脑部结构异常,如皮质发育障碍、脑肿瘤、脑血管病、颅脑外伤等。②感染,如病毒性脑炎、脑膜炎等。③代谢性疾病,如低血糖、糖尿病昏迷、肝性脑病等。④其他,如遗传代谢性疾病、寄生虫感染、中毒等。

3. 隐源性癫痫

临床表现提示为继发性癫痫,但目前的检查手段未能发现明确病因。

📖 知识拓展

近年来,癫痫治疗领域取得了显著进展,涵盖了药物治疗、手术治疗、神经调控技术、基因治疗以及个性化治疗等多个方面。

一、药物治疗的新进展

药物治疗依然是癫痫的基础治疗手段,但近年来新型抗癫痫药物的研发和应用为患者带来了更多选择。这些新药物不仅在疗效上有所提升,还减少了传统药物的副作用,包括以下几种疗法。

①新型钙通道阻滞剂和钾通道阻滞剂:在临床试验中显示出了良好的效果。

②γ-氨基丁酸(GABA)靶向疗法:通过增强GABA传递来控制癫痫发作,未来有望开发更具创新性的GABA靶向疗法。

③个体化用药:基于患者的基因信息和发作类型,医生可以更精准地选择药物,从而提高治疗效果并减少不良反应。

二、神经调控技术的创新应用

神经调控技术是近年来癫痫治疗的一大亮点,通过调节大脑神经活动来控制癫痫发作(图4-2-3)。主要包括以下几种技术。

①经颅磁刺激技术(TMS):无创地刺激大脑皮层,调节神经元兴奋性,对部分难治性癫痫患者有效。

②迷走神经刺激术(VNS):通过刺激迷走神经调节大脑神经元的兴奋性,适用于药物难治性癫痫。

③反应性神经电刺激器(RNS):通过植入式设备实时监测脑电活动,并在发作前发出刺激以阻止发作。

④脑深部电刺激术(DBS):针对特定脑区进行电刺激,可有效减少发作频率。

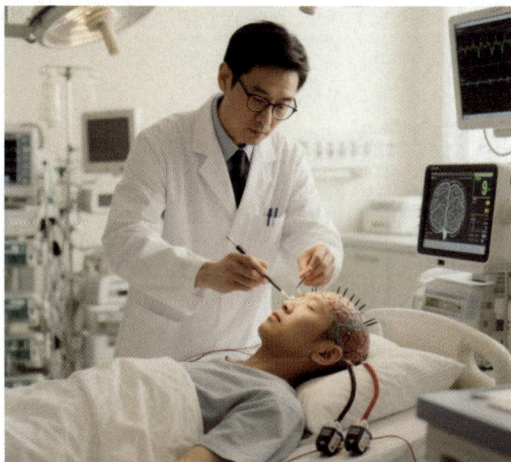

图4-2-3　神经调控技术

三、手术治疗的精准化

手术治疗是药物难治性癫痫患者的重要选择,其关键在于精准定位癫痫病灶。现代技术如高分辨率磁共振成像(MRI)、正电子发射型计算机断层显像(PET)以及脑电图监测技术的应用,使得病灶定位更加准确。常见的手术方式包括以下几种。

①切除性手术:直接切除致痫灶。

②离断性手术:切断癫痫放电的传导通路。

四、基因治疗与精准医学

基因治疗和精准医学是癫痫治疗的新兴方向。目前包括以下几种治疗方式。

①基因标记与靶向治疗：通过基因标记的神经元，精准抑制癫痫发作。

②脑机接口技术：通过实时监测和干预脑电活动，控制癫痫发作。

五、生活方式干预与辅助治疗

除了药物和手术，生活方式干预和辅助治疗也受到关注，主要包括以下两种干预方式。

①生酮饮食：通过高脂肪、低碳水化合物的饮食方案改变大脑代谢，减少癫痫发作。

②心理支持：关注患者的心理健康，提供心理干预和康复支持。

六、未来展望

随着技术的不断进步，癫痫治疗将更加精准、个性化和多元化。脑机接口技术、基因治疗和新型药物的研发等，有望为难治性癫痫患者带来新的希望。

总之，癫痫治疗正朝着精准化、个性化和多学科协作的方向发展。患者应根据自身情况，在专业医生的指导下选择最适合的治疗方案，以减少发作风险，从而提高生活质量。

任务评价

请扫码完成"为癫痫发作者实施现场急救"操作技能考核评价及知识学习评价。

生命之光

请扫码查看阅读资料"退休护士张阿姨的温暖守护"。

巩固提升

请扫码完成课后习题。

任务三　为食物中毒者实施现场急救

任务目标

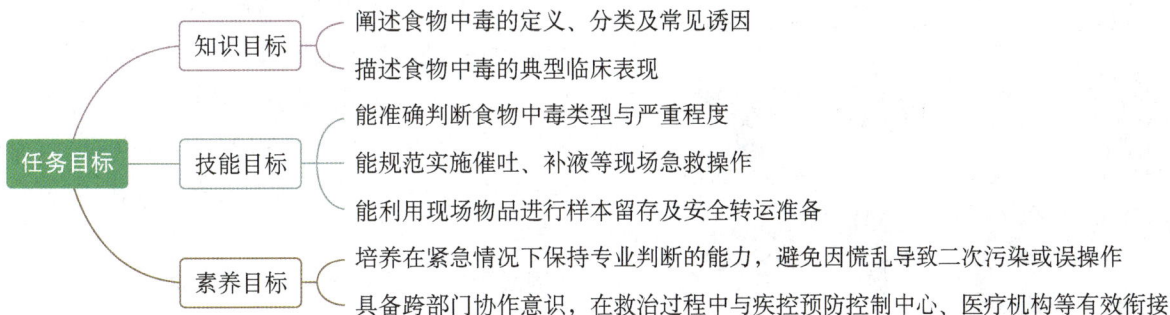

任务目标
- 知识目标
  - 阐述食物中毒的定义、分类及常见诱因
  - 描述食物中毒的典型临床表现
- 技能目标
  - 能准确判断食物中毒类型与严重程度
  - 能规范实施催吐、补液等现场急救操作
  - 能利用现场物品进行样本留存及安全转运准备
- 素养目标
  - 培养在紧急情况下保持专业判断的能力，避免因慌乱导致二次污染或误操作
  - 具备跨部门协作意识，在救治过程中与疾控预防控制中心、医疗机构等有效衔接

案例导入

周末，李女士一家在家中聚餐，餐桌上摆满了丰盛的菜肴，其中有前一天剩下的凉拌菜。聚餐结束后不久，李女士的丈夫突然出现腹痛、恶心、呕吐的症状，紧接着李女士和孩子也陆续出现了类似症状，呕吐物为胃内容物，腹痛呈阵发性绞痛。李女士意识到情况不妙，十分焦急，拨打120并大声呼喊，寻求帮助。

请根据上面的工作情境，尝试分析相关的工作任务。

问题1：如何根据李女士一家的症状，快速判断是否发生食物中毒？

问题2：李女士和家人应如何分步骤实施科学急救？

问题3：若你作为社区工作人员，应如何针对此次事件对居民进行食品安全知识宣传，预防类似食物中毒事件的发生？

任务解决

一、快速识别

【核心口诀】进食异常食物＋相似症状群发＝高度怀疑食物中毒。

1. 识别进食情况

（1）变质食物

变质食物是食物中毒的常见原因之一，如剩饭、剩菜，一旦储存不当，细菌、霉菌等微生物会在其上大量繁殖，产生毒素。变质食物可能会有异味、变色、发霉等明显特征，如米饭变馊、水果腐烂、肉类发臭等。

（2）过期食物

食品都有其特定的保质期，过期后，食物的品质和安全性难以保证。一些过期食品可能会出现营养成分流失、口感改变等，更重要的是，微生物污染和毒素产生的风险大大增加。

（3）不洁食物

不洁食物通常指受到污染的食物，污染来源可能是不卫生的加工环境、被污染的水源、接触了脏物的食材等。

（4）未煮熟食物

许多食物必须彻底煮熟才能安全食用，因为一些细菌、病毒、寄生虫以及天然毒素在高温下才能被有

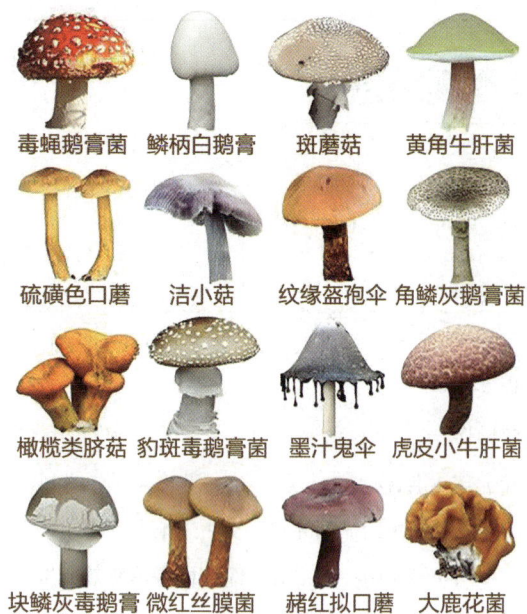

图4-3-1 十六种常见毒蘑菇

毒蝇鹅膏菌　鳞柄白鹅膏　斑蘑菇　黄角牛肝菌

硫磺色口蘑　洁小菇　纹缘盔孢伞　角鳞灰鹅膏菌

橄榄类脐菇　豹斑毒鹅膏菌　墨汁鬼伞　虎皮小牛肝菌

块鳞灰毒鹅膏　微红丝膜菌　赭红拟口蘑　大鹿花菌

效杀灭或分解。例如,四季豆含有皂素和血球凝集素,如果没有煮熟、煮透,食用后可能会引起恶心、呕吐、腹痛、腹泻等中毒症状。

(5)有毒食物或药品

有毒食物或药品指本身含有天然毒素或需特殊加工处理的物质,误食或错误使用可直接引发中毒,危害性远高于普通食物中毒。此类物质可能外观与可食用物相似,但含有致命毒素,应高度警惕。常见的有毒物质包括毒蘑菇(如白毒伞、毒蝇鹅膏菌)(图4-3-1)、有毒野菜(如曼陀罗、"断肠草")(图4-3-2)、有毒果实(如相思豆)(图4-3-3)、河豚(内脏含河豚毒素)、木薯(含氰苷类物质)、苦杏仁等。

案例回溯 本案例中李女士一家食用了前一天剩下的凉拌菜,在夏季高温环境下,凉拌菜储存不当很容易变质,存在食物变质风险,这与食物中毒的进食情况特征相符合。

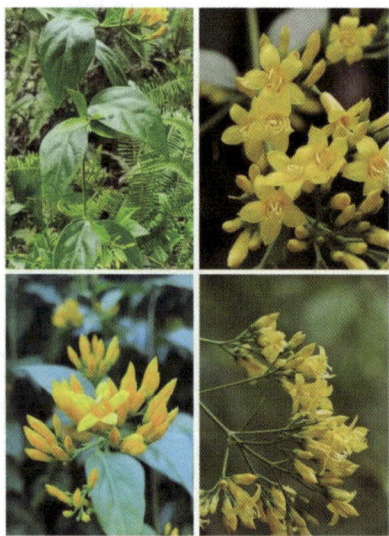

图4-3-2 "断肠草"

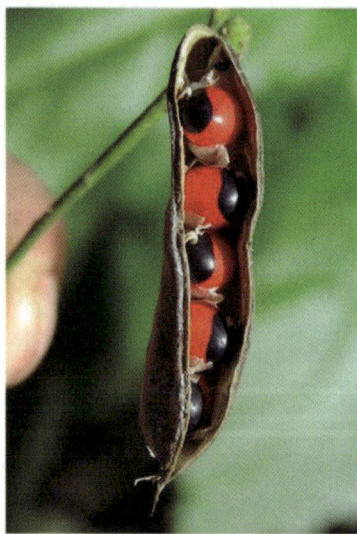

图4-3-3 相思豆

2. 识别典型症状

食物中毒的症状表现多样,但通常以胃肠道症状为主,部分中毒者可能伴有其他全身性症状(图4-3-4)。不同类型的食物中毒,其症状特点也有所差异。

①细菌性食物中毒:是最常见的食物中毒类型之一,通常在进食被细菌污染的食物后数小时内发病。恶心、呕吐、腹痛、腹泻是其较为典型的症状,腹泻一般较为频繁,大便可能呈水样便或黏液便。

②真菌性食物中毒:除常见的胃肠道不适症状外,还可能引发肝损伤或神经系统症状。头晕、头痛是较为常见的神经系统症状,部分中毒者可能会出现幻觉、谵妄、抽搐等更为严重的表现。

③化学性食物中毒:化学性食物中毒的症状往往较为复杂且严重,这是因为化学物质进入人体后,可能对多个系统产生损害。症状出现迅速且进展较快,除了胃肠道症状外,还可能出现呼吸困难、抽搐、昏迷等严重症状。

④动植物性食物中毒:动植物性食物中毒的症状因食用的动植物种类不同而差异较大,可能涉及多个系统。

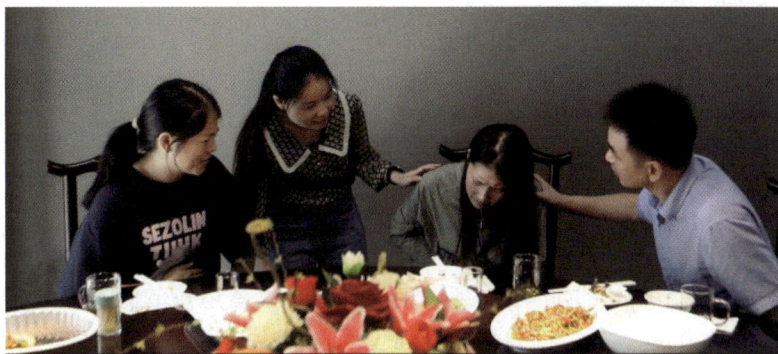

图4-3-4 食物中毒

案例回溯 本案例中李女士一家均出现腹痛、恶心、呕吐症状,这些症状符合食物中毒以胃肠道症状为主的典型表现,提示可能发生了食物中毒。

3. 识别需排除干扰项

在判断食物中毒时,需要与一些具有相似症状的疾病进行区分,以免误诊、误治。

(1)急性肠胃炎

急性肠胃炎与食物中毒在症状上有一定相似性,都可能出现腹痛、腹泻、呕吐等胃肠道症状。然而,两者的发病原因和特点有所不同。急性肠胃炎多由个体自身肠胃问题引发,比如饮食不规律、腹部着凉、肠道菌群失调等,通常无共同进食史,多为个体单独发病。而食物中毒通常有明确的共同进食史,多人在相近时间内先后发病。在处理急性肠胃炎时,应避免盲目使用止泻药,因为止泻药可能会使肠道内的毒素无法排出,导致毒素在体内进一步吸收,从而加重病情。

(2)胃肠型感冒

胃肠型感冒除了有恶心、呕吐、腹痛、腹泻等胃肠道症状外,常伴有感冒症状,如发热、流涕、咳嗽、咽痛等。它是由病毒感染引起的,病毒不仅侵犯呼吸道,还会影响胃肠道功能。而食物中毒主要与进食特定食物有关,一般无明显的呼吸道症状。

(3)其他全身性疾病

某些全身性疾病也可能出现类似的胃肠道症状,但食物中毒往往与进食特定食物有明显关联(表4-3-1)。例如,糖尿病酮症酸中毒患者可能会出现恶心、呕吐等胃肠道症状,但同时会伴有多饮、多食、多尿、体重减轻等糖尿病典型症状,以及呼气中有烂苹果味等特征;腹型过敏性紫癜患者的胃肠道症状(腹痛、呕吐、腹泻)与食物中毒相似,但其发病后1~4天内出现对称性紫红色皮疹,多见于下肢、臀部,按压不褪色;部分患者伴有关节肿痛,严重者可出现血尿、蛋白尿等。另外,一些心血管疾病,如急性心肌梗死患者,在发病时也可能出现恶心、呕吐等胃肠道症状,但通常还会伴有胸痛、心悸、呼吸困难等心血管症状。因此,在判断时需要综合考虑被救者的病史、症状特点等因素,进行准确鉴别。

表4-3-1 疾病鉴别对照表

急症类型	易混淆症状	关键区别点	处置禁忌
急性肠胃炎	腹痛、腹泻、呕吐	多无共同进食史,个体发病为主	避免盲目使用止泻药,以免毒素无法排出
胃肠型感冒	恶心、呕吐、腹痛、腹泻	常伴有感冒症状,如发热、流涕、咳嗽等	避免滥用抗生素
食物中毒	腹痛、呕吐、腹泻等	有共同进食史,多人发病	禁止给昏迷者催吐

案例回溯 本案例中李女士一家共同进食后,多人先后出现相似症状,具有明显的共同进食史,这与急性肠胃炎等疾病的个体发病特点不同,可初步与这些疾病相区分,高度怀疑为食物中毒。

二、精准急救

【急救原则】**先排出毒物,再对症处理,防止病情恶化。**

1. 催吐排毒

催吐仅适用于清醒者,是在食物中毒早期,促使毒物排出体外的方法,但不推荐非专业人员自行催吐(可能引发误吸或加重损伤)。昏迷者催吐可能导致呕吐物误吸,引发窒息等严重后果。施救者应首先让被救者处于安全、舒适且便于呕吐的位置,一般取前倾坐位。准备适量的温开水或淡盐水。指导被救者分次饮用,每次约300~500 mL。饮水的目的是稀释胃内毒物浓度,同时充盈胃腔,为后续刺激呕吐反射创造条件。待被救者饮用适量水后,用压舌板、筷子或手指等柔软物品,轻轻触碰被救者咽喉后壁,促使胃内毒物排出。重复上述饮水和刺激咽喉的步骤,直至呕吐物变为清水样。

案例回溯　在本案例中,若李女士一家意识清醒,可按照上述步骤,尽快让家人大量饮用温开水后进行催吐,以排出胃内可能存在的有毒食物。

2. 保留样本

将被救者的呕吐物小心地收集到容器中,注意尽量收集不同时段、不同性状的呕吐物,以全面反映胃内毒物情况。收集完成后,立即将容器密封好,并清晰标注被救者的基本信息,如姓名、年龄等,以及呕吐发生的时间。这些信息对于医生判断中毒时间、中毒程度等具有重要参考价值。

案例回溯　在本案例中,可以寻找清洁容器对李女士家人的呕吐物或菜品进行留样,为后续医生诊断提供依据,帮助明确中毒物质。

3. 休息与观察

让被救者卧床休息,为身体恢复提供有利条件,同时密切观察被救者的体温、脉搏、呼吸和血压等生命体征。观察被救者的意识状态,记录被救者呕吐和腹泻的次数、呕吐物和排泄物的性状(如颜色、气味、是否含有血液或黏液等)。频繁的呕吐和腹泻可能导致脱水、电解质紊乱等并发症,若呕吐物或排泄物出现异常,如颜色发黑、带血等,可能提示胃肠道损伤,必须及时就医。

4. 及时送医治疗

当被救者出现严重症状或催吐后症状无缓解时,应带上之前收集好的呕吐物样本,立即送医治疗,同时向医生详细描述被救者的进食情况、发病过程和已采取的急救处理等,以协助医生快速诊断和治疗。

案例回溯　若李女士家人出现上述严重症状,李女士应迅速拨打120急救电话,并准备好收集的呕吐物样本,同时整理好相关信息,在医护人员到来后,准确提供给他们,以便及时有效地进行救治。

三、有效预防

【预防口诀】**"四注意一检查"行动指南。**

①注意食品采购:选择正规超市、农贸市场购买食品,查看食品的生产日期、保质期等信息,不购买"三无"食品。

②注意食品储存:食物应分类存放,生熟分开,冷藏食品要注意温度控制,一般控制在4 ℃以下,避免食物变质。

③注意食品加工:加工食物时要洗净食材,并将食物煮熟、煮透,刀具、案板等厨具均应定期消毒。

④注意个人卫生:饭前便后要洗手,保持厨房环境清洁。

⑤检查食物质量:食用前仔细检查食物是否有异味、变色、发霉等异常情况,如有,则避免食用。

四、急救处理注意事项

①孕妇慎用催吐法,此法可能诱发宫缩,应优先侧卧位,防止呕吐物误吸。

②慢性肾病患者禁止自行导泻,避免加重电解质紊乱。

③生物毒素(如毒蘑菇)中毒后,即使症状缓解也应强制留观24小时,因为毒素存在延迟效应。

④禁止随意使用止泻药(如洛哌丁胺),以免延缓毒素排出。

⑤疑似细菌性中毒时,非医嘱不得滥用抗生素,这可能会加剧肠道菌群失调。

⑥毒蘑菇中毒者即使症状暂时缓解(假愈期),也应立即送医(毒素可导致急性肝衰竭),避免因延误治疗而危及生命。

任务要点

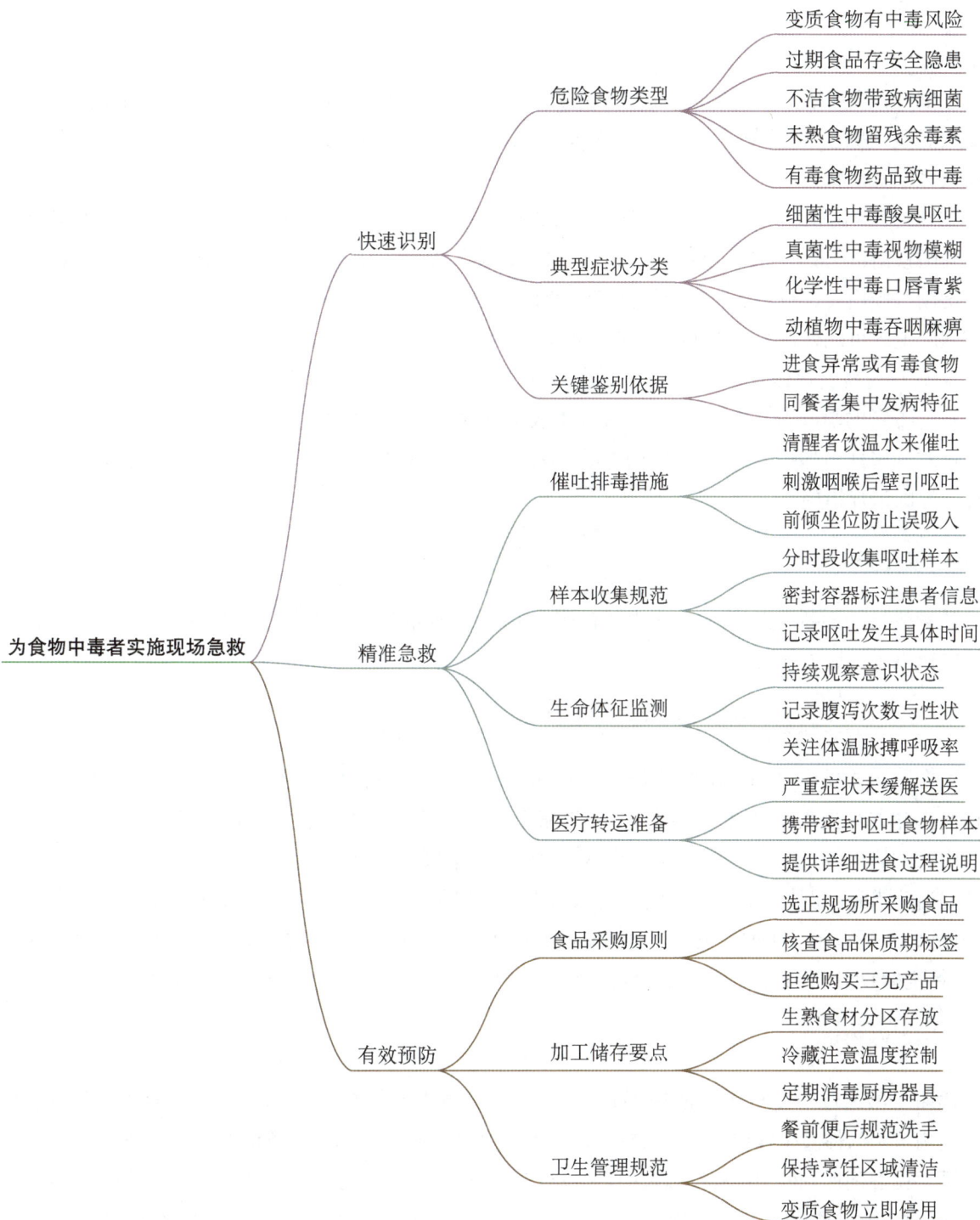

必备知识

一、基本概念

食物中毒（food poisoning）是指人体摄入了被细菌、毒素、化学物质污染，或者本身含有天然毒素的食物后，所引发的一类急性中毒性疾病。这种疾病通常发病迅速，在进食受污染食物后的数小时至一天内就可能出现症状。食物中毒不仅会给患者带来身体上的不适，严重时甚至会危及生命。

二、食物中毒的急救原理

1. 加速毒物排出体外

①催吐：催吐是食物中毒早期常用的方法，适用于意识清醒者但须在专业人员指导下进行。通过刺激咽喉后壁，引起呕吐反射，促使胃内尚未被吸收的毒物排出体外。这样可以减少毒物在体内的吸收量，从而减轻中毒症状。

②导泻：导泻是利用泻药促使肠道内的毒物尽快排出的方法，也应在医生指导下进行。常用的导泻剂如硫酸镁溶液，成人一般用20 g硫酸镁加100 mL温水，儿童则按每千克体重约0.15 g硫酸镁加100 mL温水配制。服用后，导泻剂会增加肠道蠕动，使毒物随着粪便排出体外。导泻通常在催吐之后进行，进一步清除肠道内可能残留的毒物，降低中毒程度。

2. 封存可疑食物样本

将中毒者的呕吐物、剩余食物等可疑样本收集并封存起来，这对于明确中毒物质至关重要。医生可以通过对这些样本的检测分析，确定中毒的原因，明确是何种细菌、毒素或化学物质导致的中毒，从而采取针对性的治疗措施。

知识拓展

随着科技的不断进步，在食物中毒的检测、预防等方面涌现出了诸多新技术、智能产品等，为保障公众健康提供了更有力的支持。

一、基于聚合酶链式反应（PCR）技术的快速检测

聚合酶链式反应（PCR）技术可快速、准确地扩增病原微生物的特定基因序列，从而实现病原体的快速检测。此方法灵敏度高、特异性强，能大大缩短检测时间。以往传统检测方法可能需要数天才能确定食物中毒的病原体，而借助PCR技术，数小时内便可出结果，极大地提高了诊断效率，有助于及时采取针对性的治疗措施。例如，在怀疑因沙门氏菌、大肠杆菌等细菌引起的食物中毒事件中，PCR技术能精准识别病原菌，为后续治疗争取宝贵时间。其原理是在体外模拟脱氧核糖核酸（DNA）复制过程，通过引物引导，使特定的DNA片段在短时间内大量扩增，通过对扩增产物的检测分析来确定病原体种类。

二、代谢组学监测

代谢组学通过检测和分析食物中毒相关生物标志物和代谢产物，能够实时监测食物中毒的发展过程和影响。当人体发生食物中毒后，体内代谢产物会发生变化，代谢组学技术能够捕捉到这些细微变化，帮助医生更准确地判断中毒程度以及中毒对身体各系统的影响。例如，通过分析血液或尿液中的代谢物谱，可了解毒素是否对肝脏、肾脏等重要器官造成损伤以及损伤的程度，为制定个性化的治疗方案提供依据。同时，这也有助于深入研究不同类型食物中毒的发病机制，为开发新的治疗方法提供方向。

三、便携式一体化食品安全检测仪

这一设备如同一个"微型实验室",集成了光学传感、纳米材料及人工智能技术,将传统实验室检测流程压缩至手持终端。它采用"光学-电化学-免疫层析"三模态传感架构,可实现从农产品种植基地到餐桌的全链条即时监控(图4-3-5)。

四、智能食物过敏原检测设备

以麸质含量检测设备为例,它由一次性试样管以及相关传感器组成,非常精巧且便于携带,能在2分钟之内监测出食物中是否含有麸质。当遇到食品成分不明或者怀疑有过敏原时,将食物放入设备取一小部分样品做检测,若设备上的红灯亮起,则说明被检测样品中含有过敏原。其工作原理是对食物内的过敏原进行检测,并配有能够记录过敏原的配套APP。研发团队在检测过程中建立自己的数据库,检测结果会上传至数据库,方便用户查看(图4-3-6)。

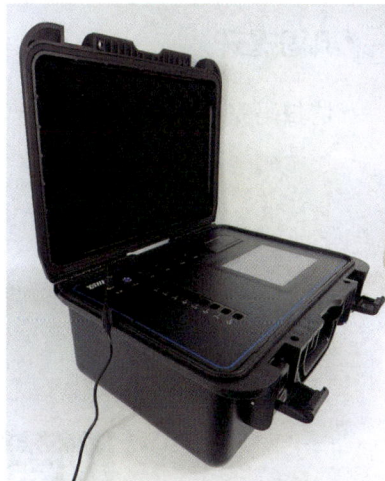

图4-3-5　便携式一体化食品安全检测仪

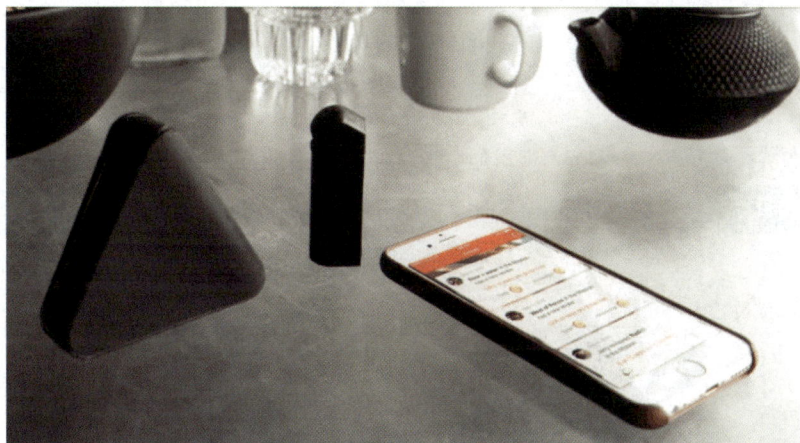

图4-3-6　麸质含量检测仪

任务评价

请扫码完成"为食物中毒者实施现场急救"操作技能考核评价及知识学习评价。

生命之光

请扫码查看阅读资料"生死时速:民警夜救食物中毒司机"。

巩固提升

请扫码完成课后习题。

任务四 为勒缢者实施现场急救

任务目标

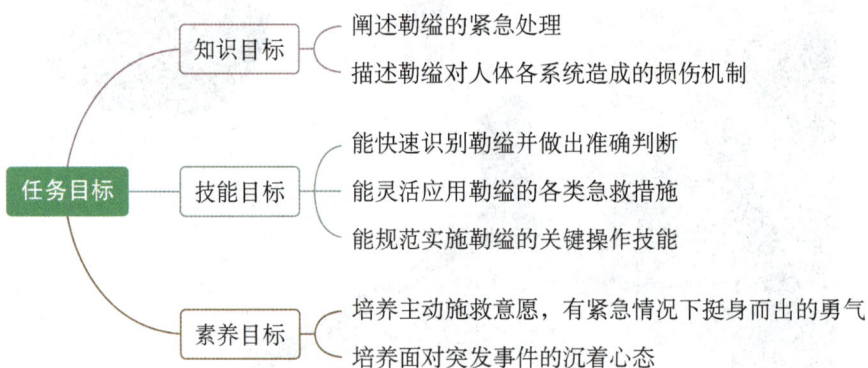

	知识目标	阐述勒缢的紧急处理
		描述勒缢对人体各系统造成的损伤机制
任务目标	技能目标	能快速识别勒缢并做出准确判断
		能灵活应用勒缢的各类急救措施
		能规范实施勒缢的关键操作技能
	素养目标	培养主动施救意愿,有紧急情况下挺身而出的勇气
		培养面对突发事件的沉着心态

案例导入

某日下午,某社区内,一名12岁男孩在玩耍时不慎被秋千的绳索缠绕颈部,悬吊于半空。周围群众发现时,男孩面色青紫,双手无力地抓挠颈部绳索,无法发声,呼吸微弱。其母亲惊慌失措,大声呼救。社区保安闻讯赶来,解除绳索缠绕,迅速呼喊男孩,但他没有任何回应,面色苍白,嘴唇发紫,无心跳、呼吸。保安立刻要求周围群众拨打120急救电话,同时进行心肺复苏,等待救护人员。

请根据上面的工作情境,尝试分析相关的工作任务。

问题1:通过男孩的表现,能判断他遭遇了什么情况吗? 如何判断是否发生勒缢?

问题2:应如何对男孩进行急救? 具体的急救步骤和操作要点是什么?

问题3:如何有效地预防社区内的意外勒缢呢?

任务解决

一、快速识别

【核心口诀】周围带状物+颈部勒痕是依据。

识别勒缢主要通过观察被救者的身体特征和现场环境来判断。

1. 身体表现

①颈部勒痕：这是勒缢最直观的表现。勒痕的形状、深度和颜色能提供重要线索。如果勒痕呈绳索状，且颜色较深、痕迹明显，可能是较紧的绳索长时间勒压所致；若勒痕较浅、颜色较淡，可能勒缢时间较短或勒缢物较柔软。

②面色和呼吸：勒缢者通常会面色苍白或青紫，嘴唇发绀。呼吸可能变得急促、微弱，甚至完全停止。若能听到被救者发出异常的呼吸声，如吸气困难的哮鸣音或呼气时的呼噜声，也提示可能存在呼吸道受阻，与勒缢有关。

③意识状态：询问被救者是否有意识，观察其能否做出正常的反应（图4-4-1）。勒缢严重时，被救者可能会出现神志不清、昏迷甚至意识丧失的情况。如果被救者对呼喊、拍打等刺激没有反应，说明其意识受到了严重影响。

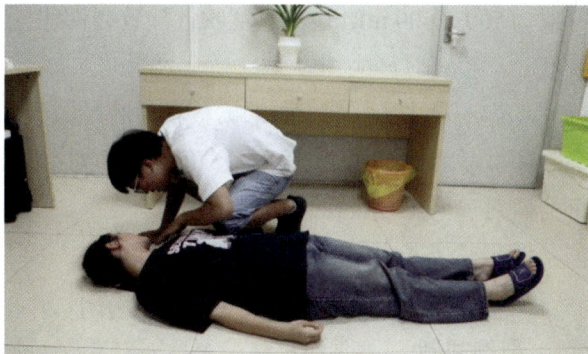

图4-4-1　判断被救者是否有意识

案例回溯　本案例中男孩"面色青紫，双手无力地抓挠颈部绳索，无法发声，呼吸微弱"，识别出现勒缢且发生窒息。"没有任何回应，面色苍白，嘴唇发紫，无心跳、呼吸"，识别已出现意识障碍及呼吸心跳骤停。

2. 现场环境

现场的绳索、布条等带状物是判断勒缢的重要依据。若发现这些物品缠绕在被救者颈部，或在附近有类似物品，且被救者出现上述身体特征，基本可以确定发生了勒缢。同时，注意现场是否有其他异常情况，如打斗痕迹、遗书等，这些信息有助于判断勒缢的原因。

二、精准急救

【急救原则】 解除勒缢是关键，判断状态正确急救。

1. 呼救与拨打急救电话

发现勒缢者后，施救者应立即大声呼救，吸引周围人的注意，寻求更多的帮助。同时，迅速拨打当地急救电话，清晰报告地点、被救者状态及已采取的措施。

2. 立即解除勒缢

迅速切断或松解颈部压迫物，如用剪刀剪断绳索。避免粗暴拉扯，防止加重颈椎损伤。在操作时，注意不要触碰被救者的颈部，以免加重损伤。若被救者悬空，需多人协作托住身体，将被救者缓慢放下。

3. 开放气道

将被救者置于仰卧位，使用仰头抬颏法开放气道。清除口腔异物，保持呼吸道通畅。在开放气道的过程中，要检查被救者口腔内是否有异物，如呕吐物、痰液等。如有，应及时用手指或其他工具清除，避免异物堵塞气道。

4. 神志不清或昏迷时的处理

①保持正确体位：将被救者摆放成侧卧位，头部稍低，这样可以防止呕吐物误吸进入气道，引起窒息。侧卧位时，要确保被救者的身体稳定，避免滚动。

②密切观察生命体征：每隔一段时间观察被救者的呼吸、心跳、脉搏和面色等生命体征。可以将耳朵贴近被救者的口鼻感受气流，用手触摸被救者的颈动脉感受脉搏跳动，同时注意观察被救者面色的变化。如果发现生命体征有异常变化，应及时采取相应的急救措施。

③做好保暖措施：用衣物、毛毯等覆盖被救者身体，避免被救者因体温过低而加重病情。但要注意不要包裹过紧，以免影响血液循环。

5. 呼吸停止但心跳存在的处理

①开放气道：在进行人工呼吸前，要再次确认被救者的气道已经开放。按照上述开放气道的方法，将被救者头部后仰，保持气道通畅。

②口对口人工呼吸：施救者用一只手捏住被救者的鼻子，防止气体从鼻腔逸出。深吸一口气后，将自己的嘴完全包住被救者的嘴，缓慢吹气，持续约1秒，观察被救者胸部是否有起伏。每次吹气的量应适中，一般为500～600 mL，避免过度吹气导致胃部胀气。吹气频率为每分钟10～12次，即每5～6秒进行一次吹气。

③口对鼻人工呼吸：如果被救者口腔严重受伤或无法张口，可采用口对鼻人工呼吸。施救者用一只手封闭被救者的嘴巴，深吸一口气后，将嘴对准被救者的鼻子吹气，同样观察被救者胸部的起伏，吹气频率与口对口人工呼吸相同。

6. 呼吸与心跳均停止的处理

见"为心跳呼吸骤停者实施现场急救"任务。

案例回溯　本案例中保安解除男孩勒缢，喊人拨打120急救电话，判断男孩意识和身体状态，同时进行正确的急救操作步骤，是能救回勒缢者的关键。

7. 立即送医与心理支持

（1）送医原则

在对勒缢者进行初步急救处理后，应尽快将被救者送往附近的医院进行进一步治疗。在送医过程中，要尽量保持被救者的身体平稳，避免颠簸。搬运时要特别注意保护颈椎，采用正确的搬运方法，如使用颈托固定颈部、多人协同搬运等，防止因搬运不当而加重损伤。

（2）心理支持

在急救过程中，当被救者病情稳定后，都要给予他们心理上的支持和安慰。

①对被救者：在被救者意识恢复后，要以温和、耐心的态度与被救者沟通，倾听他们的感受和想法，让被救者感受到关心和支持。避免在被救者面前提及可能引起其心理不适的话题，鼓励被救者积极配合后续的治疗。

②对家属：家属在面对亲人遭遇勒缢的情况时，往往会感到焦虑、恐惧和自责。施救者要及时向家属告知被救者的病情和急救进展，让家属了解情况，缓解他们的紧张情绪。同时，给予家属情感上的支持，让他们知道在这个过程中他们并不孤单。

三、有效预防

【预防口诀】加强教育和监管，环境安全要改善。

①加强心理健康教育：提高公众对心理健康的重视程度，普及心理健康知识，为有心理困扰的人群提供及时有效的心理支持和干预，减少因心理问题导致的自缢行为。

②加强儿童安全监管：家长和监护人要时刻关注儿童的活动，将绳索、布条等危险物品放置在儿童无法触及的地方，避免儿童在玩耍时发生意外勒缢。

③改善环境安全：在社区场所，要加强对高危环境的安全管理，安装必要的防护装置。

四、急救处理注意事项

①解除压迫时避免过度晃动伤者，防止颈椎损伤。

②人工呼吸时避免过度通气,防止胃内容物反流。

③心肺复苏中应持续监测伤者反应,直至专业医护人员到达。

任务要点

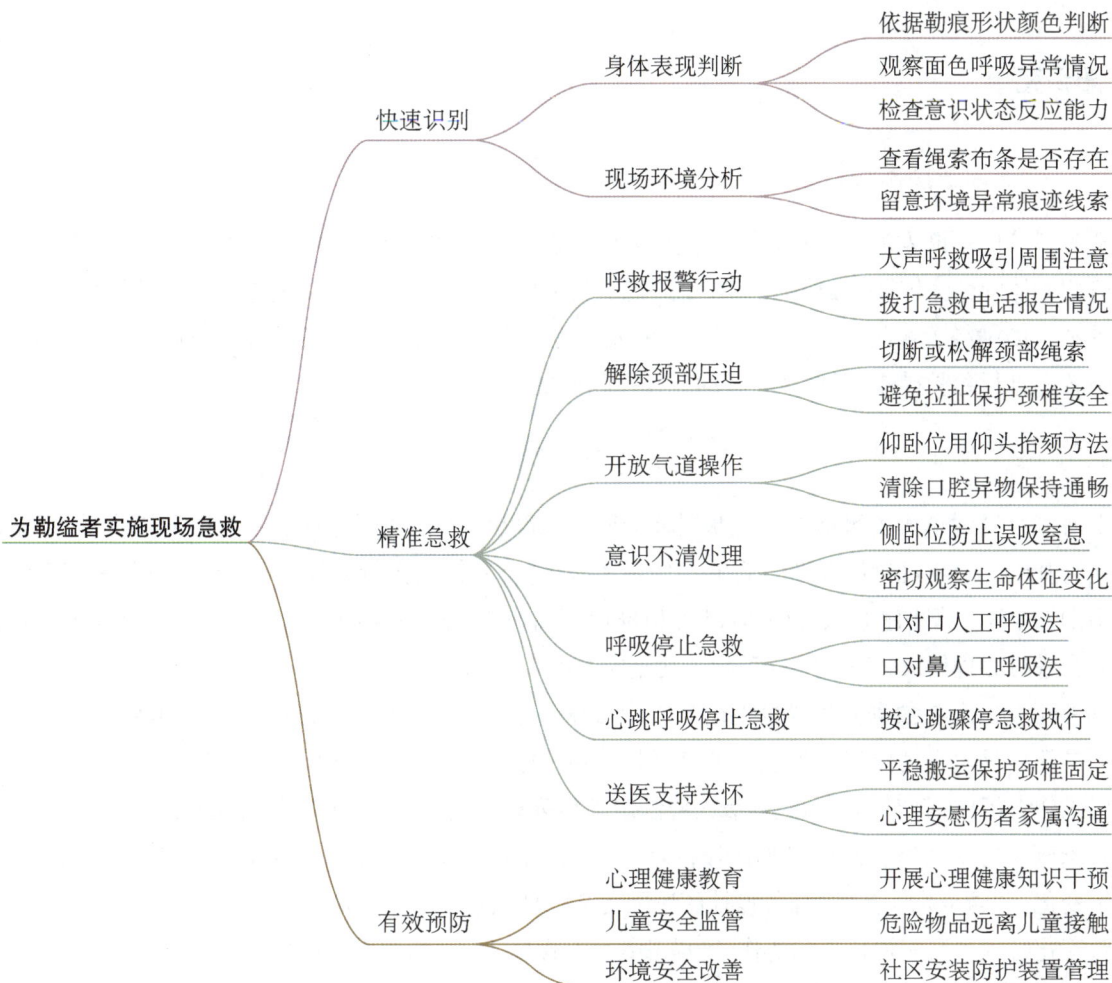

为勒缢者实施现场急救

- 快速识别
  - 身体表现判断
    - 依据勒痕形状颜色判断
    - 观察面色呼吸异常情况
    - 检查意识状态反应能力
  - 现场环境分析
    - 查看绳索布条是否存在
    - 留意环境异常痕迹线索
- 精准急救
  - 呼救报警行动
    - 大声呼救吸引周围注意
    - 拨打急救电话报告情况
  - 解除颈部压迫
    - 切断或松解颈部绳索
    - 避免拉扯保护颈椎安全
  - 开放气道操作
    - 仰卧位用仰头抬颏方法
    - 清除口腔异物保持通畅
  - 意识不清处理
    - 侧卧位防止误吸窒息
    - 密切观察生命体征变化
  - 呼吸停止急救
    - 口对口人工呼吸法
    - 口对鼻人工呼吸法
  - 心跳呼吸停止急救
    - 按心跳骤停急救执行
  - 送医支持关怀
    - 平稳搬运保护颈椎固定
    - 心理安慰伤者家属沟通
- 有效预防
  - 心理健康教育 —— 开展心理健康知识干预
  - 儿童安全监管 —— 危险物品远离儿童接触
  - 环境安全改善 —— 社区安装防护装置管理

必备知识

一、勒缢的定义与识别

勒缢（ligature strangulation）是指因颈部受外力压迫,如绳索、领带、异物等,导致气道阻塞和血液循环受阻的急症。主要症状为颈部可见勒痕、呼吸困难、失声、面色青紫或苍白、意识模糊或昏迷。体征为颈动脉搏动微弱或消失、瞳孔散大、肢体抽搐。

二、颈部的解剖结构

颈部包含气管、食管、颈动脉、颈静脉、脊髓等重要结构（图4-4-2）。气管是气体进出肺部的通道,食管负责食物的输送,颈动脉和颈静脉则承担着头部与身体之间的血液运输任务,脊髓是连接大脑和身体各部位的神经传导通路。当颈部受到勒缢时,这些结构会受到不同程度的压迫,引发一系列严重后果。

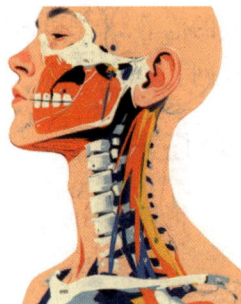

图4-4-2　颈部解剖结构

三、勒缢的危害

①气道阻塞：压迫气管导致窒息。②脑缺氧：颈动脉受压，脑血流中断，4～6分钟即可导致不可逆的脑损伤。③心脏骤停：迷走神经受刺激引发心跳骤停。④继发危害：颈椎损伤、喉部软组织损伤、肺水肿等。

📖 知识拓展

一、新兴急救技术在勒缢救护中的应用

随着科技的不断发展，一些新兴的急救技术有望应用于勒缢救护领域。例如，智能可穿戴设备可以实时监测人体的生命体征，当检测到异常时，能够自动发出警报并向预设的联系人发送位置信息，从而及时发现和救助勒缢者。此外，远程医疗技术的发展也使得急救专家可以通过视频通话等方式，远程指导现场施救者进行急救操作，以提高急救的准确性和成功率。

二、"AI+社工"模式筛查并跟进心理问题

上海某社区通过人工智能技术与基层社会服务深度融合，构建了心理健康危机干预体系，以多源数据采集为基础，整合社区健康档案、智能手环生理监测、公共摄像头行为分析及居民心理量表等多维度信息，利用机器学习算法建立风险评估模型，精准识别高风险人群并实施分级预警。低风险群体通过推送科普内容进行心理健康教育，中、高风险个案则触发社工主动介入。

AI平台实时分析数据并生成可视化报告，辅助社工快速定位问题，如连续异常夜间活动、心率波动或社交隔离等信号可自动标记为紧急工单，确保48小时内响应。社工团队由专业心理咨询师、精神科医生和社区工作者组成，针对不同风险等级人群制定干预策略，包括认知行为疗法（cognitive behavior therapy，CBT）、家庭支持培训、资源链接（如医疗转介）及环境安全改造（如移除危险物品），同时通过APP动态跟踪情绪变化，预防复发。技术层面，该社区还配备虚拟现实（VR）情绪训练设备、智能家居传感器等硬件，结合数字化管理平台实现跨部门协作，既提升效率又保障隐私（如数据脱敏处理）。

实施1年后，社区自伤未遂事件减少35%，社工响应时间从72小时压缩至24小时，85%居民认可服务及时性，典型案例显示AI成功预警独居老人轻生倾向与青少年学业压力危机，并通过多方联动化解风险。然而，该模式也面临隐私争议、社工人力不足等挑战。为此，社区推出"自愿参与+分级监测"选项，并探索"社工+志愿者"协作机制以扩大服务覆盖面。

这一模式通过"科技预警-精准干预-长期支持"的闭环管理，为全国社区心理健康服务提供了可复制的范本，未来可通过优化算法适配农村场景，持续平衡技术赋能与人文关怀，助力构建全域心理健康安全网。

⚕ 任务评价

请扫码完成"为勒缢者实施现场急救"操作技能考核评价及知识学习评价。

生命之光

请扫码查看阅读资料"生命的绳索"。

巩固提升

请扫码完成课后习题。

任务五　为心绞痛、心肌梗死者实施现场急救

任务目标

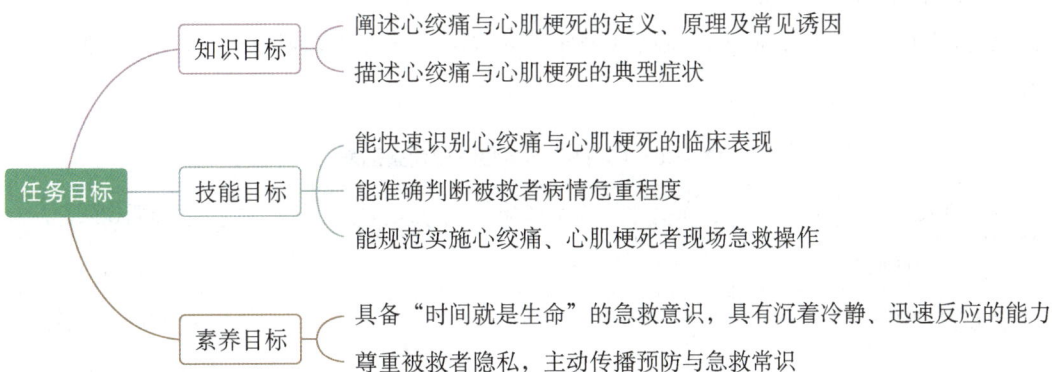

案例导入

某日傍晚,李大爷(65岁,有高血压病史)和老刘正在社区活动室下棋。突然,李大爷捂住胸口,脸色苍白,额头上冒出豆大的汗珠,呼吸急促,身体缓缓向后瘫倒在椅子上。老刘见状立刻站起来扶住他,焦急地问:"老李头,你怎么了? 哪里不舒服?"李大爷艰难地挤出几个字:"胸口……疼……像压着块石头……"周围的居民纷纷围过来,有人慌乱地喊:"快打120! 他是不是心脏病犯了!"另一人翻找李大爷的衣兜,寻找李大爷平时吃的药;还有人让李大爷坐直身体深呼吸并给他喂水送服药物。此时,李大爷的疼痛未缓解,并开始恶心、冒冷汗。

请根据上面的工作情境,尝试分析相关的工作任务。

问题1:如何根据李大爷的表现,初步判断他是心绞痛还是心肌梗死?

问题2：现场有人让李大爷坐直身体深呼吸，并试图给他喂水，这些做法是否正确？应如何规范实施急救？

问题3：若你作为社区工作人员，如何针对此类突发心脏急症制定应急预案？

任务解决

一、快速识别

【核心口诀】胸痛持续＋冷汗濒死感＝即刻启动心脏急救。

心绞痛与心肌梗死均表现为胸痛，但病理机制、危险程度及急救策略有显著差异（表4-5-1）。快速识别应围绕疼痛特征、持续时间、药物反应和伴随症状这四大核心要素展开，并结合被救者病史与环境诱因综合判断。

1. 识别典型症状

（1）心绞痛

疼痛多位于胸骨后中下段，范围约拳头大小，可放射至左肩、左臂内侧、下颌或上腹部，呈压榨性、紧缩感或烧灼感，被救者常描述"胸口压大石"或"喘不过气"。可在体力活动（如爬楼梯、提重物）、情绪激动、寒冷刺激或饱餐后诱发。通常持续3～5分钟，停止活动或舌下含服硝酸甘油后可迅速缓解。病发时伴随轻度胸闷、气短，偶有心悸，但无大汗、恶心、呕吐或濒死感，生命体征（呼吸、脉搏、血压）通常稳定。

（2）心肌梗死（简称心梗）

与心绞痛相似，但范围更广，可放射至背部、右肩甚至腰部。疼痛程度剧烈，常伴濒死感，被救者多无法忍受而躁动不安。可静息时突发，部分被救者发作无明确诱因。持续≥15分钟，硝酸甘油无法有效缓解。病发时伴随面色苍白、全身冷汗（非运动后热汗）、恶心呕吐（迷走神经反射引起）等症状。脉搏细速或不规则，血压可能骤降，提示心源性休克。严重者出现烦躁不安、意识模糊甚至晕厥。非典型表现，如老年患者可能仅表现为牙痛、下颌痛、上腹痛（易误判为胃病）、乏力或意识模糊等，无典型胸骨后压榨感，应特别警惕。

表4-5-1 心绞痛与心肌梗死鉴别表

特征	心绞痛	心肌梗死
疼痛持续时间	3～5分钟	≥15分钟
硝酸甘油效果	有效	无效或部分缓解
出汗程度	轻微或无	全身大汗，冷汗为主
活动相关性	常由活动诱发	可静息时突发
伴随症状	胸闷、气短	恶心、呕吐、濒死感

2. 识别需排除干扰项

胸痛可能由多种疾病引起，需要通过关键症状细节排除其他急症（表4-5-2）。

（1）胃食管反流

胸骨后烧灼感，平躺加重，伴反酸、嗳气。硝酸甘油无效，抗酸药可缓解。

处置警示：避免误用硝酸甘油，加重食管不适。

（2）主动脉夹层

突发撕裂样剧痛，向背部放射。双侧上肢血压差＞20 mmHg，可能伴下肢脉搏消失。

处置警示：禁用抗凝药物（如阿司匹林），避免搬动患者。

（3）气胸

突发锐痛，呼吸或咳嗽时加重，患侧呼吸音减弱或消失。多见于瘦高体型或外伤者。

处置警示：立即协助患者健侧卧位，保持呼吸道通畅。

（4）肺栓塞

胸痛伴呼吸困难、咯血。常见于长期卧床、术后或下肢静脉血栓者。

处置警示：保持半卧位，避免剧烈活动，以防血栓脱落。

表4-5-2　胸痛类疾病快速鉴别表

疾病类型	易混淆症状	关键区别点	处置禁忌
胃食管反流	胸骨后烧灼感	与体位相关，硝酸甘油无效	避免误用硝酸甘油
主动脉夹层	剧烈胸痛	双侧血压差异显著	禁用抗凝药物
气胸	突发锐痛	呼吸音减弱，患侧叩诊鼓音	禁止剧烈活动
肺栓塞	胸痛伴呼吸困难	下肢肿胀、D-二聚体升高	避免下肢按摩

二、精准急救

【急救原则】静、药、呼、护，即静息体位→正确用药→紧急呼救→持续监护，四步联动确保急救科学高效。

1. 体位管理

协助被救者保持半卧位，即背部垫高30～45°，双膝微屈，以减少心脏负荷（图4-5-1）。使用靠垫、衣物等支撑背部，避免被救者滑落或感到不适。

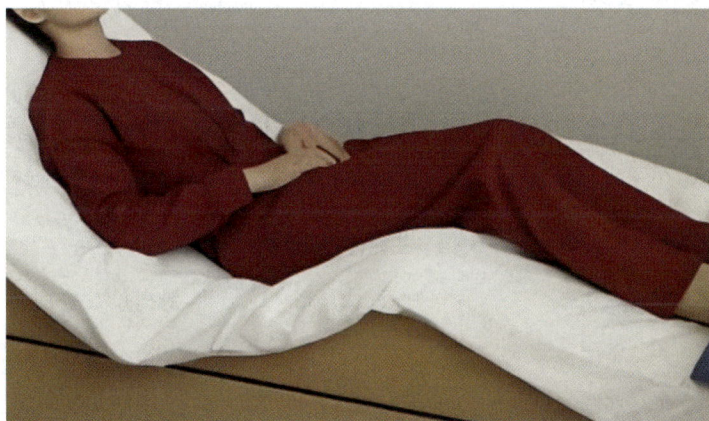

图4-5-1　安全体位示意图

被救者禁止自行走动、用力排便、大声说话或进食饮水，这可能会加重心肌耗氧或引发误吸。禁止平躺或坐直，平躺会增加回心血量，坐直可能会加剧呼吸困难。若患者出现端坐呼吸、咳粉红色泡沫痰（提示急性左心衰），应协助其取坐位，双腿下垂，踩在矮凳上，以减少回心血量；若无此症状，则保持半卧位，背部垫高30～45°。

案例回溯　本案例中李大爷发病时瘫坐在椅子上，应避免强行让其坐直扶起站立，正确做法是调整椅背角度或用靠垫支撑其背部成半卧位。

2. 药物使用

（1）硝酸甘油

适用于清醒者胸痛持续且收缩压≥90 mmHg（表4-5-3）。舌下含服1片（0.5 mg），5分钟后若未缓解可重复1次，最多可重复3次。用药后监测血压，若出现头晕、面色苍白，应立即停止并平卧抬高下肢。收缩压＜90 mmHg、右心室梗死、近期服用西地那非（伟哥）者禁用。

（2）阿司匹林

适用于高度疑似心肌梗死且无禁忌症（如过敏、活动性出血）的被救者（表4-5-3）。立即嚼服非肠溶片300 mg，若为肠溶片，则需碾碎，以快速抑制血小板聚集。主动脉夹层、消化道溃疡、严重肝肾功能不全者禁用。

表4-5-3　急救药物使用对照表

药物	正确操作	常见错误
硝酸甘油	舌下含服，5分钟重复	吞服、超量使用（＞3片）
阿司匹林	确诊心梗后立即嚼服300 mg	喂水送服肠溶片或剂量不足

案例回溯　本案例中现场有人试图给李大爷喂水送服药物，易导致误吸。正确做法是协助其舌下含服硝酸甘油，并嚼服阿司匹林。

3. 紧急呼救

（1）拨打电话

通话时要明确告知"疑似心肌梗死，胸痛持续××分钟，已服用硝酸甘油或阿司匹林"，并提供被救者年龄、病史、当前位置及显著地标。指定专人引导救护车，提前清理楼道、电梯、小区入口等通道障碍物。

（2）社区应急联动

若社区配备AED，则当被救者出现心搏骤停（无呼吸、无脉搏）时，应立即取用并开机准备。疏散围观人群，确保急救环境安静、通风。

4. 持续监护

（1）生命体征监测

每5分钟记录一次意识、呼吸和脉搏（表4-5-4）。重点观察被救者意识是否清醒、是否烦躁或昏睡；脉搏是否细速（＞100次/分）或不规则（房颤或室颤）；皮肤是否湿冷、发绀（提示休克）。

表4-5-4　生命体征监测表（示例）

时间	意识状态	呼吸（次/分）	脉搏（次/分）	备注
17：00	清醒	22	98，不规则	大汗，胸痛未缓解
17：05	嗜睡	28	110，微弱	血压90/60 mmHg

（2）心跳呼吸骤停应对

若被救者无呼吸、无脉搏，立即开始心肺复苏（CPR），具体操作技术见"为心跳呼吸骤停者实施现场急救"任务。

5. 转运准备

记录被救者发病时间、用药剂量、生命体征变化等相关信息，并移交医护人员参考。转运过程中持续急救，维持半卧位，避免颠簸；持续监测，若病情恶化，应立即重启CPR。

需要注意勿随意用药，即未明确病因前，禁用吗啡等强效镇痛药，防止掩盖症状，用药须医护人员指导。勿中断监护，即使被救者症状暂时缓解（可能为"假性好转"），仍需送医进一步检查。

案例回溯 本案例中,李大爷应保持静息体位优先、规范用药、高效呼救,同时警示常见错误,如喂水、错误体位,确保急救措施的科学性与安全性。

三、有效预防

【预防口诀】控风险、识预警、早干预。

①控制危险因素:高血压、糖尿病、高血脂患者应定期监测指标,戒烟限酒,避免寒冷刺激或情绪剧烈波动。

②识别预警信号:若心绞痛发作频率增加、持续时间延长或静息时发作,则提示可能进展为心梗。

③社区应急准备:在社区活动中心、物业办公室配备AED和急救药箱(含硝酸甘油、阿司匹林),组织居民参与"心脏急救黄金四分钟"培训。

四、急救处理注意事项

①禁止随意搬动被救者或要求其忍耐疼痛。

②禁止在未明确病因时盲目使用强效镇痛药,如用吗啡,需医护人员指导。

③急救时注重人文关怀,避免人群围观,安抚家属情绪,避免哭喊干扰急救。

④记录急救时间、用药剂量及生命体征变化,移交医护人员参考。

⑤社区工作人员定期回访高风险居民,普及"胸痛自救卡"填写方法(含病史、用药、紧急联系人)。

任务要点

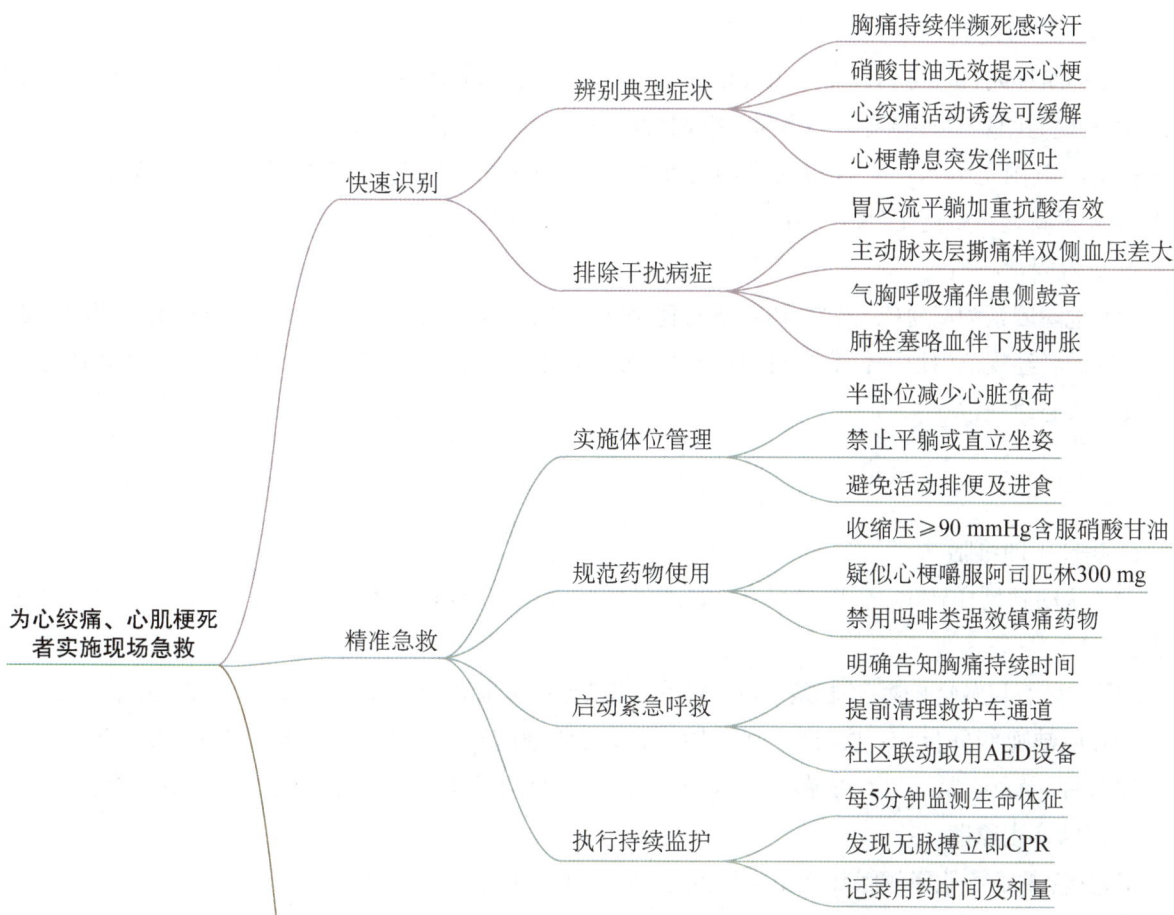

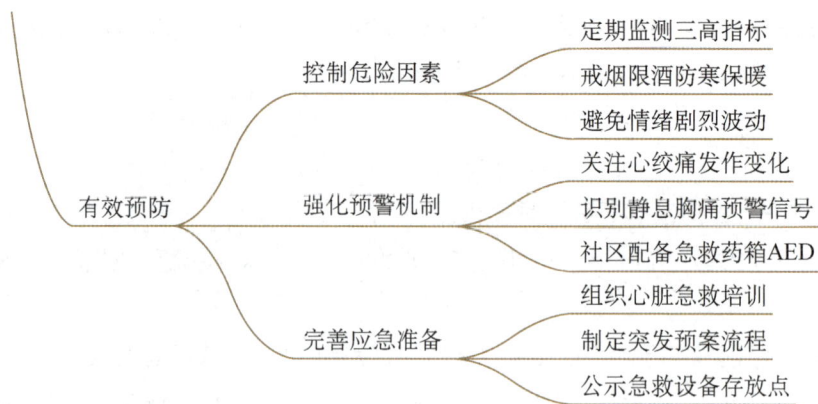

```
                                                    定期监测三高指标
                              控制危险因素            戒烟限酒防寒保暖
                                                    避免情绪剧烈波动
                                                    关注心绞痛发作变化
     有效预防        强化预警机制              识别静息胸痛预警信号
                                                    社区配备急救药箱AED
                                                    组织心脏急救培训
                              完善应急准备            制定突发预案流程
                                                    公示急救设备存放点
```

必备知识

一、基本概念

1. 心绞痛

心绞痛（angina pectoris）是由于冠状动脉供血不足，导致心肌暂时性缺血缺氧所引起的临床综合征。其特征为胸骨后压榨性疼痛，常因体力活动或情绪激动诱发，休息或含服硝酸甘油后可缓解。

根据发作特点可分为：①稳定型心绞痛，表现为疼痛频率、强度及诱因相对固定，提示冠状动脉粥样硬化斑块稳定。②不稳定型心绞痛，表现为疼痛频率增加、持续时间延长或静息时发作，提示斑块破裂或血栓形成，可能进展为心肌梗死。

2. 急性心肌梗死

急性心肌梗死（acute myocardial infarction, AMI）是因冠状动脉急性闭塞导致的心肌持续性缺血坏死，临床表现为剧烈胸痛持续＞15分钟、硝酸甘油无法缓解，常伴冷汗、恶心及濒死感。

根据心电图可分为：①ST段抬高型心肌梗死（STEMI），须紧急再灌注治疗（溶栓或介入手术）。②非ST段抬高型心肌梗死（NSTEMI），须抗栓治疗及风险评估。

3. 危险因素与预后

主要危险因素为高血压、高脂血症、糖尿病、吸烟、肥胖、缺乏运动和家族史等。两种疾病预后有所差异。心绞痛者经规范治疗可长期控制；而心肌梗死死亡率高达30%，且坏死心肌不可再生，存活者易并发心力衰竭或心律失常。

二、原理

1. 病理生理机制

①冠状动脉粥样硬化：脂质沉积于血管内膜形成斑块，导致管腔狭窄，狭窄程度＞70%时易引发心绞痛。

②斑块破裂与血栓形成：不稳定斑块破裂后会激活血小板聚集，形成血栓完全堵塞血管，引发心肌梗死。

③心肌缺血级联反应：缺血5～10分钟，导致心肌细胞代谢紊乱，包括乳酸堆积、ATP耗竭；缺血20～30分钟，导致心肌细胞不可逆坏死；坏死区域扩大，易引发恶性心律失常、心源性休克甚至猝死。

2. 症状产生原理

①胸痛：缺血心肌释放腺苷、乳酸等致痛物质，刺激心脏神经传入中枢。

②放射痛：心脏感觉神经与颈部、上肢神经节段重叠，导致疼痛向肩臂放射。

③自主神经反应：心肌缺血激活交感神经，引起冷汗、面色苍白及血压升高；严重缺血时，迷走神经

亢进,导致恶心、呕吐。

3. 急救科学依据

静息体位可减少回心血量及心肌耗氧,延缓坏死进程。硝酸甘油能扩张静脉减少心脏前负荷,同时扩张冠状动脉,改善侧支循环。阿司匹林可抑制血小板环氧化酶,阻断血栓素 A_2 生成,防止血栓扩大。心肌梗死发病后2小时内开通闭塞血管(再灌注治疗),可挽救50%以上濒死心肌。

📖 知识拓展

一、硝酸甘油的发现及其应用

硝酸甘油的历史充满戏剧性。1847年,意大利化学家阿斯卡尼奥·索布雷罗(Ascanio Sobrero)发现用硝酸和硫酸处理甘油能得到硝酸甘油,这是一种黄色油状透明液体,极易因震动而爆炸。在工业革命时期,瑞典化学家阿尔弗雷德·贝恩哈德·诺贝尔(Alfred Bernhard Nobel)改良了硝酸甘油的生产工艺,使其能安全地生产、运输和使用,然而却被用于战争。后来,人们发现接触硝酸甘油的工人会头痛,医生威廉·穆乐尔(William Murrell)经研究发现这与硝酸甘油能引起血管扩张有关,并且也能降低血压。他给一位长期吸烟伴反复心绞痛发作的64岁老年患者每天口服三次稀释后的硝酸甘油溶剂,发现患者胸痛发作次数明显减少。由此,硝酸甘油开始被用于治疗心绞痛。目前,硝酸甘油是心绞痛患者急性发作期的急救用药,也是冠心病患者的必备药物。其脂溶性高,极易通过口腔黏膜吸收,舌下含服是临床最常用的方法(图4-5-2)。

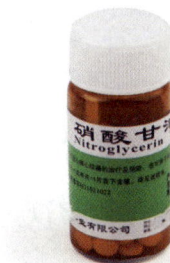

图4-5-2　硝酸甘油

二、冠状动脉起搏(TCP)技术

冠状动脉起搏(TCP)是一项用于紧急处置冠脉介入诊疗过程中发生严重心动过缓并发症的新技术。其原理是通过将插入冠脉的导引钢丝直接连接到体外起搏器上,从而起搏心脏,维持基本心率。例如,阜新矿总医院胸痛中心曾为一名急性心梗患者成功实施冠状动脉起搏。冠状动脉起搏技术具有迅速、安全、高效、经济等优点,为急性心梗等患者的救治提供了新的有力手段。

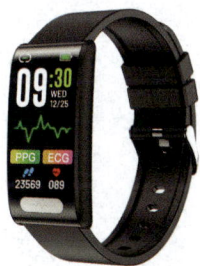

图4-5-3　智能手环

三、智能产品辅助监测与预警

随着科技的发展,一些智能产品可辅助监测心脏健康,如智能手环、智能手表等可实时监测心率、心律等数据,对心绞痛和心肌梗死起到了预警作用(图4-5-3)。

📋 任务评价

请扫码完成"为心绞痛、心肌梗死者实施现场急救"操作技能考核评价及知识学习评价。

技能评价　　学习评价

🧪 生命之光

请扫码查看阅读资料"生命守护者:列车乘务团队协作救治突发心绞痛乘客"。

巩固提升

请扫码完成课后习题。

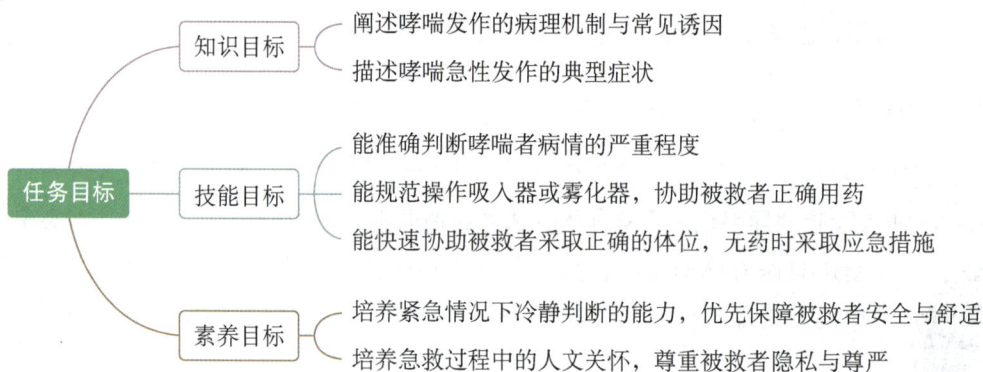

任务六 为突发哮喘者实施现场急救

任务目标

任务目标

知识目标
- 阐述哮喘发作的病理机制与常见诱因
- 描述哮喘急性发作的典型症状

技能目标
- 能准确判断哮喘者病情的严重程度
- 能规范操作吸入器或雾化器,协助被救者正确用药
- 能快速协助被救者采取正确的体位,无药时采取应急措施

素养目标
- 培养紧急情况下冷静判断的能力,优先保障被救者安全与舒适
- 培养急救过程中的人文关怀,尊重被救者隐私与尊严

案例导入

初冬傍晚6点,某社区老年合唱团排练室内,物业刚完成墙面涂料修补,甲醛未散尽,室内暖气过强导致空气干燥,西侧窗户漏风形成冷热对流。68岁的王大爷在排练《雪绒花》时突扶谱架,剧烈喘息。王大爷呼吸时发出断续哮鸣音,颈部辅助呼吸肌剧烈收缩,形成明显"三凹征",手指痉挛紧抓衣领嘶喊"药……在……外套……"后,面色转为青灰。团员们在惊慌中,有人将热姜茶抵至王大爷唇边,试图给其润喉,有人用力拍打其后背要求其咳痰,指挥匆忙翻找出2018年生产的布地奈德吸入剂强行按压给王大爷,让其吸入。社区医生携带血氧仪赶到,测得王大爷呼吸频率达36次/分且血氧饱和度降至85%,立即指令:"关闭暖气!移离过敏原!取靠垫维持前倾坐位!核查吸入器有效期!联系急救时告知需要便携式呼吸机!"

请根据上面的工作情境,尝试分析相关的工作任务。

问题1:如何根据王大爷的症状,快速识别是否为哮喘急性发作?

问题2:群众实施的"喂饮热茶""拍背排痰"等操作可能加剧何种风险?应如何实施科学急救?

问题3:若你作为现场人员,当被救者随身药物失效且急救药品未达时,应该运用哪些现场物品进行正确的气道管理?

任务解决

一、快速识别

【核心口诀】哮鸣音＋三凹征＋呼吸窘迫＝哮喘急性发作。

1. 识别典型症状

哮喘急性发作的核心特征是气道痉挛导致的可逆性呼吸困难,需通过以下四类体征快速判断。

（1）特征性呼吸音——哮鸣音

呼气时出现高调、尖锐的哨笛音（类似拉风箱声），以颈部、胸部听诊最明显。贴近被救者口鼻或胸背部,无需听诊器即可闻及。初期为间断性,随病情加重变为持续性;严重气道阻塞时,哮鸣音可能减弱甚至消失,此时提示病情危重。

（2）典型体征——三凹征

吸气时,锁骨上窝、胸骨上窝、肋间隙出现明显凹陷（图4-6-1）,反映呼吸肌代偿性用力收缩。轻度发作时,仅肋间隙轻度凹陷;重度发作时,三凹征显著,伴颈部肌肉（如胸锁乳突肌）剧烈收缩。

（3）呼吸功能异常——呼吸窘迫

呼吸频率超过30次/分（正常成人12～20次/分）,呼气延长（吸呼比从1∶2变为1∶3或更高）,呼吸浅快,伴随口唇、甲床发绀（血氧不足）,无法完整说话（如只能说单词或短语）,强迫前倾坐位（双手撑膝以辅助呼吸）等表现。

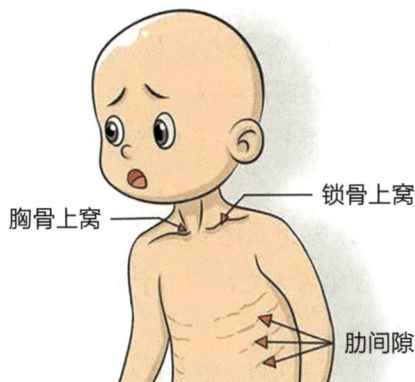

图4-6-1　哮喘典型体征——三凹征

（4）其他支持性体征

心率＞120次/分,大汗淋漓;焦虑、烦躁或意识模糊（严重缺氧时）;血氧饱和度＜90%（需血氧仪检测,非必需但可辅助判断）。哮喘急性发作症状分级见表4-6-1。

表4-6-1　哮喘急性发作症状分级

严重程度	呼吸频率	三凹征	血氧饱和度	说话能力
轻度	20～30次/分	轻度	≥95%	成句说话
中度	30～40次/分	明显	90%～94%	只能说短语
重度	＞40次/分	极度凹陷	＜90%	只能说单词或不能说话

案例回溯　本案例中,王大爷出现"断续哮鸣音""三凹征""呼吸频率36次/分",结合面色青灰（提示缺氧）,符合典型哮喘急性发作表现。

2. 识别危险诱因

哮喘发作多由环境刺激或机体状态改变触发,需要优先排查以下四类诱因。

（1）环境刺激物

化学气体,如甲醛、烟雾、香水、消毒剂;过敏原,如尘螨、花粉、宠物皮屑;温湿度变化,如冷空气直吹、干燥暖气。

（2）物理因素

剧烈运动,尤其是在寒冷环境下运动,如冬季户外活动;情绪波动,如紧张、大笑、哭泣等,易诱发过度通气。

（3）感染因素

上呼吸道感染，如病毒性感冒后气道高反应性增强；慢性炎症，如鼻炎、鼻窦炎未控制等。

（4）药物相关

急救药物失效，如吸入器过期、未随身携带；药物诱发，如阿司匹林、β 受体阻滞剂（如普萘洛尔）等。

案例回溯 案例中"甲醛未散尽""冷热对流"为明确的诱因，需优先排除，可立即关闭暖气、开窗通风（避免直吹被救者）以切断诱因。

3. 排除干扰项

鉴别哮喘，需与以下三类急症进行区分，避免误判延误救治（表4-6-2）。

（1）心源性哮喘

核心特征是听诊肺部有湿啰音，类似水泡破裂声；咳粉红色泡沫痰，提示有肺水肿；既往有高血压、冠心病史。

（2）气道异物梗阻

梗阻者常做出双手卡喉的"V"字手势；突发于进食或口含异物时；呼吸困难以吸气性为主（哮喘为呼气性）。

（3）慢性阻塞性肺疾病（COPD）

COPD患者通常有10年以上吸烟史；桶状胸（前后径增大）、杵状指；呼吸困难呈渐进性加重（哮喘多为突发性）。

表4-6-2　哮喘与其他急症的鉴别要点

急症类型	易混淆症状	关键区别点	处置禁忌
心源性哮喘	喘息、端坐呼吸	湿啰音（肺水肿）、粉红色泡沫痰、心脏病史	禁用β_2受体激动剂
气道异物梗阻	呼吸困难、发绀	突发呛咳史、"V"字手势、无哮鸣音	禁止拍背
COPD急性加重	喘息、呼吸急促	长期吸烟史、桶状胸、呼气延长更显著	慎用高浓度氧

案例回溯 本案例中王大爷的症状突发于环境暴露后，无吸烟史、无异物呛咳史，结合哮鸣音和三凹征，可确诊为哮喘急性发作。

二、精准急救

【急救原则】 解除痉挛优先、保障通气、避免误操作。

1. 脱离致敏环境

切断诱因，减少气道刺激。

（1）环境干预

脱离致敏原，应立即关闭暖气、停止使用刺激性化学品（如香水、消毒剂）等。通风换气，开窗通风时避免冷风直吹被救者，防止冷空气诱发支气管痉挛，应优先打开远离被救者的窗户。调节湿度，用湿毛巾悬挂于暖气片或喷洒清水，缓解空气干燥，湿度建议维持在50%～60%。

（2）气道保护

用清水浸湿纱布（或干净口罩），折叠2层，覆盖被救者口鼻，过滤刺激性颗粒，如甲醛、粉尘。清理被救者周围的花卉、毛毯、宠物等可疑过敏原。

案例回溯 本案例中社区医生指令："关闭暖气！移离过敏原！"正确，但需注意西侧窗户漏风形成冷热对流,应关闭漏风窗户,仅开启远离被救者处的窗户;甲醛密度大于空气,可引导被救者站立或坐于高处,减少低处甲醛吸入。

2. 规范用药

规范用药可快速缓解支气管痉挛,恢复通气功能,吸入药物操作对照表见表4-6-3。

表4-6-3 吸入药物操作对照表

项目	定量吸入器(MDI)	雾化器
适用人群	意识清醒、能配合呼吸者	儿童、老年人、重症者
药物沉积率	15%～20%	40%～60%
禁忌	过期药物	严重缺氧未纠正者(血氧<85%)

(1)定量吸入器(MDI)

①常用药物:短效β_2受体激动剂(如沙丁胺醇),可快速舒张支气管平滑肌,5～10分钟内起效;布地奈德(吸入性激素)是长期控制药物,用于减少哮喘发作频率,急性发作时需联合沙丁胺醇使用,不能单独用于急救。

②操作流程:垂直紧握吸入器,摇晃5秒使药物混合均匀;哮喘者缓慢呼气至残气位,尽量排空肺部;双唇包紧咬嘴,避免漏气;按压药罐同时,用口深慢吸气,持续3～5秒;屏息10秒后缓慢呼气,呼气时间>5秒(图4-6-2)。

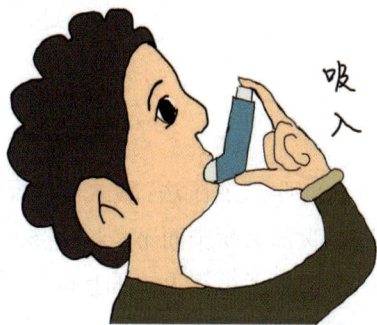

图4-6-2 用双唇包住吸嘴吸入药物

③给药步骤:轻度发作时1～2喷/次,间隔4小时;中、重度发作时2～4喷/次,每20分钟重复,24小时内不超过8次;儿童、老年人宜使用储雾罐辅助吸入,提高药物沉积率30%。

(2)雾化吸入

①常用药液:沙丁胺醇溶液(0.5 mL)+生理盐水(2 mL)混合。

②操作要点:紧贴面部避免漏气。指导哮喘者深慢呼吸,雾化时间>5分钟;一人一管一罩,避免交叉感染。

(3)禁忌警示

①过期吸入器:通常吸入器的有效期为12～24个月,若使用过期吸入器,则药物剂量可能不足且药物可能被污染,强行按压易引发喉痉挛。

②按压后无效:若按压后无药物雾气喷出,应立即更换设备。

案例回溯 社区医生指令"核查吸入器有效期"正确,但应优先使用被救者自备药物(如外套中的急救药),若药物过期,如案例中2018年布地奈德已过期多年,则改用雾化吸入或等待急救药品。

3. 体位管理

体位管理的目的是降低呼吸肌负荷,优化通气效率。

(1)前倾坐位

应让被救者坐直,胸部垫靠枕,靠枕高度10～15 cm,双肘支撑桌面,身体前倾30°。其生理机制是降低膈肌,减轻压迫,增加肺容积,并利用重力促进分泌物排出,以减少气道阻塞。

(2)禁忌体位和操作

①仰卧位:腹腔脏器压迫膈肌,肺通气量减少40%。②俯卧位:加重呼吸肌代偿,诱发呼吸肌疲劳。③拍背排痰:剧烈拍打可能诱发支气管痉挛。

案例回溯 案例中群众"拍打其后背要求其咳痰"操作错误,"取靠垫维持前倾坐位"操作正确,但须注意,老年人可能因骨质疏松而无法长时间前倾,可改为高侧卧位(患侧朝上),同时应避免多人围拢遮挡空气流通。

4. 无药应急措施

无药时我们应尽量维持被救者的气道开放,延缓病情恶化。

（1）气道开放技术

①缩唇呼吸法:将嘴巴缩成吹笛状,使气体通过缩窄的口型慢慢呼出。吸气时用鼻子,呼气时嘴呈缩唇状,施加一些抵抗,慢慢呼气。此方法可使气道内压增高,防止气道陷闭,使每次通气量上升,呼吸频率、每分通气量降低,从而调节呼吸频率。一般为吸3秒,再呼6秒,主要是增加气道内压,防止小气道塌陷(图4-6-3)。

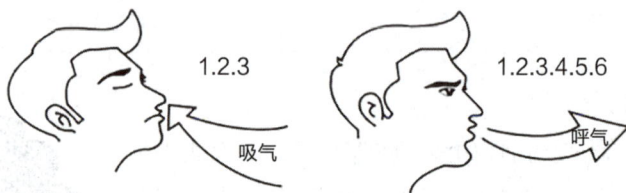

图4-6-3 缩唇呼吸法

②腹部加压法:腹式呼吸是让横膈膜上下移动。由于吸气的时候横膈膜会下降,把脏器挤到下方,因此腹部会膨胀而不是胸部膨胀。腹式呼吸可以进行深度的气体交换,呼出更易停滞在肺底部的二氧化碳。被救者可双手按压上腹部(剑突下),呼气时向内上方推压,减少残气量。

缩唇呼吸法、腹部加压法仅为辅助措施,不能替代急救药物。若5～10分钟内无药物缓解,须立即送医(可能进展为呼吸衰竭)。

（2）痉挛缓解措施

可用温毛巾(40℃左右)敷于胸锁乳突肌,缓解肌肉痉挛,忌用冷敷。轻揉被救者痉挛手指,引导其松开紧抓衣领的动作,避免压迫颈动脉。

（3）紧急送医信号

被救者出现生命体征恶化(如血氧＜85%)、意识模糊(如无法应答姓名)、心率＞140次/分、重复给药3次(1小时内)仍无缓解、或现场无药物且无法脱离过敏原(如火灾烟雾环境)时应紧急送医。

案例回溯 案例中王大爷面色青灰、血氧85%,已符合紧急送医指征,应立即拨打急救电话,并在急救车到达前持续进行缩唇呼吸与体位管理。

5. 人文关怀与禁忌操作

（1）心理支持

可对被救者进行语言安抚,如"吸气-屏住-呼气",避免询问复杂问题。急救过程中注意保护被救者隐私。

（2）绝对禁忌操作

①喂食、喂水:因哮喘者呼吸困难时吞咽功能受限,喂食、喂水可能引发误吸。

②使用镇静剂:吗啡、苯二氮䓬类药物会抑制呼吸中枢。

③氧疗过量:未监测血氧时,吸氧浓度≤40%。高浓度氧可能会加重二氧化碳潴留。

案例回溯 案例中有人将热姜茶抵至王大爷唇边可能会引发误吸。

三、有效预防

【预防口诀】避诱因、随身药、练呼吸。

①避诱因:哮喘者避免接触香水、油漆、冷空气直吹。

②随身药:药物应每月检查有效期,吸入器标注开瓶日期。

③呼吸训练：练习腹式呼吸法，即鼻吸气鼓腹→缩唇缓慢呼气。

四、急救处理注意事项

①禁止喂水或食物，喂食、喂水可能会引发误吸。
②禁止拍背，拍背可能会加重气道痉挛。
③禁止使用镇静剂，镇静剂可能会抑制呼吸。
④老年人可能合并心脏病，应监测脉搏。
⑤儿童应优先使用储雾罐辅助吸入。

任务要点

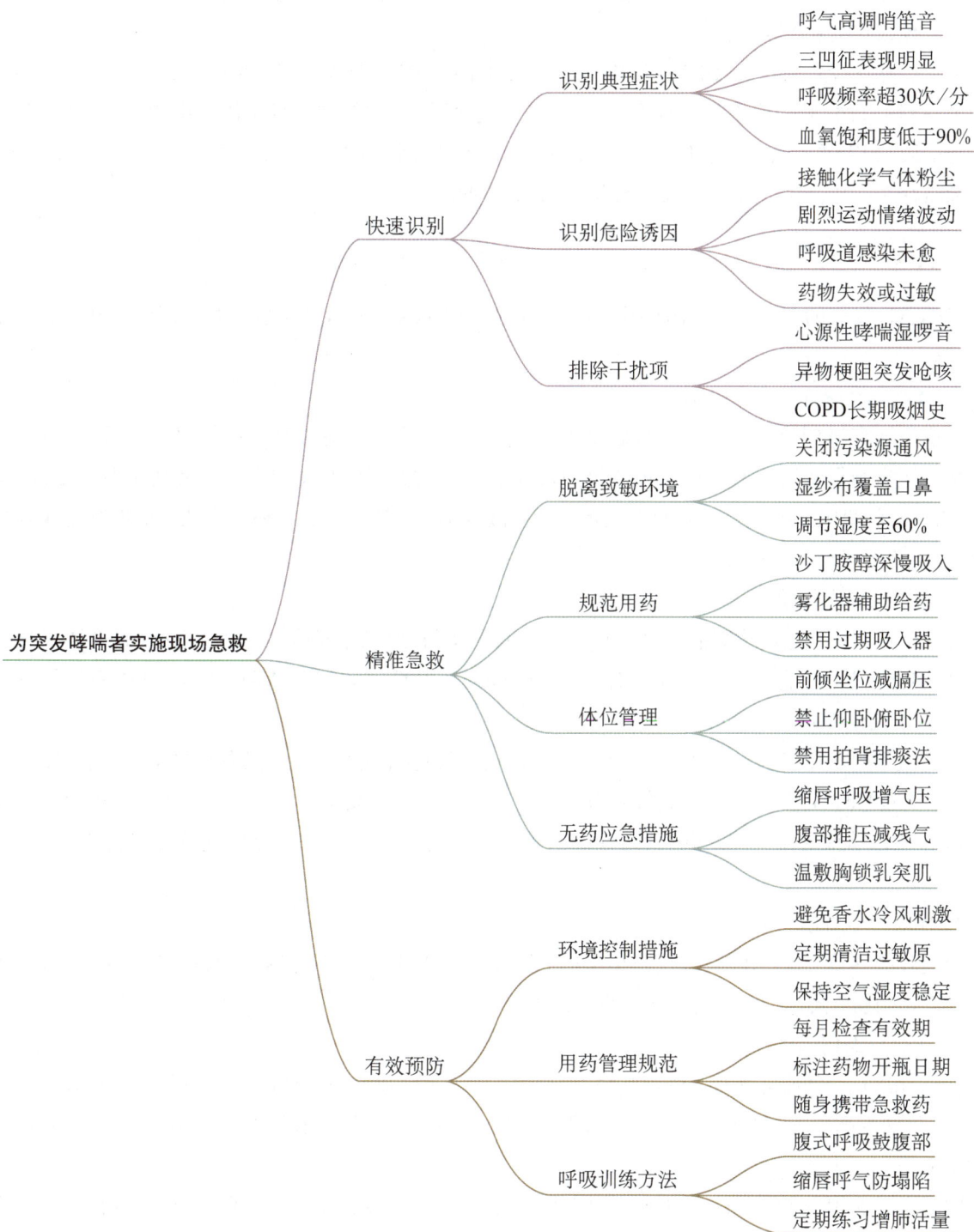

必备知识

一、基本概念

哮喘急性发作（acute asthma attack）是支气管哮喘患者在过敏原暴露、感染或环境刺激等因素触发下，因气道平滑肌痉挛、黏膜水肿及黏液分泌亢进导致的可逆性气流受限。其典型表现为突发性呼吸困难、喘息、咳嗽及胸闷，严重时可因极度缺氧而危及生命。

哮喘急性发作的核心特征包括：诱因明确（如接触尘螨、花粉、冷空气或刺激性气体）、病理三联征（气道痉挛、炎症渗出、黏液栓形成）以及临床表现（呼气性呼吸困难伴哮鸣音、辅助呼吸肌代偿形成的"三凹征"、血氧饱和度下降）。轻症患者经及时用药可迅速缓解，而重症患者若未及时干预，可能因气道完全阻塞导致呼吸衰竭或窒息。

根据全球哮喘防治倡议（Global Initiative for Asthma, GINA）指南，哮喘可分为四类：间歇性发作（症状出现每周＜1次，肺功能正常）、轻度持续（症状出现每周≥1次但非每日发作）、中度持续（每日有症状且活动受限）以及重度持续（症状持续存在，频繁夜间发作伴肺功能显著下降）。不同分型的病理进展与急救策略存在差异，需结合患者病史及环境诱因综合判断。

二、原理

哮喘急性发作的本质是"气道阻塞→缺氧→代偿→失代偿"的级联反应。其病理机制可从以下五个方面解析。

1. 气道高反应性与痉挛机制

过敏原或环境刺激激活气道内的肥大细胞，释放组胺、白三烯等炎性介质，引发神经调节失衡。胆碱能神经兴奋会导致气道平滑肌收缩，同时Th2细胞介导的炎症级联反应促使嗜酸性粒细胞浸润，释放IL-4、IL-5等细胞因子，进一步加重黏膜水肿和黏液分泌。长期慢性炎症还会下调气道β_2肾上腺素能受体功能，削弱支气管舒张能力。

2. 黏液栓形成与通气障碍

慢性炎症刺激气道杯状细胞过度增生，分泌大量黏蛋白，形成黏液栓阻塞小气道；炎性介质同时破坏纤毛摆动功能，黏液清除率显著下降。黏液栓与痉挛的气道共同构成"双重阻塞"，加剧通气障碍。

3. 气体交换障碍与缺氧代偿

气道阻塞引发通气/血流比例失调，使痉挛气道远端的肺泡通气不足，但血流灌注仍正常，导致低氧血症；严重阻塞时，呼气阻力大于吸气阻力，肺泡残气量增加，二氧化碳潴留引发呼吸性酸中毒。缺氧刺激颈动脉体化学感受器，呼吸频率代偿性加快（＞30次/分），但过度通气会加速呼吸肌耗氧，形成恶性循环。

4. 体液与电解质失衡

快速呼吸导致二氧化碳排出过多，早期可引发呼吸性碱中毒；而喘息时呼吸道水分大量丢失，黏液黏稠度升高，尤其在干燥环境中，进一步加重气道阻塞。

5. 代偿与失代偿机制

初期，膈肌、肋间肌等呼吸肌剧烈收缩，表现为"三凹征"，短期内增加通气量；但随着痉挛持续，呼吸肌疲劳、代谢性酸中毒相继出现，最终进入失代偿阶段，表现为"沉默胸"（严重气道阻塞时哮鸣音消失）及意识障碍。

阻断上述病理进程需依赖三类核心措施，即β_2受体激动剂（快速舒张平滑肌）、抗炎药物（抑制炎性介质释放)及氧疗(纠正低氧血症)。及时解除气道痉挛、改善通气效率是逆转病情的关键。

📖 知识拓展

一、人工智能(AI)辅助诊断

部分医疗机构开始尝试运用人工智能(AI)技术辅助哮喘诊断。通过分析患者的病史、症状数据、肺功能检测结果以及影像资料等多维度信息,人工智能算法能够快速且精准地判断哮喘的严重程度、发作风险,还能辅助医生鉴别哮喘与其他具有相似症状的呼吸道疾病,如慢性阻塞性肺疾病(COPD)等。这大大提高了诊断的效率和准确性,为及时制定有效的治疗方案提供了有力支持。

二、远程医疗监测技术

借助可穿戴设备与移动互联网技术,患者在家中就能实现对哮喘相关指标的实时监测。这些可穿戴设备能够持续监测患者的呼吸频率、呼气峰流速、心率、血氧饱和度等关键数据,并通过蓝牙或 Wi-Fi 等无线通信技术将数据实时传输至医生的远程医疗平台。医生可根据这些动态数据及时了解患者的病情变化,在患者哮喘发作风险增加时,提前给予干预指导,调整治疗方案(图4-6-4)。

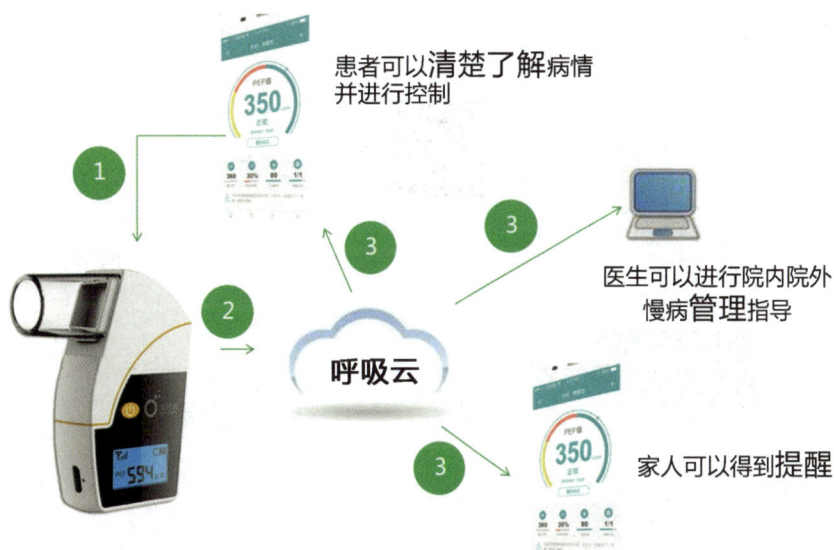

图4-6-4　哮喘预警系统

三、智能吸入器

新型智能吸入器集成了传感器、蓝牙模块以及配套的手机应用程序。传感器可精确记录患者每次使用吸入器的时间、剂量、操作是否规范等信息,并通过蓝牙将这些数据同步至手机应用。

四、室内空气智能监测与净化系统

对于哮喘患者而言,室内空气质量对病情有着重要影响。这类智能系统能够实时监测室内的过敏原浓度(如尘螨、花粉、霉菌孢子等)、空气质量指标(如 $PM_{2.5}$、甲醛等污染物浓度),一旦检测到有害物浓度超标,便会自动启动净化功能,过滤空气中的过敏原和污染物,为患者营造一个相对安全、清洁的室内呼吸环境。部分先进的系统还能与患者的智能设备联动,当检测到空气质量不佳时,及时向患者发送预警信息,提醒患者采取相应的防护措施。

任务评价

请扫码完成"为突发哮喘者实施现场急救"操作技能考核评价及知识学习评价。

生命之光

请扫码查看阅读资料"生命守护者：医学生支教老师冷静施救突发哮喘学生"。

巩固提升

请扫码完成课后习题。

任务七 为咯血者实施现场急救

任务目标

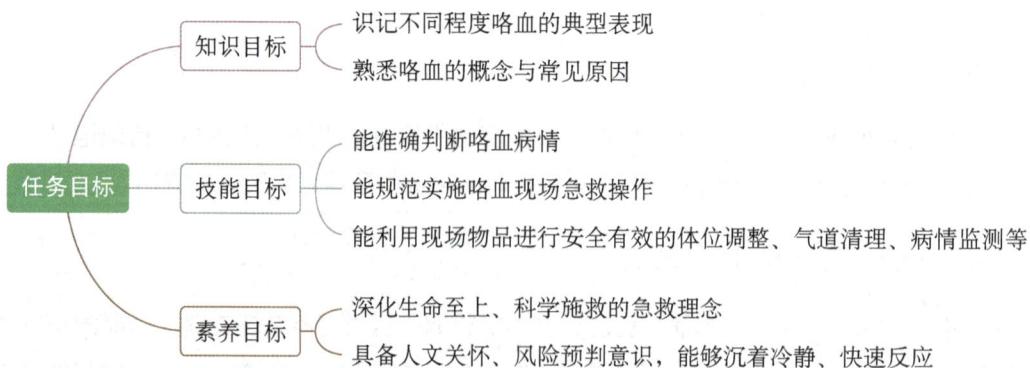

案例导入

王先生,58岁,确诊支气管扩张10年,长期咳嗽、咳痰。今日午后在家看电视时突发剧烈咳嗽,连续咯出半茶杯量(约100 mL)鲜血,含泡沫样痰液。王先生面色苍白、呼吸急促(35次/分),指端发绀,自诉胸闷、窒息感。家中地板可见喷射状血迹,伴少量血凝块。其妻子发现后立即拨打120,此时王先生出现冷汗、脉搏细弱等休克前期表现。住所位于无电梯老小区5楼,距医院车程15分钟。

请根据上面的工作情境,尝试分析相关的急救任务。

问题1:初步判断王先生发生了什么急危症情况,并说出判断的依据。

问题2:面对这样的突发状况,现场应如何迅速而有效地进行急救?

问题3:如何预防咯血的发生?

任务解决

一、快速识别

1. 咯血量分级

①少量咯血:24小时内咯血量＜100 mL,痰中带血丝,生命体征稳定。

②中量咯血:24小时内咯血量100～500 mL,间断性咳血,伴轻度呼吸加快。

③大量咯血:24小时内咯血量＞500 mL或单次＞100 mL,被救者面色苍白、血压下降。

2. 危险信号识别

如果出现以下几种情况,应立即呼叫急救120。

①伴随症状:意识模糊、面色苍白、四肢湿冷、脉搏细弱、血压下降,提示休克;呼吸困难、喉部喘鸣、血氧饱和度下降,警惕窒息。

②出血速度与方式:短时间内频繁咯血,单次咯出半杯以上鲜血(约100～150 mL),即使总量未达500 mL,也需按大咯血处理;咯血时,血液呈喷射状或持续涌出,难以自行停止。

③基础疾病:既往有肺结核、肺癌、支气管扩张等病史者突发咯血。

3. 咯血与其他出血的鉴别

鉴别咯血与其他出血,有利于提高诊断准确性,优化治疗方案,改善被救者预后。咯血与其他出血的鉴别见表4-7-1。

表4-7-1　咯血与其他出血的鉴别表

特征	咯血	呕血	口腔或鼻腔出血
出血来源	呼吸道(肺、支气管)	消化道(胃、食管)	口腔黏膜、牙龈或鼻腔
血液颜色	鲜红色,多含泡沫	暗红色或咖啡色(胃酸导致)	鲜红色,无泡沫
伴随症状	咳嗽、胸痛、呼吸困难	恶心、上腹痛、黑便(柏油样)	可见口腔或鼻腔创面,无咳嗽
血液pH值	碱性(与痰液混合)	酸性(与胃液混合)	中性
血液性状	混有痰液或气泡	可能混有食物残渣	纯血液或混唾液
常见病因	肺结核、肺癌、支气管扩张	胃溃疡、肝硬化、食管静脉曲张	牙龈炎、鼻黏膜损伤、外伤

二、精准急救

1. 实施急救

(1) 识别窒息症状

咯血窒息的早期症状包括被救者突然胸闷、烦躁不安、呼吸急促、面色发绀、咯血突然中断等。此外,被救者若出现"三凹征"(吸气时胸骨上窝、锁骨上窝、肋间隙出现明显凹陷),一侧肺呼吸音减弱或消失,也是窒息的重要表现。当这些症状出现时,施救者应立刻意识到被救者可能发生了咯血窒息,应立即拨打急救电话,明确告知"大咯血、窒息风险",请求优先派车,迅速展开抢救。

（2）立即调整体位

让被救者保持患侧卧位,即咯血一侧的肺部朝下。以左侧肺部出血为例,让被救者左侧身体在下、右侧身体在上侧卧,这样能使出血侧肺部的血液因重力作用积聚在下方,避免血液流入健侧肺部,从而减少对健侧肺通气功能的影响。倘若无法确定出血侧,可让被救者取头低脚高45°的俯卧位,并轻轻拍打被救者背部,促使血液尽快排出体外,减少血液在呼吸道内滞留,避免窒息风险。

（3）保持呼吸道通畅

施救者戴上干净的手套或使用干净的纱布,轻轻将被救者口腔内可见的积血抠出或擦拭掉,动作要迅速且轻柔,切勿深入或粗暴,避免刺激被救者咽喉部引发呛咳或呕吐,导致误吸风险增加。同时,鼓励被救者轻轻咳嗽,将呼吸道内的积血咳出,但要提醒被救者避免用力咳嗽,引发再次大出血。对于意识清醒的被救者,可让其自主漱口,将口腔内残留的积血漱出,保持口腔清洁。

（4）做好心理安抚

咯血会使被救者产生恐惧、紧张等负面情绪,这可能进一步导致被救者呼吸急促,加重咯血症状。施救者应陪伴在被救者身边,用温和、简短的指令指导被救者,如"慢慢呼吸""不要吞血""头偏向这边"。告知被救者正在采取的急救措施,缓解其紧张情绪,鼓励被救者保持冷静,积极配合。

（5）促进清洁舒适

开窗通风,保持空气流通。用干净的纱布或纸巾,轻轻擦拭被救者口腔内的血液和痰液,保持口腔清洁。及时更换被血液污染的纱布和纸巾,减少不良刺激对被救者的影响。适当给被救者加盖衣物,避免被救者着凉,但也不要过度保暖,以免被救者出汗过多导致身体虚弱。

（6）监测病情变化

在等待急救人员到来的过程中,施救者要密切监测被救者呼吸、脉搏、血压变化,神志与精神状态,严密观察咯血量、颜色及性状,注意被救者的皮肤与口唇色泽,以及有无窒息先兆等情况发生,并做好记录,以便向医护人员准确描述病情。若被救者出现心跳、呼吸骤停,应立即进行心肺复苏,具体操作技术见"为心跳呼吸骤停者实施现场急救"任务。

2. 注意事项

（1）严防误吸发生

在被救者咯血期间,绝对禁止给被救者喂水、喂食,防止因误吸导致窒息或肺部感染。告知被救者及周围人员,在咯血未缓解时,不得向被救者提供任何饮食,待咯血症状缓解,经医生评估后,再决定是否进食。

（2）避免加重出血风险

嘱被救者绝对卧床休息,减少身体活动,避免因体位变动或活动导致咯血加剧。同时,尽量减少搬动被救者,如需搬动,动作要轻柔、平稳。嘱被救者不要用力咳嗽、屏气或说话,施救者也不应给被救者拍背,以免刺激呼吸道和肺部,增加胸腔压力,使出血加剧。避免热敷或热饮,这可能会扩张血管,加重出血。

（3）勿自行使用止血药

不同病因导致的大咯血,其治疗方法和用药选择有很大差异,错误使用止血药不仅可能无法止血,还会引起不良反应甚至严重后果,因此,在未明确病因和得到医生指导的情况下,不能自行使用止血药。

（4）详细记录病情

详细记录被救者咯血的颜色(如鲜红、暗红、咖啡色)、量(粗略估算,如"半杯"或"浸透5张纸巾")、性状(如泡沫状、黏稠状、血块),咯血开始的时间、频率变化、伴随症状(如胸痛、呼吸困难等),记录咯血前是否存在剧烈咳嗽、体位改变、情绪激动等诱因及生命体征、意识变化等信息,这些对于医生判断病情和制定治疗方案非常重要。

三、有效预防

1. 疾病管理

（1）积极治疗基础疾病

对于患有支气管炎、支气管扩张、肺结核、肺癌等呼吸系统疾病以及心血管疾病的患者,要积极配合医生进行治疗,按时服药、定期复查,控制病情发展,减少咯血的发生风险。

（2）遵医嘱用药

在使用可能引起咯血的药物时,如抗凝剂、抗血小板药物等,要严格遵医嘱用药,密切观察药物的不良反应,如有异常,及时告知医生。

2. 生活方式调整

（1）戒烟限酒

烟草中的有害物质会直接损伤呼吸道黏膜,增加肺部感染和支气管扩张的风险。戒烟可减少慢性咳嗽和痰液分泌,降低血管破裂的可能性。过量饮酒可能会影响凝血功能,并加重肝脏负担,间接增加出血风险。建议男性每日酒精摄入量不超过25 g,女性不超过15 g。

（2）适度锻炼

规律的有氧运动(如散步、慢跑、太极拳、游泳等)可增强心肺功能,改善血液循环,但需避免剧烈运动导致血压骤升。建议每周运动3～5次,每次30分钟。

（3）均衡饮食

多摄入富含维生素C(如柑橘类水果)和维生素K(如绿叶蔬菜)的食物,增强血管弹性和凝血功能。增加优质蛋白质(如鱼、蛋、豆类),促进呼吸道黏膜修复。避免辛辣、过热或过硬食物,减少对咽喉和食道的刺激。

（4）环境清洁

定期通风,减少粉尘、油烟或化学烟雾的吸入。使用空气净化器或加湿器维持空气湿度,避免呼吸道干燥。

（5）控制情绪

焦虑、愤怒等情绪可能引起血压升高,增加血管破裂风险。可通过深呼吸、冥想或心理咨询缓解压力。

3. 健康教育

（1）知识普及

通过社区宣传、健康讲座等方式,向居民普及咯血的相关知识,包括咯血的症状、病因、急救方法和预防措施等,提高居民的自我保健意识和急救能力。

（2）预防呼吸道感染

在流感季节,尽量避免前往人员密集的场所,如需外出,可佩戴口罩。注意保暖,根据天气变化及时增减衣物,预防感冒。

（3）定期体检

倡导居民定期进行体检,及时发现潜在的健康问题,并采取相应的治疗措施。对于有咯血高危因素的人群,如长期吸烟者、有肺部疾病家族史者等,更应定期进行胸部检查,以便早期发现和治疗疾病。

任务要点

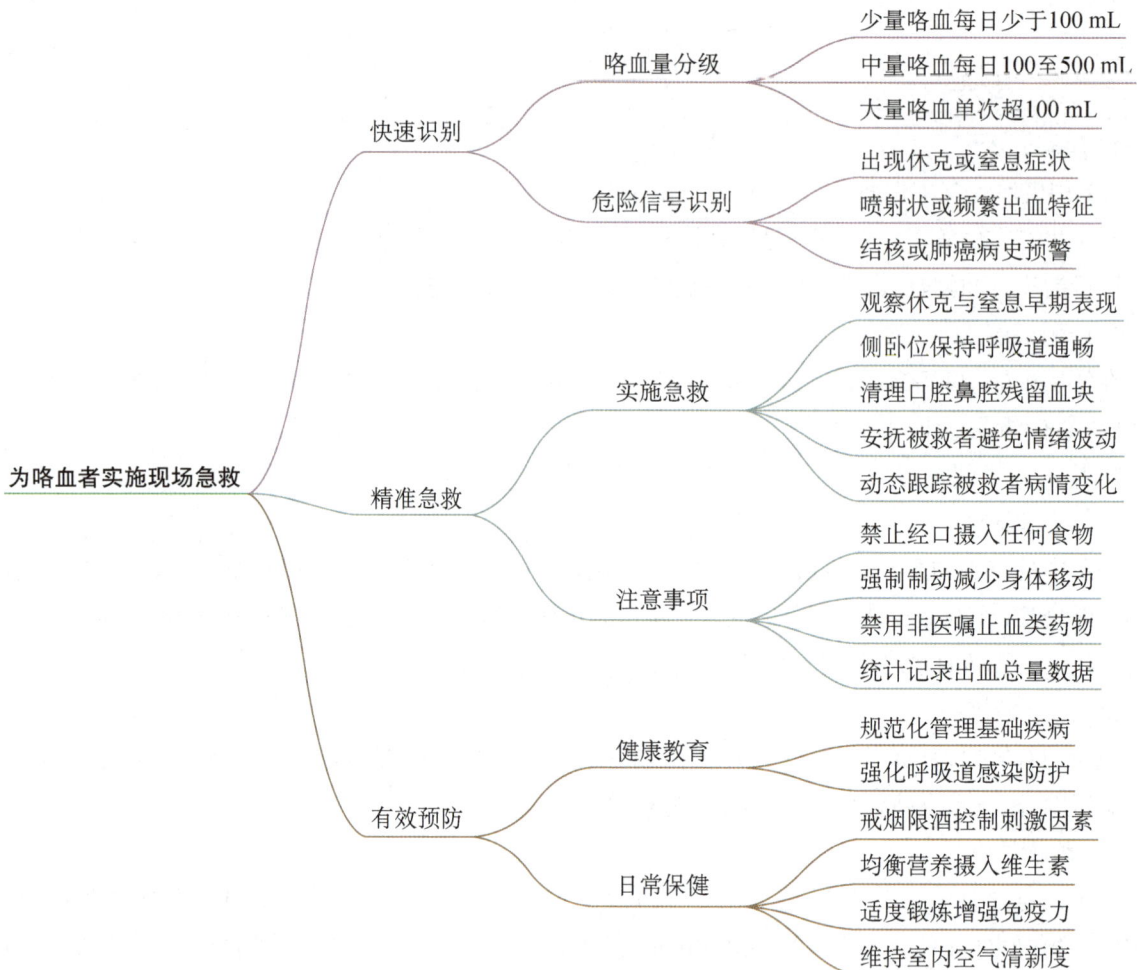

为咯血者实施现场急救
- 快速识别
  - 咯血量分级
    - 少量咯血每日少于100 mL
    - 中量咯血每日100至500 mL
    - 大量咯血单次超100 mL
  - 危险信号识别
    - 出现休克或窒息症状
    - 喷射状或频繁出血特征
    - 结核或肺癌病史预警
- 精准急救
  - 实施急救
    - 观察休克与窒息早期表现
    - 侧卧位保持呼吸道通畅
    - 清理口腔鼻腔残留血块
    - 安抚被救者避免情绪波动
    - 动态跟踪被救者病情变化
  - 注意事项
    - 禁止经口摄入任何食物
    - 强制制动减少身体移动
    - 禁用非医嘱止血类药物
    - 统计记录出血总量数据
- 有效预防
  - 健康教育
    - 规范化管理基础疾病
    - 强化呼吸道感染防护
  - 日常保健
    - 戒烟限酒控制刺激因素
    - 均衡营养摄入维生素
    - 适度锻炼增强免疫力
    - 维持室内空气清新度

必备知识

一、基本概念

咯血（hemoptysis）是指喉部以下呼吸器官（如气管、支气管、肺组织）的出血，经咳嗽动作从口腔排出的现象。其涵盖范围广泛，可从少量含有血丝的痰到大量出血，严重时大量出血可造成气道阻塞、缺氧和血流动力学不稳定，进而引发威胁生命的后果。

二、咯血的常见原因

1. 呼吸系统疾病

感染性疾病，如肺结核（活动期病灶侵蚀血管）、支气管扩张（支气管壁血管破裂）、肺炎（细菌或真菌感染导致黏膜充血）；肿瘤性疾病，如肺癌（肿瘤侵犯血管或坏死出血）、支气管腺瘤（良性肿瘤血管丰富易出血）；其他，如肺栓塞（梗死区血管破裂）、肺脓肿（坏死组织侵蚀血管）。

2. 循环系统疾病

二尖瓣狭窄（左心房高压导致肺静脉破裂）、心力衰竭（肺淤血引发毛细血管渗血）、肺动脉高压（血管壁压力升高致破裂）。

3. 外伤或医源性因素

如胸部外伤（肋骨骨折刺伤肺组织）、气管插管或支气管镜检查后黏膜损伤。

4. 全身性疾病

血液病，如血小板减少症、白血病；结缔组织病，如系统性红斑狼疮、血管炎；遗传性疾病，如遗传性出血性毛细血管扩张症。

5. 药物或毒物影响

抗凝药物过量，如华法林、肝素；吸入刺激性气体，如强酸、强碱烟雾。

📖 知识拓展

随着科技的不断进步，咯血急救与治疗也取得了不少新进展。

一、介入治疗技术革新

①支气管动脉栓塞术（bronchial artery embolization，BAE）：采用新型微球栓塞剂可精准栓塞出血血管，成功率提升至90%以上。②冷冻止血技术：经支气管镜应用氩气刀联合冷冻探头，实现快速止血，同时减少气道损伤（图4-7-1）。

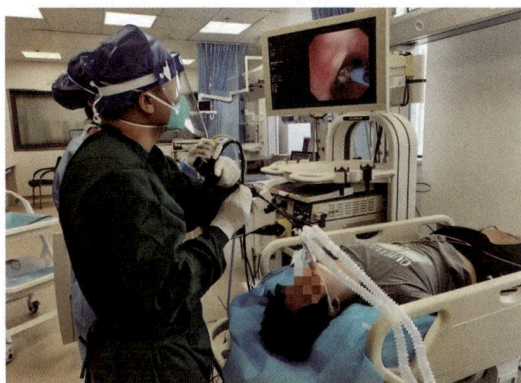

图4-7-1 冷冻止血技术（经支气管镜应用氩气刀联合冷冻探头）

二、智能监测设备应用

①可穿戴式血氧-呼吸监测仪实时预警窒息风险（图4-7-2）。②AI辅助计算机断层扫描（CT）血管成像可10分钟内定位出血点，较传统方法提速60%。

三、新型止血材料

①纳米纤维止血纱布可快速形成物理屏障。②喷雾型纤维蛋白胶经支气管镜直达出血部位。

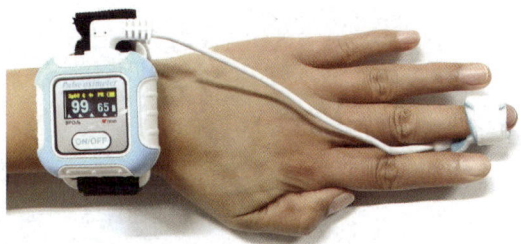

图4-7-2 可穿戴式脉搏血氧仪

四、急救流程优化

①"ABCD"新流程：气道（Airway）-出血（Bleeding）-循环（Circulation）-决策（Decision）。②院前-院内云平台实现急救数据实时共享。

五、护理新理念

①三维打印个性化患侧体位垫。②虚拟现实（VR）技术用于患者焦虑干预。③远程指导家属实施家庭急救。

⚕ 任务评价

请扫码完成"为咯血者实施现场急救"操作技能考核评价及知识学习评价。

生命之光

请扫码查看阅读资料"湘西子弟兵勇闯生命通道,公交车变救护车上演生死时速"。

巩固提升

请扫码完成课后习题。

任务八 为脑血管意外者实施现场急救

任务目标

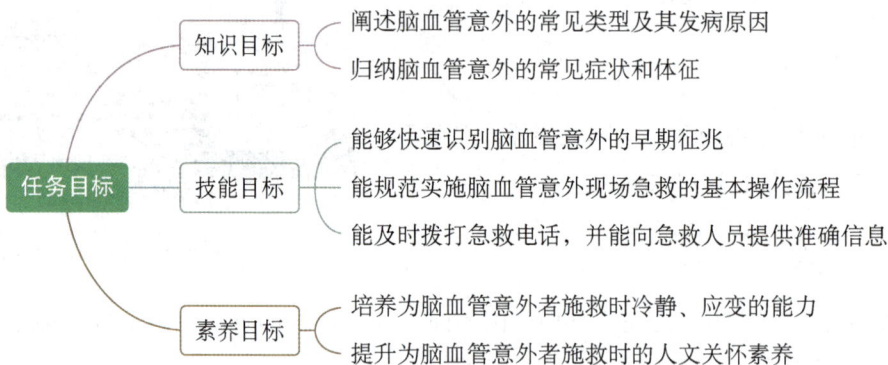

任务目标
- 知识目标
  - 阐述脑血管意外的常见类型及其发病原因
  - 归纳脑血管意外的常见症状和体征
- 技能目标
  - 能够快速识别脑血管意外的早期征兆
  - 能规范实施脑血管意外现场急救的基本操作流程
  - 能及时拨打急救电话,并能向急救人员提供准确信息
- 素养目标
  - 培养为脑血管意外者施救时冷静、应变的能力
  - 提升为脑血管意外者施救时的人文关怀素养

案例导入

6月中旬上午10点,社区居民李奶奶(75岁,有高血压病史)在家中突然感到剧烈头痛,随后左侧肢体无力、口角歪斜、言语不清。家人见状惊慌失措,不知如何是好,只是不停地呼喊李奶奶的名字,试图让她保持清醒。李奶奶的病情逐渐加重,家人这才想起拨打120急救电话。在等待救护车的过程中,家人因为缺乏急救知识,只是让李奶奶坐在沙发上,没有采取任何措施。救护车到达后,急救人员发现李奶奶已经出现意识模糊、呼吸急促。

请根据上面的工作情境,尝试分析相关的工作任务。

问题1:如何快速识别脑血管意外的早期症状?

问题2:在等待救护车时,家人应该如何正确处理李奶奶的情况?

问题3：如何针对有高血压病史的老年人制定有效的脑血管意外预防措施？

任务解决

一、快速识别

【核心口诀】"BE FAST"（图4-8-1）。

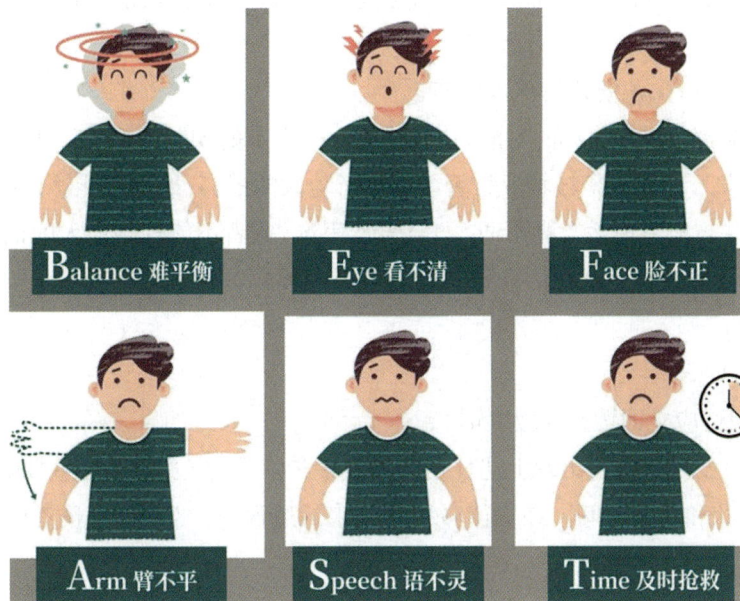

图4-8-1 "BE FAST"

1. B（Balance，平衡）

判断是否失去平衡或协调能力，突然行走困难。

①观察方法：让被救者尝试站立或行走，观察其是否能够保持平衡。例如，被救者可能会出现身体摇晃、无法直线行走，或者在尝试单脚站立时无法保持平衡等情况。

②判断依据：如果被救者突然出现行走困难、失去平衡或协调能力下降，这可能是脑血管意外的早期信号之一，应引起高度重视。

2. E（Eyes，眼睛）

判断是否突发视力变化，视物困难。

①观察方法：让被救者描述其视力情况，如是否出现单眼或双眼视力模糊、视野缺失、双视（看东西重影）等情况；也可以让被救者尝试阅读文字或识别物体，观察其是否能够正常完成。

②判断依据：如果被救者出现突发的视力变化，如看东西模糊不清、视野范围缩小或出现重影等，这可能是脑血管意外导致的脑部血管问题影响到了视觉中枢，应及时就医。

3. F（Face，面部）

判断是否出现面部不对称，口角歪斜。

①观察方法：让被救者微笑或露齿，观察其面部表情是否对称。正常情况下，微笑时两侧嘴角应该同时上扬，露齿时两侧牙齿应该能够均匀露出。如果一侧面部表情不自然，如嘴角歪斜、一侧眼睛闭合不全等，就可以判断为面部不对称。

②判断依据：面部不对称是脑血管意外的典型症状之一，通常是脑部血管病变导致面部肌肉的神经控制出现问题，使得面部肌肉力量不均衡而出现歪斜。一旦发现面部不对称，应高度怀疑脑血管意外的

可能。

4. A(Arms,手臂)

判断是否出现手臂突然无力或麻木,通常出现在身体一侧。

①观察方法:让被救者双臂平举,观察其是否能够保持双臂在同一水平位置。如果一侧手臂无法平举、平举后很快下垂,或者被救者感觉一侧手臂麻木、无力、无法正常活动,这可能是手臂无力或麻木的表现。

②判断依据:脑血管意外可能导致一侧肢体的肌肉力量减弱或感觉异常,手臂无力或麻木是常见的症状之一。这种症状的出现提示脑部血管可能发生了病变,影响了肢体的神经功能,需要及时进行进一步检查。

5. S(Speech,语言)

判断是否出现说话含糊,不能理解他人语言。

①观察方法:与被救者进行简单的对话,让其重复一些简单的句子或回答简单的问题,观察其语言表达是否清晰、准确。同时,也要观察被救者是否能够理解他人的语言,如是否能够正确执行简单的指令。

②判断依据:如果被救者说话含糊不清、语言表达困难,或者不能理解他人的话语,这可能是脑血管意外导致语言中枢受损的表现。这种语言障碍可能会影响被救者的正常交流和认知功能,是脑血管意外的重要信号之一。

6. T(Time,时间)

一旦出现上述症状,应立即拨打急救电话。

①行动方法:一旦发现被救者出现上述任何一种或多种症状,应立即拨打急救电话(如120),并告知急救人员被救者的症状和发病时间。在等待救护车到来的过程中,尽量让被救者保持安静,避免过度活动,确保呼吸道通畅。

②重要性:时间对于脑血管意外者的救治至关重要。脑血管意外发生后,脑组织会因为缺血或出血而逐渐受损,越早得到救治,恢复的可能性越大。因此,在发现脑血管意外症状后,及时拨打急救电话并尽快就医是挽救被救者生命和减少后遗症的关键。

案例回溯 在案例中,李奶奶出现口角歪斜(面部不对称)、左侧肢体无力(手臂无力或麻木)、言语不清(语言障碍)。这些症状与"BE FAST"口诀中的F、A、S三个关键点高度吻合,是脑血管意外的典型表现。如果家人能够快速识别这些症状,并立即拨打急救电话,可以为李奶奶争取宝贵的救治时间,减少脑血管意外对她的伤害。

二、精准急救

【急救原则】及时呼救,冷静施救,避免随意搬动被救者。

1. 及时呼叫急救

一旦怀疑被救者发生脑血管意外,应立即拨打急救电话(如120),并简要说明被救者的症状、所在位置等。

2. 保持冷静

家属需保持冷静,避免慌乱,以免影响被救者的病情观察和急救操作。

3. 避免随意搬动被救者

在急救人员到达之前,尽量避免随意搬动被救者,特别是头部,以免加重出血或损伤。

在遵守以上急救原则的同时,施救者还应在医护人员到来前进行以下操作:

①确保被救者呼吸道通畅

将被救者平卧,头偏向一侧,及时清理口腔内的呕吐物或分泌物,防止呕吐物阻塞呼吸道导致窒息(图4-8-2)。

案例回溯　李奶奶在发病后出现了意识模糊,可能会有呕吐物阻塞呼吸道的风险。家人应立即将其头部偏向一侧,清理口腔,确保呼吸道通畅。

②保持合适体位

让被救者保持平卧位,头部稍垫高,避免头部晃动。

案例回溯　李奶奶发病后,家人应避免让其坐在沙发上,而是让其平卧,头偏向一侧,以减少脑部压力。

③观察并记录症状

密切观察被救者的症状变化,包括意识状态、呼吸情况、瞳孔变化等,并记录下来,以便急救人员了解病情。

案例回溯　李奶奶在发病后逐渐出现意识模糊、呼吸急促等症状,家人应记录这些症状的出现时间及变化情况。

④控制血压

如果家中有血压计,可测量被救者血压(图4-8-3)。若血压过高(如超过180 mmHg),可考虑给予降压药。

案例回溯　李奶奶有高血压病史,家人在等待急救时,应测量其血压,若血压过高,可按医嘱给予降压药。

⑤避免进食或饮水

不要给被救者进食或饮水,以免加重病情或导致误吸。

案例回溯　李奶奶发病后,家人应避免给她喂水或食物,防止误吸。

⑥配合急救人员

急救人员到达后,积极配合他们的工作,提供已知的病情信息和用药史,协助进行必要的检查和救治措施。

案例回溯　救护车到达后,李奶奶的家人应向急救人员详细描述她的症状、发病时间及既往病史,积极配合急救人员进行救治。

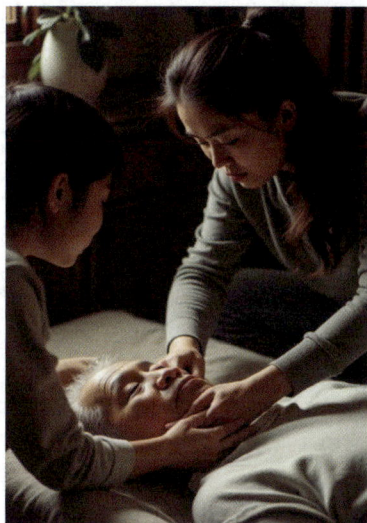

图4-8-2　确保呼吸道通畅

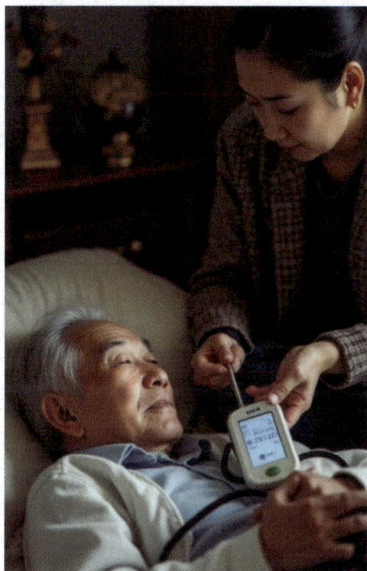

图4-8-3　测量血压

三、有效预防

【预防口诀】"三避三补"行动指南。

1. 饮食方面

① "三低一高"要牢记:低盐、低脂、低糖,高纤维。

②多吃果蔬少吃肉:蔬菜水果多吃点,肥肉少吃保健康。

2. 生活习惯

①戒烟限酒常运动:烟酒少沾多运动,健康生活乐融融。

②规律作息莫熬夜:按时睡觉不熬夜,充足睡眠身体好。

3. 情绪管理

心态平和少生气:遇事莫急心态好,情绪稳定身体棒。

4. 定期体检

定期体检早发现:定期检查身体状况,疾病早治保健康。

四、急救处理注意事项

①避免自行用药:不要随意给被救者使用药物,除非是医生明确建议的降压药。

②保持环境安静：保持室内安静，避免嘈杂声刺激被救者。

③心理安慰：家属应安慰被救者，避免其因紧张或恐惧而加重病情。

任务要点

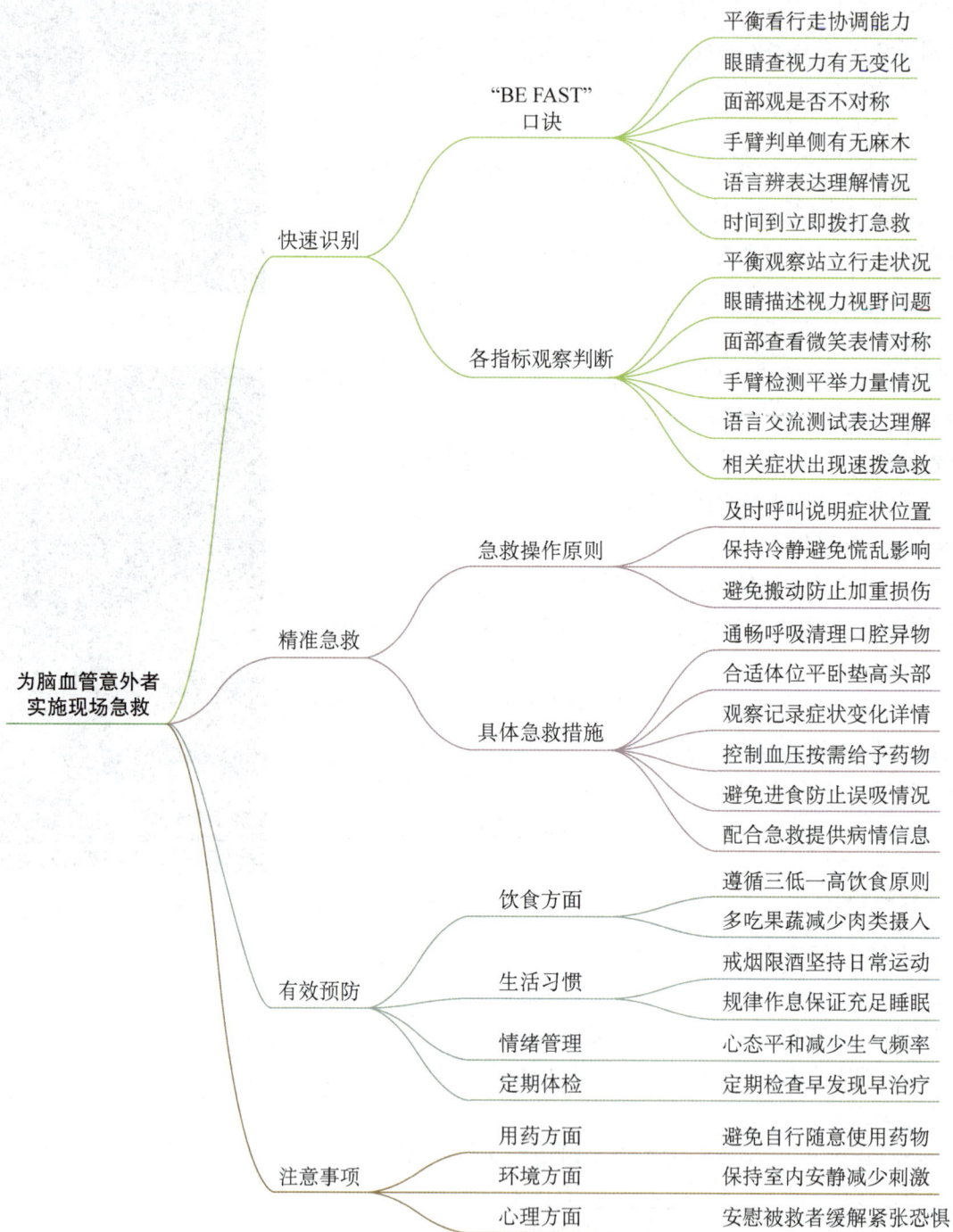

快速识别
- "BE FAST" 口诀
  - 平衡看行走协调能力
  - 眼睛查视力有无变化
  - 面部观是否不对称
  - 手臂判单侧有无麻木
  - 语言辨表达理解情况
  - 时间到立即拨打急救
- 各指标观察判断
  - 平衡观察站立行走状况
  - 眼睛描述视力视野问题
  - 面部查看微笑表情对称
  - 手臂检测平举力量情况
  - 语言交流测试表达理解
  - 相关症状出现速拨急救

精准急救
- 急救操作原则
  - 及时呼叫说明症状位置
  - 保持冷静避免慌乱影响
  - 避免搬动防止加重损伤
- 具体急救措施
  - 通畅呼吸清理口腔异物
  - 合适体位平卧垫高头部
  - 观察记录症状变化详情
  - 控制血压按需给予药物
  - 避免进食防止误吸情况
  - 配合急救提供病情信息

有效预防
- 饮食方面
  - 遵循三低一高饮食原则
  - 多吃果蔬减少肉类摄入
- 生活习惯
  - 戒烟限酒坚持日常运动
  - 规律作息保证充足睡眠
- 情绪管理
  - 心态平和减少生气频率
- 定期体检
  - 定期检查早发现早治疗

注意事项
- 用药方面
  - 避免自行随意使用药物
- 环境方面
  - 保持室内安静减少刺激
- 心理方面
  - 安慰被救者缓解紧张恐惧

为脑血管意外者实施现场急救

必备知识

一、基本概念

脑血管意外（cerebral vascular accident, CVA）又称脑卒中或中风（stroke），是一种急性脑血管疾病，是脑部血管突然破裂或因血管阻塞导致血液不能流入大脑，引起脑组织损伤的一组疾病。它是全球范围内导致死亡和残疾的主要原因之一。

脑血管意外的主要类型包括缺血性脑卒中和出血性脑卒中两类。

1. 缺血性脑卒中

缺血性脑卒中是脑血管阻塞,导致脑组织因缺血缺氧而发生坏死。

①常见原因:包括脑血栓形成、脑栓塞等。脑血栓形成是由于脑血管内壁的动脉粥样硬化斑块破裂,形成血栓,阻塞血管;脑栓塞则是身体其他部位的栓子(如心脏瓣膜上的血栓)脱落,随血流进入脑部血管,导致血管堵塞。

②症状:通常表现为突发的单侧肢体无力或麻木、口角歪斜、言语不清、视力模糊等。

2. 出血性脑卒中

出血性脑卒中是脑血管破裂,血液流入脑组织或脑周围间隙,导致脑组织受压和损伤。

①常见原因:包括高血压引起的脑出血、脑血管畸形破裂等。

②症状:发病通常较为急骤,患者可能会出现剧烈头痛、呕吐、意识障碍,甚至昏迷。

二、发病机制

1. 血管因素

脑血管的病变是脑血管意外的主要发病基础。动脉粥样硬化可导致血管壁增厚、管腔狭窄,使血流受阻;血管壁的炎症、感染等也可损伤血管内皮,诱发血栓形成。

2. 血液成分异常

血液黏稠度增加、凝血功能异常等,会使血液更容易凝结成栓子,阻塞血管。

3. 血流动力学改变

血压的急剧升高或降低,可导致脑血管破裂或血流灌注不足。例如,高血压患者在情绪激动、过度劳累等诱因下,血压骤升,容易引发脑出血。

4. 危险因素

①不可干预因素:年龄(随着年龄增长,发病率升高)、性别(男性发病率略高于女性)、遗传因素(家族中有脑血管意外病史者,患病风险增加)。

②可干预因素:高血压、糖尿病、高血脂、吸烟、酗酒、肥胖、心脏病等。这些因素均可通过药物治疗、生活方式改变等进行控制和改善,从而降低脑血管意外的发生风险。

脑血管意外是一种严重的脑血管疾病,具有高发病率、高致残率和高死亡率的特点。了解其概念、类型、发病机制、危险因素及临床表现,有助于提高对脑血管意外的认识和警惕,从而更好地进行预防和早期识别。

📖 知识拓展

一、5G救护车

5G救护车是配备除颤监护仪、呼吸机、彩超机等先进医疗设备的微型急诊室。其核心优势在于通过5G网络实现患者与医院的实时数据传输,使患者"上车即入院"。具体包括以下几种功能。

①实时数据传输:救护车上的医疗设备可将患者的医学影像、体征数据、病情记录等重要信息以毫秒级速度传输至医院,让医院提前掌握患者情况,制定抢救方案。

②远程监护与指导:医院专家可通过5G网络远程查看患者情况,实时指导救护车上的医护人员进行急救操作,提高现场急救的专业性和准确性。

③智能互联与调度：5G网络可实现救护车与医院、急救中心的智能互联，实时掌握救护车的位置及运行状况，优化调度流程，确保患者能以最快的速度到达医院。

二、可穿戴设备与智能监测

可穿戴设备如智能手环、智能手表等，通过内置传感器实时监测多种生理指标，为脑血管意外的早期发现和现场急救提供支持（图4-8-4）。

①全面健康监测：可穿戴设备能够24小时不间断地监测心率、血压、血氧饱和度、血糖等关键生理指标。一旦发现异常，如心率过快、血压过高或血氧饱和度下降，设备会自动向用户或家属发送警报。

②跌倒检测与定位：部分设备具备跌倒检测功能，结合北斗卫星定位模块，可在用户跌倒时自动通知医护人员和家属，并提供用户位置信息，确保在紧急情况下能快速找到患者并实施救援。

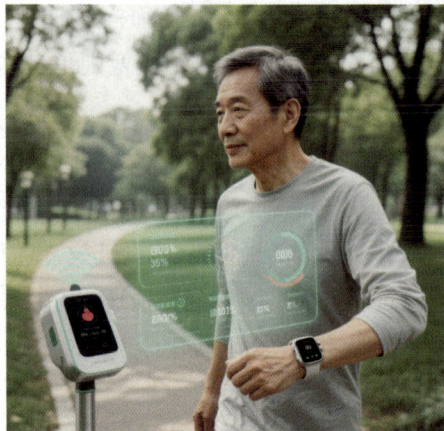

图4-8-4　可穿戴设备监测

③数据传输与分析：设备将采集到的健康数据发送至云端或应用终端进行分析，医护人员可据此为用户提供个性化的健康建议和预警。

三、人工智能辅助诊断

人工智能技术在脑血管意外的现场急救中发挥着重要作用，主要体现在以下几个方面。

①症状分析与预警：通过自然语言处理技术，人工智能系统能够理解并提取患者的症状信息，将其转化为结构化数据。基于大数据和机器学习算法，系统可以挖掘症状模式，识别脑血管意外的风险，并及时发出预警。

②医学影像分析：利用深度学习技术，人工智能可快速准确地分析患者的医学影像，如计算机断层扫描（CT）或核磁共振成像（MRI）图像，自动检测和识别脑部出血或缺血区域，为现场急救人员提供初步诊断依据。

③诊断推理与建议：系统结合患者的症状、体征和检查结果，运用基于规则的诊断推理和机器学习算法，为急救人员提供诊断建议和治疗方案，帮助其在短时间内做出更准确的决策。

四、移动超声设备

移动超声设备在脑血管意外的现场急救中具有重要价值。

①快速现场检查：急救人员可在现场使用移动超声设备对患者进行快速检查，评估脑部血管情况，如检测颈动脉狭窄、颅内血管血流情况等，及时发现潜在的脑血管问题。

②辅助诊断与决策：超声检查结果可为急救人员提供直观的影像学依据，帮助其快速判断患者是出血性还是缺血性脑血管意外，从而采取针对性的急救措施。

③便携性与灵活性：移动超声设备体积小、重量轻，便于携带和操作，适合在急救现场、救护车等不同环境中使用。

五、数字化脑血管意外急救管理系统

该系统整合了互联网信息技术与床旁检测技术，构建了覆盖院前急救、院内诊疗、术后康复与随访的全流程管理体系。

①院前急救管理：系统可实现急救资源的快速调配和患者信息的实时传输，急救人员在接到患者后，可将患者的基本信息、病情描述等录入系统，以便医院提前做好接诊准备。

②院内诊疗协同：患者到达医院后，系统可自动将患者信息推送至相关科室，实现多科室协同救治。同时，系统还能对患者的检查结果进行智能分析，为医生提供诊疗建议。

③术后康复与随访：系统可跟踪患者的术后康复情况，提醒患者按时服药、定期复查，并为患者提供个性化的康复指导方案。

任务评价

请扫码完成"为脑血管意外者实施现场急救"操作技能考核评价及知识学习评价。

生命之光

请扫码查看阅读资料"生命守护者：为独居脑血管意外老人实施急救"。

巩固提升

请扫码完成课后习题。

任务九　为糖尿病急症者实施现场急救

任务目标

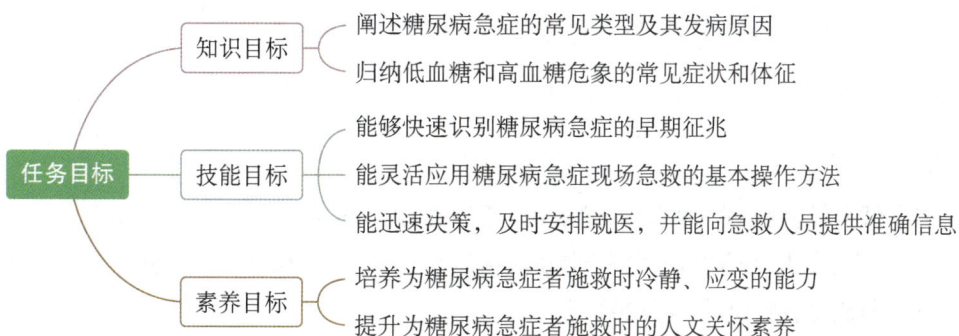

案例导入

某日下午3点，社区居民张先生（50岁，有糖尿病史）在家中突然感到头晕、心慌、出汗，随后出现意识模糊。家人见状惊慌失措，不知如何是好，只是拨打了120急救电话。在等待救护车的过程中，家人因为缺乏急救知识，没有采取任何措施。救护车到达后，急救人员发现张先生已经出现意识丧失。

请根据上面的工作情境，尝试分析相关的工作任务。

问题1：如何快速识别糖尿病急症的早期症状？

问题2：在等待救护车时，家人应该如何正确处理张先生的情况？

问题3：如何针对有糖尿病病史的社区居民制定有效的糖尿病急症预防措施？

任务解决

一、快速识别

快速识别糖尿病相关急症，如果怀疑自己或他人出现糖尿病急症，应立即就医。

1. 低血糖急症

【核心口诀1】头晕心慌手发抖，出冷汗饿得慌，低血糖快测糖。

头晕、心慌、手抖、出冷汗、饥饿感是低血糖的常见症状，一旦出现这些症状，应立即测血糖，确认是否为低血糖。

【核心口诀2】低血糖，别慌张，糖水饼干来帮忙。

立即补充含糖食物，如糖水、饼干等，若可快速提升血糖水平，则识别为低血糖。

2. 糖尿病酮症酸中毒（DKA）

【核心口诀1】血糖高酮体阳，恶心呕吐呼吸忙，烂苹果味要提防。

血糖明显升高，尿酮体阳性，伴有恶心、呕吐、呼吸急促，呼气有烂苹果味（丙酮气味），是糖尿病酮症酸中毒的典型表现。

【核心口诀2】酮症酸中毒，症状记心中，高血糖酮体升，呼吸快口唇红。

DKA主要特征包括高血糖、酮体升高、呼吸急促、口唇呈樱桃红色等。

3. 高渗高血糖综合征（HHS）

【核心口诀1】高血糖，脱水重，意识模糊要警惕。

高渗高血糖综合征患者血糖极高，常伴有严重脱水，出现意识模糊、嗜睡甚至昏迷等症状。

【核心口诀2】高渗昏迷来势凶，血糖超高脱水重，意识障碍要识别，及时救治莫放松。

HHS非常凶险，要尽早识别高血糖、脱水、意识障碍等关键症状，及时救治。

案例回溯 当张先生出现头晕、心慌、出汗和意识模糊时，家人应该立即意识到这可能是糖尿病急症的表现。根据低血糖快速识别口诀，家人应迅速判断是否为低血糖。

二、精准急救

1. 低血糖

【急救原则】低血糖，别慌张，测血糖，糖水帮；无改善，打120。

①判断意识状态：如果患者意识清醒，能够吞咽，可进行下一步操作；如果患者意识不清，不要尝试喂食或喂水，应立即拨打急救电话（如120）。

②补充糖分：给患者服用15～20 g能够快速作用的碳水化合物，如葡萄糖片（4～5片，每片4 g）、果汁（150～200 mL）、普通软饮料（非无糖型）或3茶匙白糖。等待15分钟，观察症状是否改善。如果症状没有改善，重复给予15～20 g糖分。

③后续处理：症状改善后，给予患者含复杂碳水化合物的食物，如三明治、饼干等，以防止血糖再次下降。

④紧急送医：如果患者症状没有迅速改善（约30分钟内），或者患者失去意识，应立即拨打急救电话。

案例回溯　家人应立即帮助张先生测量血糖（如果有血糖仪），若血糖低于正常范围（通常低于3.9 mmol/L），应立即给张先生补充15～20 g能够快速作用的碳水化合物，如葡萄糖片、果汁或白糖。等待15分钟，观察症状是否改善，如果症状没有改善，重复给予糖分，并拨打120急救电话。

2. 糖尿病酮症酸中毒（DKA）

【急救原则】DKA，症状多，测血糖，找医生；呼吸快，酮体高。

①识别症状：患者可能出现极度口渴、频繁排尿、皮肤干热、呼吸急促、呼气有丙酮味（类似烂苹果味）、恶心、呕吐、意识模糊等症状。

②监测血糖和酮体：如果患者有血糖仪和酮体试纸，帮助其测量血糖和尿酮体水平（图4-9-1）。

③紧急送医：这是一种严重的医疗紧急情况，应立即拨打急救电话，并告知接线员，患者可能患有糖尿病酮症酸中毒。

④保持气道通畅：将患者置于安静平卧位，注意保持气道通畅。

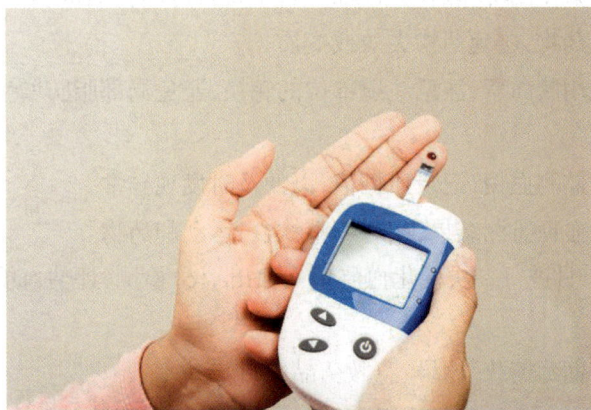

图4-9-1　监测血糖

3. 高渗高血糖综合征（HHS）

【急救原则】HHS，血糖高，脱水重，意识乱；测血糖，快送医。

①识别症状：患者可能出现极度口渴、皮肤干热、意识混乱、嗜睡甚至昏迷、体温升高等症状。

②监测血糖：如果患者有血糖仪，帮助其测量血糖，确认血糖水平。

③紧急送医：这是一种严重的医疗紧急情况，应立即拨打急救电话，并告知接线员，患者可能患有高渗高血糖综合征。

④保持气道通畅：将患者置于安静平卧位，注意保持气道通畅。

案例回溯　救护车到达后，张先生的家人应向急救人员详细描述他的症状、发病时间及既往病史，积极配合急救人员进行救治。

三、有效预防

【预防口诀】血糖稳、饮食控、运动适、药物准、监测勤、应急备。

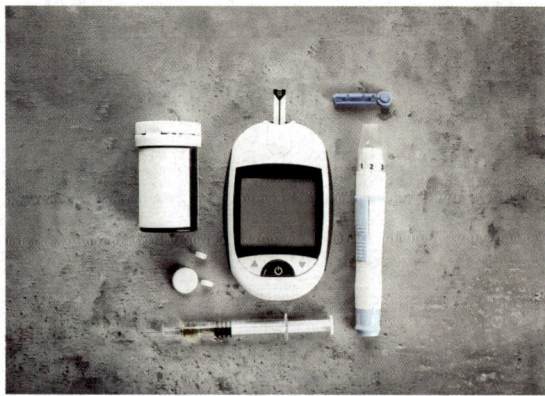

图4-9-2 保持血糖平稳

1. 血糖稳定是关键

①保持血糖平稳：避免血糖过高或过低，这是预防糖尿病急症的核心（图4-9-2）。

②规律服药：严格按照医生的建议服用降糖药物或注射胰岛素，不要自行增减剂量或停药。

2. 饮食控制很重要

①均衡饮食：合理搭配碳水化合物、蛋白质和脂肪，避免高糖、高脂肪食物。

②定时定量：规律进餐，避免过度饥饿或暴饮暴食。

③低血糖预防：随身携带含糖食物（如葡萄糖片、糖果等），以防低血糖发作。

3. 适当运动不可少

①规律运动：每周至少150分钟的中等强度有氧运动（如快走、慢跑、游泳等），并结合适当的抗阻训练。

②避免过度：运动前监测血糖，避免在血糖过低或过高时进行剧烈运动。

③运动后监测：运动后注意血糖变化，必要时补充食物。

4. 药物使用要准确

①按时服药：严格按医嘱使用降糖药物或胰岛素，不要自行调整剂量。

②药物管理：妥善保存药物，避免药物失效或变质。

③胰岛素注射：正确使用胰岛素，注意注射部位的轮换，避免局部脂肪增生。

5. 血糖监测要勤快

①定期监测：每天定时监测血糖，记录血糖值，以便及时发现异常。

②了解血糖变化：根据血糖监测结果，及时调整饮食、运动和药物。

③定期体检：每3~6个月进行一次糖化血红蛋白（HbA1c）检测，评估血糖控制情况。

6. 应急准备要充分

①急救物品：家中常备葡萄糖片、糖果、急救药品等。

②急救知识：学习糖尿病急症的急救知识，掌握低血糖和高血糖的急救方法。

③紧急联系：在家中显眼位置放置急救电话号码（如120），并告知家人如何使用。

四、急救处理注意事项

①快速判断病情：明确患者是低血糖还是高血糖急症，观察症状（如头晕、心慌、出汗是低血糖；极度口渴、皮肤干热、呼吸急促是高血糖）并测量血糖（若有条件）。

②正确急救措施：低血糖时，意识清醒者给予15~20 g快速碳水化合物，15分钟后复查血糖；高血糖时，鼓励患者少量多次饮水，避免含糖饮料。

③保持气道通畅：将患者置于安静平卧位，头偏向一侧，防止呕吐物或分泌物堵塞气道，确保呼吸顺畅。

④紧急呼叫120：若患者症状无改善、意识模糊或昏迷，立即拨打急救电话，告知详细情况，包括患者症状、血糖值（若有）及可能的急症类型。

⑤记录急救过程：记录患者症状、血糖值、采取的急救措施及时间，以便与急救人员和医生沟通，为后续治疗提供参考。

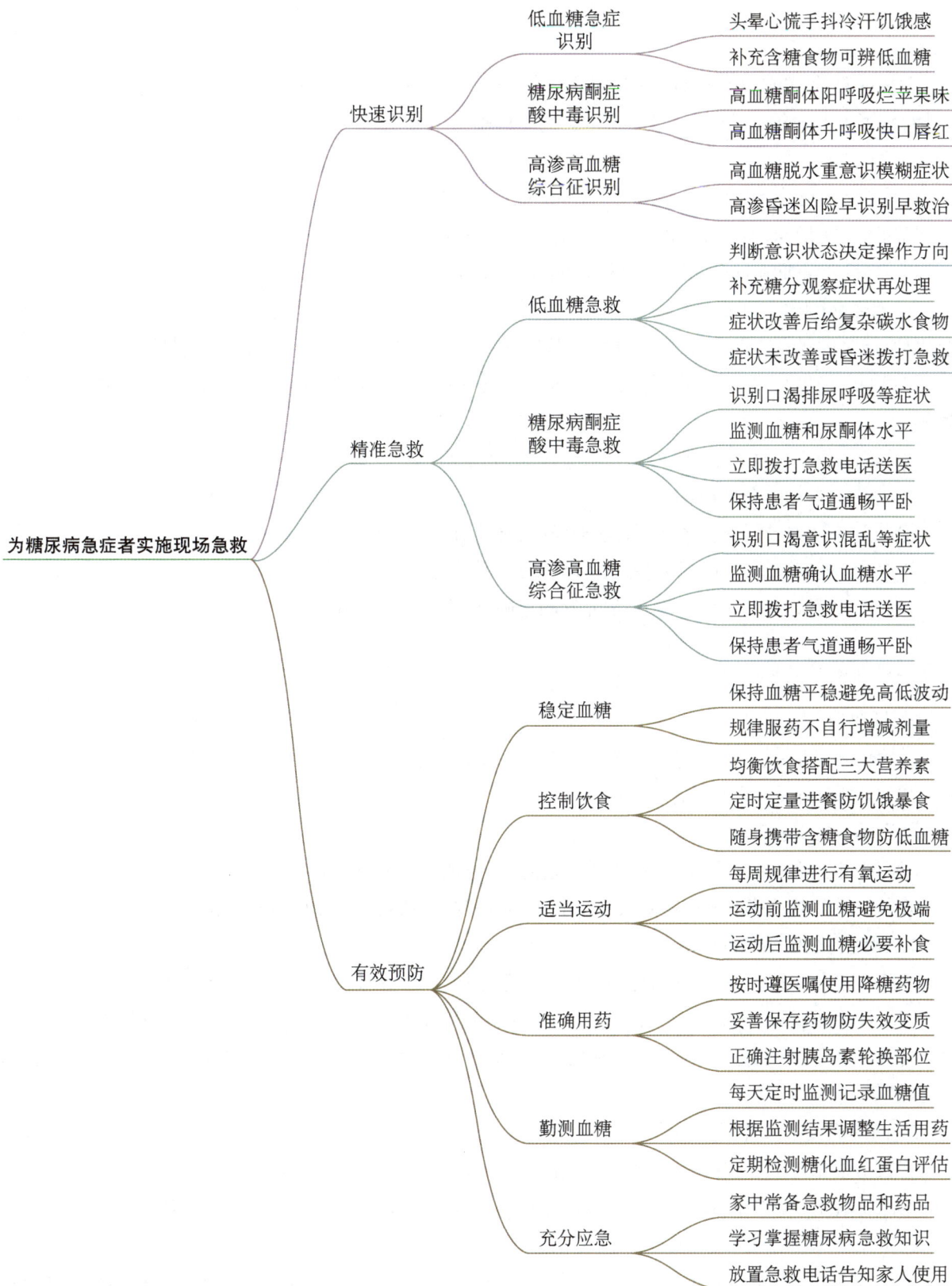

任务要点

为糖尿病急症者实施现场急救

- 快速识别
  - 低血糖急症识别
    - 头晕心慌手抖冷汗饥饿感
    - 补充含糖食物可辨低血糖
  - 糖尿病酮症酸中毒识别
    - 高血糖酮体阳呼吸烂苹果味
    - 高血糖酮体升呼吸快口唇红
  - 高渗高血糖综合征识别
    - 高血糖脱水重意识模糊症状
    - 高渗昏迷凶险早识别早救治

- 精准急救
  - 低血糖急救
    - 判断意识状态决定操作方向
    - 补充糖分观察症状再处理
    - 症状改善后给复杂碳水食物
    - 症状未改善或昏迷拨打急救
  - 糖尿病酮症酸中毒急救
    - 识别口渴排尿呼吸等症状
    - 监测血糖和尿酮体水平
    - 立即拨打急救电话送医
    - 保持患者气道通畅平卧
  - 高渗高血糖综合征急救
    - 识别口渴意识混乱等症状
    - 监测血糖确认血糖水平
    - 立即拨打急救电话送医
    - 保持患者气道通畅平卧

- 有效预防
  - 稳定血糖
    - 保持血糖平稳避免高低波动
    - 规律服药不自行增减剂量
  - 控制饮食
    - 均衡饮食搭配三大营养素
    - 定时定量进餐防饥饿暴食
    - 随身携带含糖食物防低血糖
  - 适当运动
    - 每周规律进行有氧运动
    - 运动前监测血糖避免极端
    - 运动后监测血糖必要补食
  - 准确用药
    - 按时遵医嘱使用降糖药物
    - 妥善保存药物防失效变质
    - 正确注射胰岛素轮换部位
  - 勤测血糖
    - 每天定时监测记录血糖值
    - 根据监测结果调整生活用药
    - 定期检测糖化血红蛋白评估
  - 充分应急
    - 家中常备急救物品和药品
    - 学习掌握糖尿病急救知识
    - 放置急救电话告知家人使用

必备知识

一、基本概念

糖尿病急症（diabetic emergencies）是指在糖尿病患者中突然发生的、需要紧急处理的严重并发症。这些急症通常与血糖的急剧变化有关,可能危及生命。

1. 低血糖

①定义：血糖水平过低,通常低于3.9 mmol/L。

②症状：头晕、心慌、出汗、饥饿、手抖、意识模糊等。

③危害：严重低血糖可能导致昏迷、癫痫发作,甚至死亡。

2. 糖尿病酮症酸中毒（DKA）

①定义：胰岛素严重缺乏,导致血糖急剧升高,同时体内酮体大量积累,引起代谢性酸中毒。

②症状：极度口渴、频繁排尿、皮肤干热、呼吸急促、呼气有烂苹果味（丙酮味）、恶心、呕吐、意识模糊等。

③危害：若不及时治疗,可能导致昏迷、休克,甚至死亡。

3. 高渗高血糖综合征（HHS）

①定义：一种严重的高血糖状态,血糖极高,常伴有严重脱水和意识障碍。

②症状：极度口渴、皮肤干热、意识模糊、嗜睡、昏迷、体温升高、抽搐等。

③危害：病情凶险,死亡率较高,常并发脑水肿、肾衰竭等严重并发症。

二、发病机制

1. 低血糖

①胰岛素过量：使用胰岛素或胰岛素促泌剂（如磺脲类药物）时,剂量过大或注射时间不当。

②饮食摄入不足：未按时进食、进食量过少或饮食搭配不合理。

③运动过度：运动量过大,未及时补充能量。

④药物相互作用：某些药物（如 β 受体阻滞剂）可能掩盖低血糖症状。

⑤肝脏或肾脏功能不全：影响胰岛素的代谢和清除,导致胰岛素作用时间延长。

2. 糖尿病酮症酸中毒（DKA）

①胰岛素严重缺乏：胰岛素分泌不足或胰岛素作用受阻,导致血糖无法被细胞利用,血糖急剧升高。

②酮体生成增加：细胞内葡萄糖利用障碍,脂肪分解加速,生成大量酮体,导致代谢性酸中毒。

③常见诱因：包括感染（如呼吸道感染、泌尿系感染）、胰岛素治疗中断、应激状态（如手术、创伤、心肌梗死）等。

3. 高渗高血糖综合征（HHS）

①胰岛素相对不足：胰岛素分泌不足或作用受阻,导致血糖急剧升高。

②严重脱水：高血糖引起渗透性利尿,导致水分大量丢失,血液浓缩,血浆渗透压升高。

③常见诱因：包括感染、中暑、脱水、肾功能不全等。

糖尿病急症是糖尿病患者常见的紧急情况,主要包括低血糖、糖尿病酮症酸中毒（DKA）和高渗高血糖综合征（HHS）。这些急症的发病机制与胰岛素缺乏或作用受阻、血糖急剧变化、酮体生成增加以及严重脱水等有关。了解这些急症的概念和发病机制,有助于社区居民和患者更好地预防和应对糖尿病急症,减少急症发作的风险。

📖 知识拓展

一、国际前沿热点与最新研究成果

①干细胞疗法取得突破：在某公司的干细胞疗法1/2期临床试验中，所有试验组1型糖尿病患者在接受单次全剂量输注后90天内，均显示出胰岛细胞移植成功迹象和体内有对葡萄糖反应的胰岛素生成。在最后一次随访时，12名患者中有11名减少或不再使用外源性胰岛素。

②全球糖尿病负担趋势研究：研究显示，我国在1型糖尿病管理方面取得显著进展，相关伤残调整生命年（DALYs）和死亡率均显著下降。

二、国内前沿热点与最新研究成果

①早期胰岛素治疗的益处：一项研究发现，对于新诊断的2型糖尿病患者，早期使用胰岛素强化治疗可以显著降低心血管疾病的发生风险，脑卒中发病风险降低31%，心力衰竭住院风险降低28%。

②自体再生胰岛移植成功：海军军医大学第二附属医院殷浩教授团队联合中国科学院分子细胞科学卓越创新中心程新教授团队，利用患者干细胞来源的自体再生胰岛移植治疗了一名因终末期糖尿病肾病而接受过肾脏移植的2型糖尿病患者。

③德谷门冬双胰岛素的真实世界研究："CREATE"研究评价了在真实世界中起始或转换为德谷门冬双胰岛素治疗我国成人2型糖尿病患者的血糖控制情况，结果显示，起始或转换为德谷门冬双胰岛素治疗均可显著改善患者的血糖控制。

三、高科技技术在糖尿病急症管理中的应用

①自动胰岛素输送（AID）系统：某公司的SmartGuard增强功能和新型AID系统（NMX-AID）正在开发中，预计在2025年国际糖尿病先进技术与治疗大会（ATTD）上展示预期结果。此外，另一公司的Omnipod 5 AID系统在"RADIANT"研究中显示出显著改善血糖水平的效果。

②连续血糖监测（CGM）技术：在2025年国际糖尿病先进技术与治疗大会上，某公司展示了其研发的传感器可与另一公司旗下的胰岛素笔连接集成智能胰岛素笔，将数据整合到一个应用程序中。在会上公布了其15天持续血糖监测系统（CGM）的新数据，其平均绝对相对误差（MARD）为8%，比现有的10天传感器更准确。此外，还有公司开发了用于治疗2型糖尿病的先进混合闭环胰岛素输送算法，使用该算法的2型糖尿病患者的糖化血红蛋白值降低了0.9%。

③新型胰岛素和药物：除了传统的胰岛素，一些新型胰岛素正在研究中，以改善餐后血糖控制。此外，胰高血糖素样肽-1（GLP-1）受体激动剂等新型药物在2025年美国糖尿病协会（ADA）糖尿病护理标准中被推荐用于降低2型糖尿病患者的心血管疾病风险，并保护肾脏。

📋 任务评价

请扫码完成"为糖尿病急症者实施现场急救"操作技能考核评价及知识学习评价。

生命之光

请扫码查看阅读资料"生命守护者：为公园散步的糖尿病急症老人实施急救"。

课后阅读

巩固提升

请扫码完成课后习题。

课后习题

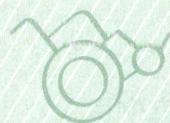

项目五

灾难事件现场简易急救

灾难事件中人体可能遭受复杂多样的创伤，及时有效的现场急救是降低致残、致死风险的关键环节。此类事件具有突发性强、群体伤害多、伤情复杂等特点，常见损伤包括爆炸冲击伤、挤压综合征、高空坠落复合伤等特殊伤情，急救处置需严格遵循"快速评估、优先处理生命威胁"的原则，同时结合具体灾害场景特征实施针对性措施。

高效的灾难现场急救要求施救者具备多维复合能力：既需要掌握创伤评估、止血包扎、固定搬运、心肺复苏等核心技术，又要具备动态伤情判断能力与跨团队协作意识。急救人员应在复杂环境中迅速完成三要素判断——准确识别致命伤情、科学分配处置优先级、合理调配急救资源，这对快速反应能力、精准评估水平和应急协作素质均提出了综合要求。

本项目系统构建灾难急救能力培养体系，重点围绕三大核心模块：①环境安全评估与分级检伤技术。②创伤生命支持技术（包括出血控制、气道管理、休克处理等）。③群体伤员分流转运策略。通过情境模拟与案例推演相结合的教学模式，强化急救人员在复杂场景下的应急决策能力和规范操作水平，为后续医疗救治赢得至关重要的"黄金一小时"。该项目内容对提升突发公共卫生事件应对能力、构建全链条急救网络具有重要实践价值。

任务一 为爆竹伤者实施现场急救

📖 任务目标

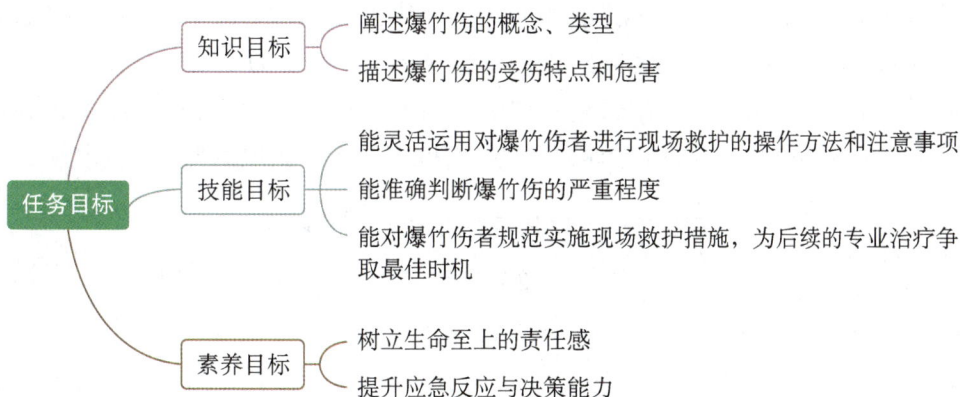

	知识目标	阐述爆竹伤的概念、类型
		描述爆竹伤的受伤特点和危害
任务目标	技能目标	能灵活运用对爆竹伤者进行现场救护的操作方法和注意事项
		能准确判断爆竹伤的严重程度
		能对爆竹伤者规范实施现场救护措施，为后续的专业治疗争取最佳时机
	素养目标	树立生命至上的责任感
		提升应急反应与决策能力

案例导入

春节期间，热闹非凡，到处洋溢着喜庆的氛围。12岁的小明和小伙伴们在小区楼下开心地放鞭炮。小明在点燃一个鞭炮后，鞭炮却没有像往常一样迅速飞上天，而是在原地突然爆炸。巨大的响声过后，小明痛苦地捂住眼睛和手部，大声哭喊起来。小伙伴们都被这突如其来的状况吓得不知所措，周围的居民听到声音后纷纷赶来。只见小明的手部皮肤红肿，有明显的伤口，鲜血渗出，眼睛也紧闭着，不停地流泪，社区巡逻员携带急救包赶到，立刻为小明止血包扎，指挥群众拨打120急救电话。

请根据上面的工作情境，尝试分析相关的工作任务。

问题1：初步判断小明发生了什么类型的爆竹伤，并说出判断的依据是什么。

问题2：应如何为小明进行分步骤科学急救？

问题3：试述对爆竹伤者应采取的预防措施和注意事项。

任务解决

一、快速识别

【核心口诀】严重程度要评估，危重伤者立转运。

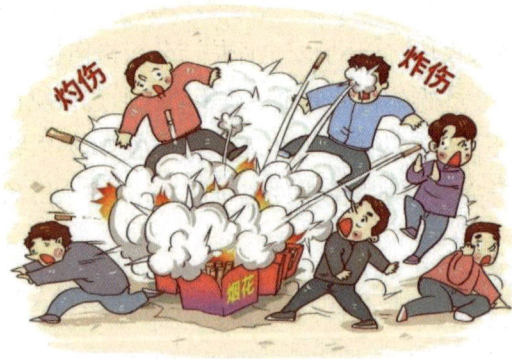

图5-1-1　烧伤复合伤

1. 爆炸伤的特殊临床表现

爆炸伤具有复合性、多发性的损伤特点（图5-1-1），应警惕以下特殊表现。

①冲击波损伤三联征：鼓膜穿孔（耳道出血、听力下降）；肺挫伤（呼吸困难、咯血、皮下捻发感）；空腔脏器破裂（腹痛进行性加重、腹膜刺激征）。

②破片投射物损伤：高密度异物残留（碎石穿透伤）；体表呈"筛孔样"创口（深部组织损伤风险）。

③烧伤复合伤：面部毛发烧焦伴声嘶（警惕吸入性气道、肺部损伤）；肢体环状焦痂。

案例回溯　本案例中小明的手部皮肤红肿，有明显的伤口，鲜血渗出，眼睛也紧闭着，不停地流泪，识别为烧伤、创伤出血，需进一步识别冲击波损伤、骨折及通过评估体系分级严重程度。

2. 严重程度分级判定法

通过"ABCDE+TBSA"评估体系判断爆炸伤者伤情的严重程度。该体系结合了"ABCDE"法则（常用的急救评估法）和"TBSA"评估法（烧伤皮肤总面积评估法）。"ABCDE"法则，即A（Airway，评估气道通畅）、B（Breathing，评估呼吸）、C（Circulation，评估循环系统）、D（Defibrillation，条件允许下除颤）、E（Evaluation，全面评估）；"TBSA"评估法，包括计算烧伤面积、评估烧伤深度和计算总烧伤面积百分比。该体系主要用于初步评估爆炸伤者的生命体征和烧伤面积，以便及时采取适当的急救措施（表5-1-1）。

表5-1-1　"ABCDE+TBSA"评估体系

分级	生命体征	创伤范围	TBSA烧伤面积	复合损伤
轻度	稳定	≤2处浅表伤	<10%	无
中度	代偿期	3～5处穿透伤	10%～20%	合并骨折/鼓膜穿孔
重度	失代偿	多发深部损伤	>20%	合并休克/意识障碍

3. 危重征象识别（需立即转运）

①循环系统：毛细血管再充盈时间＞2秒，桡动脉搏动消失。

②呼吸系统：呼吸频率＞30次/分或＜8次/分，出现"三凹征"。

③神经系统：格拉斯哥昏迷评分（GCS）≤12分，瞳孔不等大。

二、精准急救

【急救原则】评估现场再施救，尽快降温清伤口。

1. 迅速灭火，救出现场

①操作方法：一旦发现有人被爆竹烧（炸）伤，首先要迅速采取行动，扑灭伤者身上的火焰。如果伤者衣物着火，可以让伤者就地打滚，通过滚动来压灭火焰；也可以用水、湿毛巾被单、灭火器等使火焰熄灭。在灭火的同时，要尽快将伤者转移到安全的地方，远离燃放爆竹的现场，避免再次受到伤害。例如，将伤者转移到空旷的场地、室内等安全区域。

②注意事项：在灭火过程中，要注意保护自己，也要注意避免对伤者造成二次伤害。例如，不要用手去拍打伤者身上的火焰，以免手部也被烧伤；转移伤者时动作要轻柔，避免因粗暴操作导致伤者受伤部位疼痛加剧或造成新的损伤。

2. 降温和清洁（眼伤除外）

①操作方法：对于烧伤、炸伤等有皮肤损伤的部位，在伤者脱离危险环境后，要尽快进行降温处理。可以用大量的流动清水冲洗受伤部位，冲洗时间一般不少于15～20分钟。清水冲洗能够降低受伤部位的温度，减轻热力对组织的进一步损伤，缓解疼痛。冲洗结束后，用干净的纱布或毛巾轻轻擦干伤口周围的水分，再用碘伏等消毒剂对伤口进行消毒处理。消毒时要注意从伤口中心向外周进行擦拭，避免将伤口周围的细菌带入伤口内部。

②注意事项：在降温过程中，要注意水温不宜过低，避免造成冻伤。如果伤口有明显的出血，在清洁伤口时动作要轻柔，同时给予包扎，避免加重出血。对于伤口内的异物，不要随意自行取出，以免导致出血加剧或造成更严重的损伤，应等待专业医护人员进行处理。

3. 眼伤做到"四不"

①不冲洗：眼睛被爆竹炸伤后，千万不能用水冲洗。因为冲洗可能会导致眼部的异物随着水流移动，进一步损伤眼球组织，还可能引发感染。例如，当异物嵌入眼球时，冲洗会使异物更加深入，增加取出的难度和对眼球的损害（图5-1-2）。

②不处理或压迫包扎已破裂的眼球：如果发现伤者眼球已经破裂，不要自行进行处理，也不要试图压迫包扎。压迫可能会导致眼内容物进一步脱出，加重眼部损伤。应尽量保持眼部的"安静"，避免眼球受到外力挤压。

③不要舍近求远，请就近就诊：眼部受伤后，"时间就是视力"。应尽快将伤者送往附近有眼科救治能力的医院进行治疗，避免因长途奔波而延误最佳治疗时机。在送往医院的途中，要尽量减少伤者头部的晃动，避免加重眼部损伤。

④严重爆竹伤者不要喝水、吃东西：如果伤者眼部受伤严重，可能需要接受全麻手术（术前必须禁食禁水6小时以上）进行治疗。为了确保手术安全，避免术中出现呕吐、误吸等情况，伤者在受伤后应严格禁食禁水6小时以上。

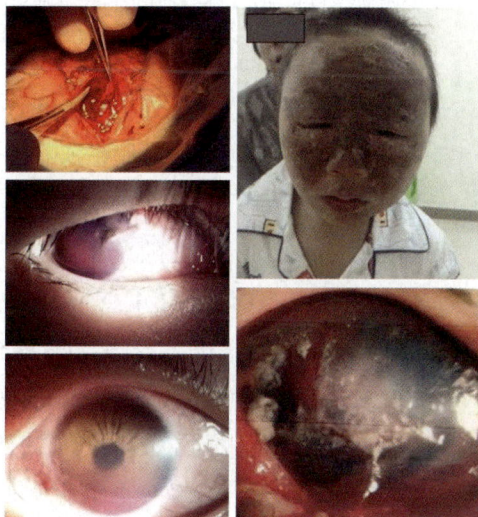

图5-1-2 爆竹伤到眼睛及冲洗后对于眼睛的伤害

4. 立即送医

①操作方法：在对伤者进行初步的现场急救处理后，要尽快拨打120急救电话，寻求专业医疗救援。在等待急救人员到来的过程中，要密切观察伤者的生命体征，如呼吸、心跳、意识等。如果伤者出现呼吸、心跳骤停，应立即进行心肺复苏。如果有条件，可以使用担架等工具将伤者平稳地抬上救护车，送往医院进行进一步的检查和治疗。

②注意事项：在送医过程中，要向急救人员详细描述伤者的受伤情况，如受伤时间、受伤部位、受伤时的具体情况等，以便医生能够快速地做出准确的诊断和制定治疗方案。同时，要安抚伤者的情绪，避免伤者因过度紧张、恐惧而加重病情。

5. 心理支持

①操作方法：爆竹伤的发生往往比较突然，伤者和周围的人都会受到惊吓。在现场救护过程中，施救者要注意对伤者进行心理支持。可以用温和、安慰的语言与伤者交流，让伤者感受到关心和支持。例如，告诉伤者，"不要害怕，我们已经在帮你处理伤口了，医生很快就会来"。同时，陪伴在伤者身边，给予伤者情感上的安慰，缓解伤者恐惧和焦虑的情绪。

②注意事项：在进行心理支持时，要注意避免说一些可能会加重伤者心理负担的话，如"你的伤看起来很严重"等。要保持冷静、镇定的态度，用积极的情绪对待伤者，增强伤者战胜伤痛的信心。

案例回溯　本案例中，小明的手部皮肤红肿，有明显的伤口，鲜血渗出，眼睛也紧闭着，不停地流泪，根据伤情、按照严重程度，进行止血清创、"四不"原则处理眼伤、皮肤烫伤降温，以及情绪安抚。

三、有效预防

【预防口诀】现场要避二次伤，特殊人群与场景预防是重点，公共教育放日常。

1. 现场安全

①立即疏散围观人群，确保现场无未燃爆的烟花爆竹残留。

②禁止吸烟、使用明火或电子设备，避免火花引燃易燃物。

③若存在火源，优先扑灭火势，可使用干粉灭火器或沙土覆盖。

④施救者穿戴手套、口罩等基础防护装备，避免接触伤者血液或烧伤创面。

⑤避免随意搬动伤者，尤其怀疑脊柱损伤时，如高处坠落或爆炸冲击致伤。

2. 避免伤情加重

①鼓膜保护：禁止向耳道内填塞棉球或冲洗，避免加重鼓膜穿孔感染风险。

②内脏损伤警惕：禁止按压或热敷腹部，防止空腔脏器破裂加重。

③异物残留处理：不可强行拔出嵌入体表的异物，避免大出血或二次损伤。

④烧伤创面保护：禁止撕脱粘连衣物、刺破水泡或使用偏方（如涂抹牙膏、酱油）。

⑤保持气道通畅：保持伤员气道开放，头偏向一侧，防呕吐物误吸。

⑥正确控制出血：禁止随意使用止血带，优先采用加压包扎控制出血。

3. 特殊人群与场景预防重点

①迅速移除伤者手中残留的爆竹，检查口腔内是否有异物，防误吞火药或碎片。

②优先覆盖头面部烧伤，避免哭闹加重吸入性损伤风险。

③设立安全隔离区，由专人引导救护车和医护人员进入现场。

④对多发伤者按"先救命后治伤"原则分检，确定红（第一优先）、黄（第二优先）、绿（第三优先）、黑（零优先）标签。

4. 公众教育与日常预防

①选择空旷场地,远离加油站、化工厂等危险区域。

②使用延长点火装置(如香支),禁止手持燃放或近距离围观。

③燃放时佩戴护目镜、耳塞及穿防火材质的衣物(如棉质外套)。

④儿童需在成人监护下接触烟花爆竹,禁用"擦炮""摔炮"等高风险产品。

四、急救处理注意事项

①保持冷静:施救者要保持冷静,避免因慌乱而做出错误的急救行为。

②做好自我防护:在进行急救时,施救者要注意做好自我防护,避免自己受伤。

③正确判断伤情:要仔细观察伤者的受伤部位、症状等,准确判断伤情的严重程度。

④避免过度搬动:在搬运伤者时,要注意避免过度搬动,尤其是对于怀疑有脊柱、脊髓损伤的伤者等。

任务要点

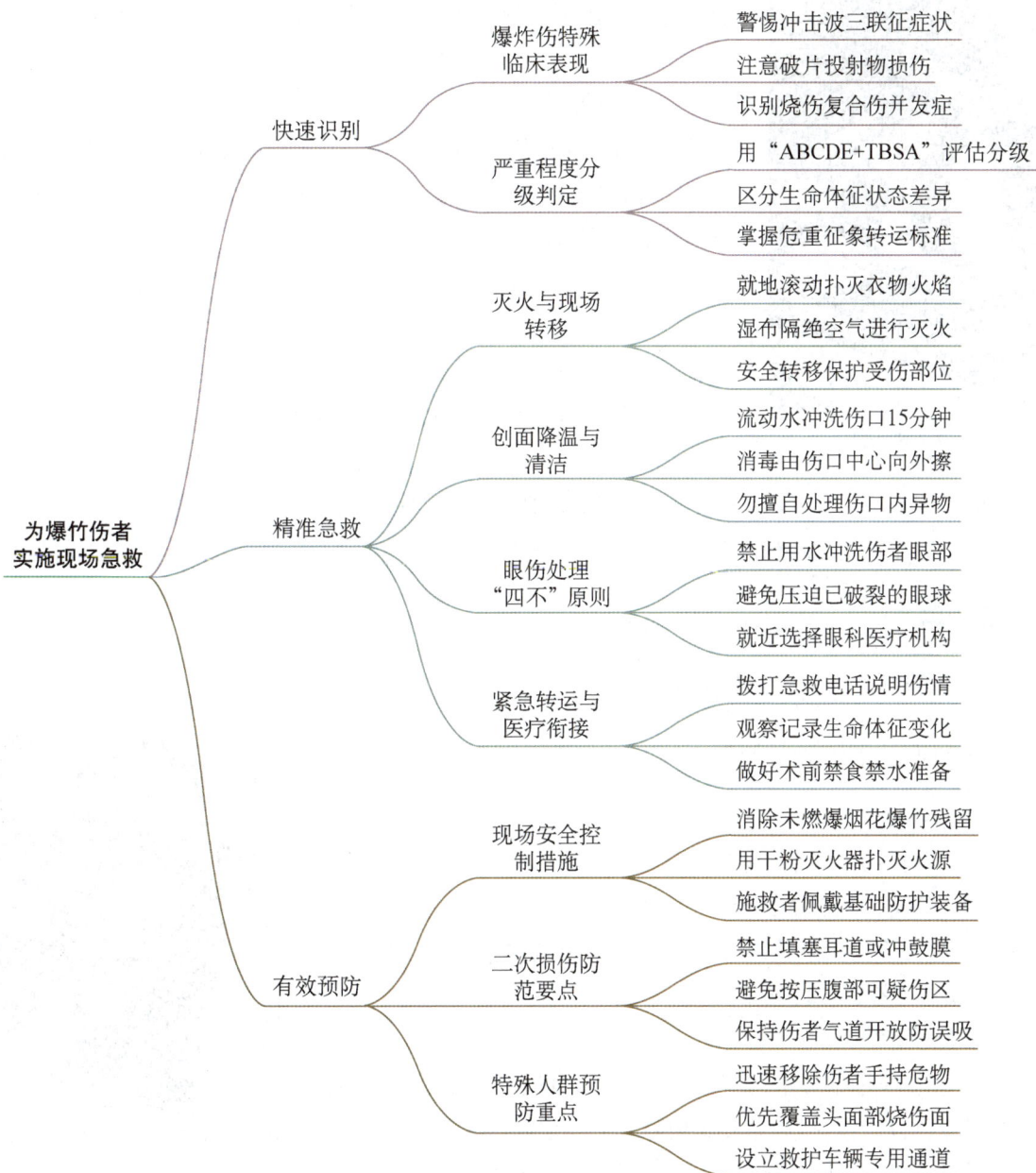

必备知识

一、基本概念

爆竹伤（firecracker injury）是因爆竹在燃放过程中发生意外爆炸，产生的冲击力、高温、火焰以及飞溅的碎片等对人体造成的各种损伤。

二、类型

1. 烧伤

爆竹爆炸瞬间产生的高温火焰会直接接触皮肤，导致皮肤烧伤。烧伤程度可轻可重，轻度烧伤可能仅表现为皮肤发红、疼痛，重度烧伤则会出现皮肤水疱、脱皮，甚至累及肌肉、骨骼等深层组织。

2. 炸伤

爆炸产生的强大冲击力会对人体组织造成破坏，引发炸伤。炸伤可能导致皮肤撕裂、出血，严重时会损伤肌肉、肌腱、血管和神经，甚至造成骨折（图5-1-3）。

3. 异物伤

爆竹爆炸后，飞溅的碎片、尘土等异物可能会进入人体的各个部位，如眼睛、耳朵、皮肤伤口等，引发炎症反应，若不及时取出，还可能导致感染，影响伤口愈合。

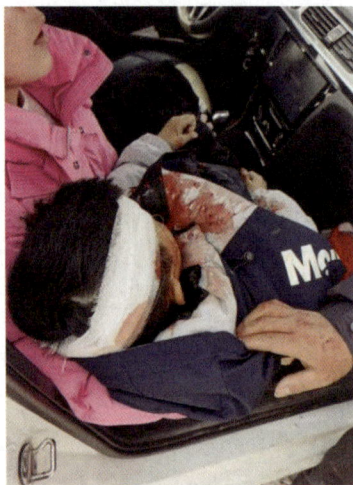

图5-1-3　爆竹炸伤

三、特点

爆炸伤通常有以下几种特点。

①突发性强：爆竹伤通常在瞬间发生，难以提前预防。

②伤害范围广：可能涉及皮肤、眼睛、耳部、手部等多个部位。

③严重程度不一：从轻微的皮肤烫伤到严重的眼球破裂、肢体损伤，甚至危及生命。

④伴随多种并发症：如感染、失明、听力受损、瘢痕挛缩等。

知识拓展

近年来，随着医疗技术的发展，爆竹伤的治疗和预防措施也在不断进步。

一、爆竹伤的最新研究进展

1. 新型急救材料

①水凝胶敷料：用于烧伤和烫伤的急救处理，能够快速吸收伤口渗出物，保持湿润环境，促进愈合（图5-1-4）。

②抗菌敷料：含有银离子或其他抗菌成分，有效预防伤口感染，尤其适用于爆竹伤这类易感染的伤口。

2. 远程急救指导

利用5G和视频通话技术，急救专家可以通过远程视频指导现场施救者正确实施急救措施，提高急救成功率。某些地区已经开始试点"急救APP"，通过手机应用提供急救指导和一键呼叫救护车的功能。

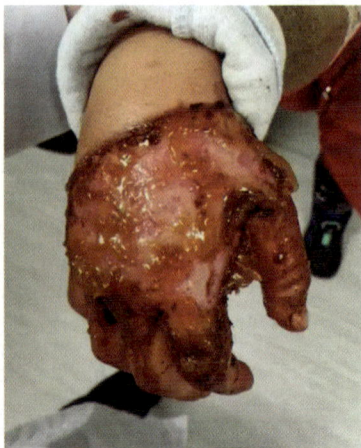

图5-1-4　新型急救材料：水凝胶敷料

3. 心理干预

爆竹伤不仅对身体造成伤害,还可能引发严重的心理创伤,如创伤后应激障碍(PTSD)。研究表明,早期心理干预能够显著减轻伤者的心理负担,促进康复。

二、爆竹伤急救技术的创新

1. 虚拟现实(VR)技术

VR技术被引入急救培训中,通过沉浸式和交互式的虚拟环境,学习者可以在模拟场景中练习爆竹伤的急救技能,增强应急响应能力。学习者可以在虚拟环境中模拟各种爆竹伤场景,如皮肤烧伤、眼部损伤等,反复练习急救操作。

2. 智能化急救设备

结合人工智能和物联网技术,现已开发智能化的急救设备,如自动化的急救箱,能够根据伤情自动推荐急救方案。智能化急救设备还可以通过传感器监测伤者的生命体征,并实时传输给急救中心,以便提前做好准备。

3. 特殊人群的急救改进

对于儿童和老年人,研究者开发了更适合其生理特点的急救方法和工具。例如,儿童专用的防护眼镜和简易急救包,方便家长和老师在紧急情况下使用。

任务评价

请扫码完成"为爆竹伤者实施现场急救"操作技能考核评价及知识学习评价。

生命之光

请扫码查看阅读资料"退伍军人勇救爆竹灼伤少年"。

巩固提升

请扫码完成课后习题。

任务二 为塌方伤者实施现场急救

任务目标

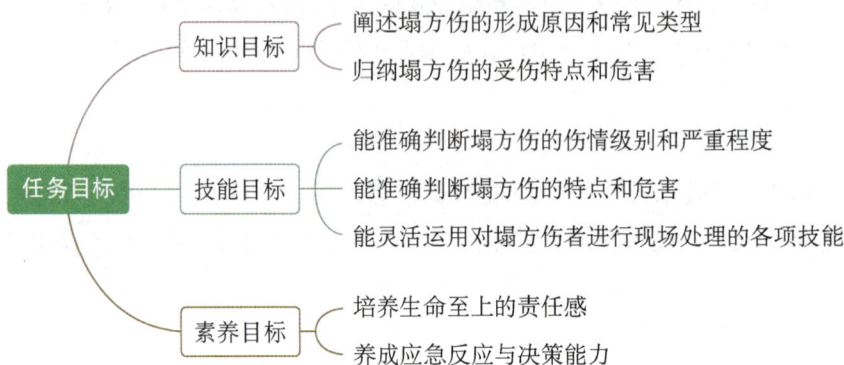

- 任务目标
  - 知识目标
    - 阐述塌方伤的形成原因和常见类型
    - 归纳塌方伤的受伤特点和危害
  - 技能目标
    - 能准确判断塌方伤的伤情级别和严重程度
    - 能准确判断塌方伤的特点和危害
    - 能灵活运用对塌方伤者进行现场处理的各项技能
  - 素养目标
    - 培养生命至上的责任感
    - 养成应急反应与决策能力

案例导入

2022年4月29日中午,湖南省长沙市望城区一栋8层居民自建房因违规加建导致结构失稳,在数秒内轰然倒塌,建筑碎片堆积成近10米高的废墟。事故造成54人遇难,9人受伤。救援人员抵达时,现场遍布钢筋、混凝土碎块和家具残骸,幸存者被困在狭窄的"三角空间"内呼救。其中一中年男性情况危急,下半身被楼板卡压超过12小时,双腿肿胀发紫,无法移动,伴有恶心、少尿等症状。救援人员发现后及时止血、导尿,并用保温毯包裹躯干,持续与伤者对话安抚心理,最后成功救援送往医院。

请根据上面的工作情境,尝试分析相关的工作任务。

问题1:初步判断该中年男性可能遭受的塌方伤类型,依据是什么?

问题2:应如何制定合理的急救计划,确保对伤者进行有效救治?

问题3:如何避免这样的事件?如何避免急救时的二次伤害?

任务解决

急救演示

一、急救处理

【核心口诀】评估安全防再塌,先救生命后治伤。

1. 现场评估与安全保障

在进入塌方现场前,救援人员要对现场环境进行全面评估,判断是否存在二次塌方、漏电、火灾等危险。设立警戒区域,禁止无关人员进入,防止现场混乱和二次事故的发生。救援人员要配备必要的防护装备。

2. 清除覆盖物

发现伤者后,要尽快清除覆盖在伤者身上的土石、瓦砾等物体。要注意动作轻柔、谨慎,避免对伤者造成二次伤害。要严格按照操作规程进行操作,确保安全(图5-2-1)。

3. 清理口腔,保持呼吸道通畅

当伤者被救出后,要立即检查其口腔、鼻腔内是否有异物。如果有,要及时用手指、纱布或吸引器等

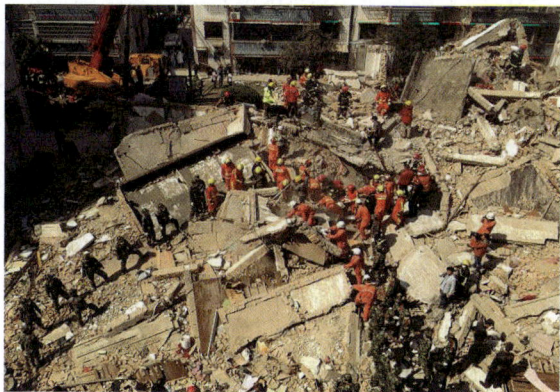

图5-2-1　救援人员清除大面积覆盖物搜救伤者

将异物清除,保持呼吸道通畅。对于昏迷的伤者,要将其头部偏向一侧,防止呕吐物误吸进入气管,引起窒息。如果伤者出现呼吸困难或窒息的情况,要立即进行心肺复苏或使用简易呼吸器进行辅助呼吸。

4. 评估生命体征

迅速评估伤者的意识、呼吸、心跳、脉搏、血压等生命体征。根据评估结果,对伤者的伤情进行初步判断。如果伤者意识丧失,呼吸、心跳骤停,要立即进行心肺复苏;如果伤者生命体征不稳定,如血压过低、心率过快或过慢等,要采取相应的急救措施,如止血、包扎、固定等,维持其生命体征稳定。

5. 有条件时给氧

如果现场有氧气设备,要及时给伤者吸氧。在给氧过程中,要根据伤者的病情和缺氧程度,调整吸氧流量和浓度。要密切观察伤者的吸氧效果,及时调整吸氧方案或采取其他急救措施。

6. 减少二次伤害(保护颈椎、胸椎、腰椎等)

塌方伤容易导致脊柱骨折,在搬运伤者过程中,要先对其颈椎、胸椎、腰椎进行固定,防止脊柱移动(图5-2-2)。在固定时,要将伤者平放在脊柱固定板上,确保伤者的脊柱处于直线状态,采用正确的搬运方法,保持伤者的身体在一条直线上,平稳地将其搬运到担架上或救护车上。例如,伤者有四肢骨折则需要在现场进行简单固定后,再搬运转运。

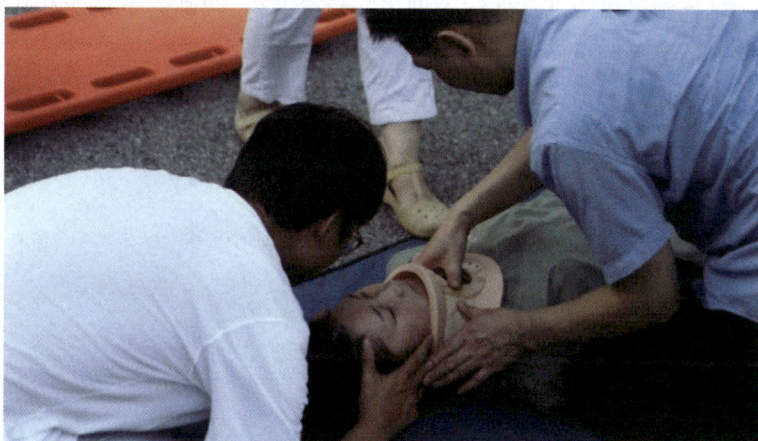

图5-2-2　为伤者固定颈椎准备转运

7. 立即送医

在对伤者进行初步急救处理后,要尽快将其送往附近的医院进行进一步治疗。如果伤者伤势较重,需要使用救护车进行转运。在救护车上对伤者进行持续的监护和治疗。

8. 心理支持

在急救过程中,救援人员要与伤者和家属进行沟通,安慰他们的情绪,让他们了解伤者的病情和治疗进展,增强他们的信心。对于出现心理问题的伤者和家属,要及时联系专业的心理医生进行心理干预,帮助他们缓解心理压力,走出心理阴影。

案例回溯　本案例中该男子多项症状提示伤情危重。救援人员以"先救命后治伤"原则,及时处理并安抚心理,顺利将伤者送医院进行进一步治疗。

二、有效预防

【预防口诀】风险评估做在前,重点防范是关键,因地制宜定策略。

1. 地质风险评估与监测

①定期地质勘察:在社区及周围道路沿线开展地质调查,识别潜在滑坡体、松散堆积层、断裂带等危险区域。

②风险等级划分:根据坡度、岩土性质、水文条件等参数划分高风险区,设置警示标识并限制开发活动。

2. 工程防护措施

①边坡加固:采用挡土墙、抗滑桩、锚杆格构等工程结构稳定坡体;对松散岩层进行喷射混凝土护坡。

②排水系统建设:修建截水沟、排水渠、地下渗水管网,减少雨水渗透对坡体稳定性的影响。

3. 生态保护与植被恢复

①植被固坡:在易塌方区域种植深根系植物(如灌木、乔木),利用根系固定表层土壤,减少水土流失。避免过度砍伐山林,禁止坡地烧荒等破坏植被的行为。

②生态修复:对已裸露的坡面进行生态袋护坡、植生毯覆盖等生态工程,逐步恢复自然防护能力。

4. 预警系统与应急准备

①建立灾害预警机制:整合气象数据(如持续降雨量监测)与地质传感器信息,通过多种渠道发布塌方预警。

②制定应急预案:高风险区域内的社区应定期组织疏散演练,明确逃生路线和临时安置点,储备应急物资(如救生工具、医疗包、饮用水),确保快速响应能力。

5. 公众教育与政策监管

①防灾知识普及:通过社区宣传等途径,教育居民识别塌方前兆,如地面裂缝、树木倾斜、坡体渗水等。

②法规与规划管控:严格限制在塌方高风险区活动,对违规开发行为进行法律追责。

三、急救处理注意事项

①急救人员在现场处理塌方伤者时,要保持冷静,按照急救流程和操作规范进行操作,避免慌乱和盲目。

②在清除覆盖物和搬运伤者过程中,要注意保护自己和伤者的安全,避免因操作不当造成二次伤害。

③在评估伤者生命体征时,要准确、迅速,为后续的急救处理提供依据。如果对伤者的伤情判断不准确,可能会导致急救措施不当,影响伤者的救治效果。

④在给氧和进行其他急救操作时,要严格按照操作规程进行,确保操作安全、有效。如果操作不当,可能会对伤者造成伤害。

⑤在送医过程中,要密切观察伤者的病情变化,及时采取相应的急救措施。如果伤者在途中病情恶化,要立即进行抢救。

⑥对于塌方事故现场的其他人员,如家属、旁观者等,要进行必要的安抚和引导,避免他们干扰急救工作的开展。

任务要点

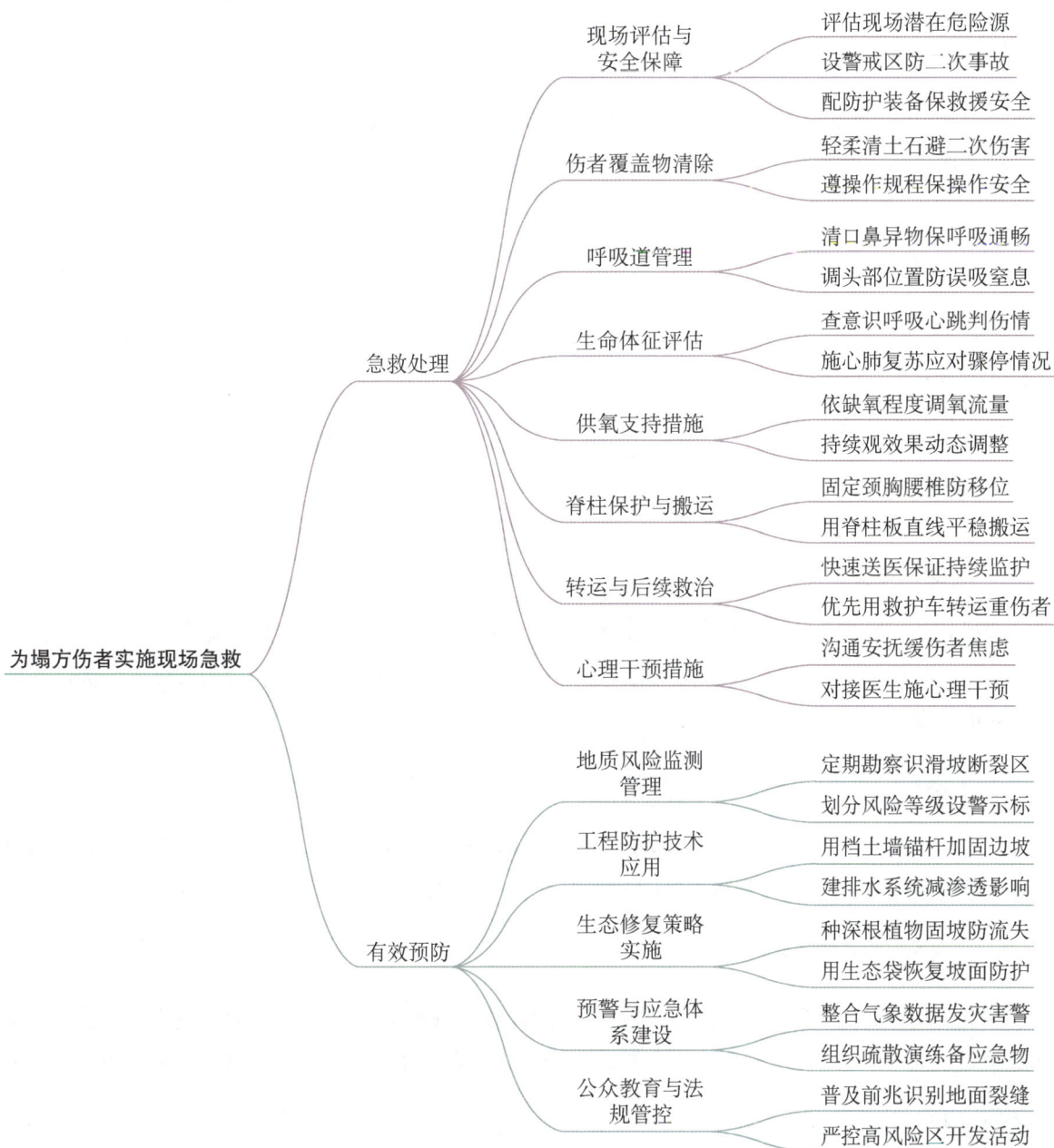

为塌方伤者实施现场急救

急救处理

- 现场评估与安全保障
  - 评估现场潜在危险源
  - 设警戒区防二次事故
  - 配防护装备保救援安全
- 伤者覆盖物清除
  - 轻柔清土石避二次伤害
  - 遵操作规程保操作安全
- 呼吸道管理
  - 清口鼻异物保呼吸通畅
  - 调头部位置防误吸窒息
- 生命体征评估
  - 查意识呼吸心跳判伤情
  - 施心肺复苏应对骤停情况
- 供氧支持措施
  - 依缺氧程度调氧流量
  - 持续观效果动态调整
- 脊柱保护与搬运
  - 固定颈胸腰椎防移位
  - 用脊柱板直线平稳搬运
- 转运与后续救治
  - 快速送医保证持续监护
  - 优先用救护车转运重伤者
- 心理干预措施
  - 沟通安抚缓伤者焦虑
  - 对接医生施心理干预

有效预防

- 地质风险监测管理
  - 定期勘察识滑坡断裂区
  - 划分风险等级设警示标
- 工程防护技术应用
  - 用挡土墙锚杆加固边坡
  - 建排水系统减渗透影响
- 生态修复策略实施
  - 种深根植物固坡防流失
  - 用生态袋恢复坡面防护
- 预警与应急体系建设
  - 整合气象数据发灾害警
  - 组织疏散演练备应急物
- 公众教育与法规管控
  - 普及前兆识别地面裂缝
  - 严控高风险区开发活动

必备知识

一、基本概念

塌方伤（collapse injury）是指在山体塌方、建筑物倒塌、矿井塌陷等意外事故中，人体受到坍塌物体的挤压、撞击、掩埋等而导致的各种损伤。这些损伤可能涉及身体的多个部位和多个系统，情况往往较为复杂和严重（图5-2-3）。

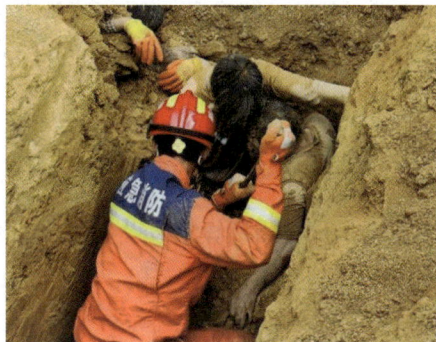

图5-2-3　塌方致伤

二、特点

塌方伤主要有以下几种特点。

①伤情复杂多样：塌方伤往往不是单一的损伤，而是多种损伤同时存在。

②伤势严重：由于受到强大的外力作用，塌方伤通常较为严重，伤者可能会出现大量出血、休克、呼吸心跳骤停等危及生命的情况。

③容易合并感染：塌方现场环境通常较为恶劣，伤口容易被泥土、细菌等污染，增加了感染的风险。如果伤口处理不当，可能会引发伤口感染、破伤风等疾病。

④救援难度大：塌方现场可能存在二次塌方的危险，救援人员的安全受到威胁。倒塌的物体也可能会阻碍救援通道，增加寻找和营救伤者的难度。

三、急救原则

①时效性：黄金1小时内处理，可显著降低死亡率。

②安全性：优先确保施救者与伤者安全。

③系统性：按"CAB"（循环→气道→呼吸）流程操作。

📖 知识拓展

一、新型救援技术和设备

随着科技的不断发展，越来越多的新型救援技术和设备被应用于塌方事故救援中。生命探测仪可以在废墟中快速探测到生命迹象，提高救援效率；无人机可以对塌方现场进行航拍，为救援人员提供现场的地形和环境信息，帮助制定救援方案。

二、多学科协作救援模式

塌方伤往往涉及多个学科的知识和技能，为了提高救援效果，目前提倡多学科协作救援模式。由急诊科、外科、骨科、神经科等多个学科的专家组成救援团队，共同对伤者进行救治，实现资源共享、优势互补。

三、急救知识普及的重要性

塌方事故具有突发性和不可预测性，掌握一定的急救知识和技能，对于在事故现场进行自救和互救具有重要意义。通过开展急救知识普及活动，提高公众的急救意识和能力，可以在关键时刻挽救更多的生命。

🏥 任务评价

请扫码完成"为塌方伤者实施现场急救"操作技能考核评价及知识学习评价。

💊 生命之光

请扫码查看阅读资料"生死一线间：建筑安全员冒死救援塌方被困工人"。

巩固提升

请扫码完成课后习题。

任务三　为踩踏伤者实施现场急救

任务目标

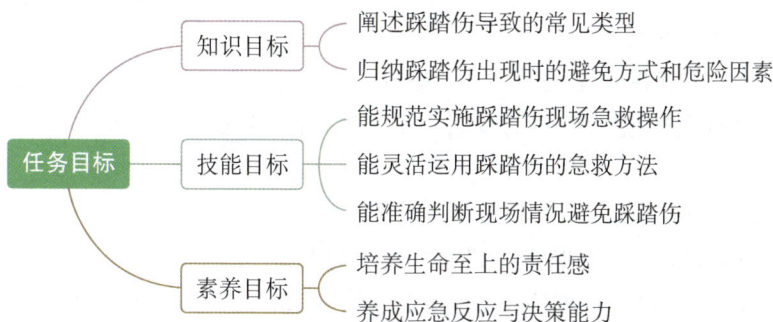

- 任务目标
  - 知识目标
    - 阐述踩踏伤导致的常见类型
    - 归纳踩踏伤出现时的避免方式和危险因素
  - 技能目标
    - 能规范实施踩踏伤现场急救操作
    - 能灵活运用踩踏伤的急救方法
    - 能准确判断现场情况避免踩踏伤
  - 素养目标
    - 培养生命至上的责任感
    - 养成应急反应与决策能力

案例导入

为庆祝小区新楼盘开售，举行了现场音乐表演，人群如潮水般涌动，大家随着音乐的节奏尽情摇摆。小张是一名年轻的音乐爱好者，他也沉浸在这热烈的氛围中。然而，突然前方有人摔倒，后面的人却来不及停下脚步，瞬间人群开始混乱，发生了踩踏事故。小张被人群挤倒在地，感到呼吸困难，身上也传来阵阵疼痛，逐渐失去意识。周围人有的在惊慌尖叫，有的试图逃离现场，场面十分混乱。关键时刻，王某挺身而出，将小张拉到环境相对安全、人少的墙角，避免受到进一步伤害，并为其做了胸外按压。

请根据上面的工作情境，尝试分析相关的工作任务。

问题1：结合案例，分析小张受伤的原因，初步判断他可能受到了什么伤害？

问题2：在音乐节这种人员密集的场所发生踩踏事故时，应该如何第一时间进行现场急救？

问题3：从这起案例中，我们可以总结出哪些预防踩踏事件发生的经验教训？

任务解决

一、自我防护

【核心口诀】顺流前行保平衡，跌倒蜷缩呼救速起身。

1. 及时拨打急救电话120（报警110、火警119）

在踩踏事故发生后，第一时间拨打急救电话，准确地告知接线员事故发生的地点、现场大致情况、伤者数量和伤势等信息。

2. 顺流前行

在人员密集且发生拥挤的情况下，顺流前行是一种重要的自我保护和避免踩踏的方法。

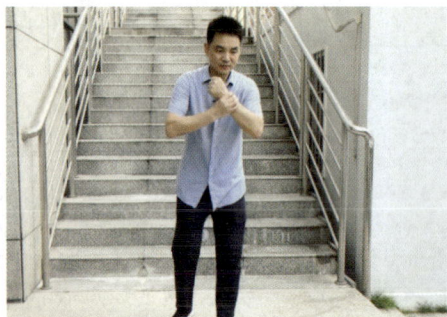

图5-3-1　人潮拥挤时保持平衡的做法

案例回溯　本案例中小张过于慌张和缺少自我防护意识，最后造成了踩踏伤。

3. 保持平衡的方法

①双脚分开与肩同宽：在人群中，双脚分开与肩同宽可以增加身体的稳定性。

②身体微微前倾：微微前倾的身体姿势有助于在人群中保持平衡（图5-3-1）。

③抓住固定物体：如果周围有固定的物体，如栏杆、柱子等，可以抓住这些物体来保持平衡。

4. 不慎跌倒的紧急处理方法

①迅速蜷缩身体：一旦不慎跌倒，要立即迅速蜷缩身体，双手抱头，用双臂保护好头部、颈部和胸部等重要部位。将膝盖尽量贴近胸部，减少身体暴露在外的面积，降低被踩踏的风险（图5-3-2）。

②大声呼救：跌倒后要大声呼救，引起周围人的注意，让他们知道有人摔倒了，避免继续踩踏。

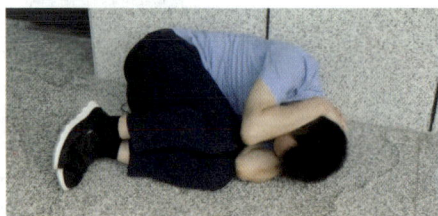

图5-3-2　人潮拥挤时摔倒后靠墙迅速蜷缩身体

③寻找机会起身：在确保安全的情况下，寻找机会起身。先观察周围的情况，选择人群相对较少的方向，用手支撑地面，缓慢地站起来。

5. 自我防护方法

①穿着合适：穿合适的衣物和鞋子。

②保持警惕：时刻保持警惕，注意观察周围的人群动态和环境变化。

③利用随身物品保护自己：可以利用随身携带的物品，如背包、外套等，来保护自己。

急救演示

二、精准急救

【急救原则】评估环境后判伤，科学急救不慌张。

1. 判断伤者呼吸与创伤

轻轻靠近伤者口鼻处，眼睛观察伤者胸部有无起伏，判断伤者是否有呼吸。通过观察和轻触怀疑部位确认伤者创伤情况。

2. 呼叫急救人员

若伤者无意识或无呼吸，应立即安排身边人员拨打当地急救电话（如120），清晰准确地告知事故发生的具体地点、伤者大致情况等信息。

3. 心肺复苏（针对无意识且无呼吸伤者）

具体操作技术见"为心跳呼吸骤停者实施现场急救"任务。

4. 创伤处理

具体操作技术见"为外伤出血者实施现场急救"任务和"为跌倒者实施现场急救"任务。

5. 心理安抚

在急救过程中，不断与伤者交流，告知其正在接受治疗，让伤者保持冷静，缓解其紧张和恐惧的情绪。同时，疏散周围无关人员，减少对伤者的刺激。

6. 等待急救人员

在完成上述急救步骤后，持续观察伤者的生命体征变化，如呼吸、心跳、意识等，直到专业急救人员到达，将伤者的情况详细准确地告知急救人员。

案例回溯　本案例中王某将小张安放到环境安全的地方，拨打急救电话并判断其伤情后及时施救，可大大提高伤者生存几率。

三、有效预防

【预防口诀】避开高危重安全。

1. 避开高危场所

减少前往人群密集场所（如大型活动、狭窄街道、楼梯通道等）的频率，尤其是节假日或特殊活动期间。进入公共场所时，要优先熟悉紧急出口位置和安全通道，规划撤离路线。

2. 提升安全意识

避免在人群聚集处停留围观，尤其警惕人群异常骚动、推挤或尖叫声。教育儿童不参与推搡、打闹，上下楼梯靠右行走，保持秩序。

四、急救处理注意事项

①确保自身安全：在进行急救时，首先要确保自己的安全。

②避免二次伤害：在对伤者进行急救时，要注意避免造成二次伤害。

③注意伤者的心理状态：在急救过程中，要注意安抚伤者的情绪，给予他们心理上的支持和安慰。

任务要点

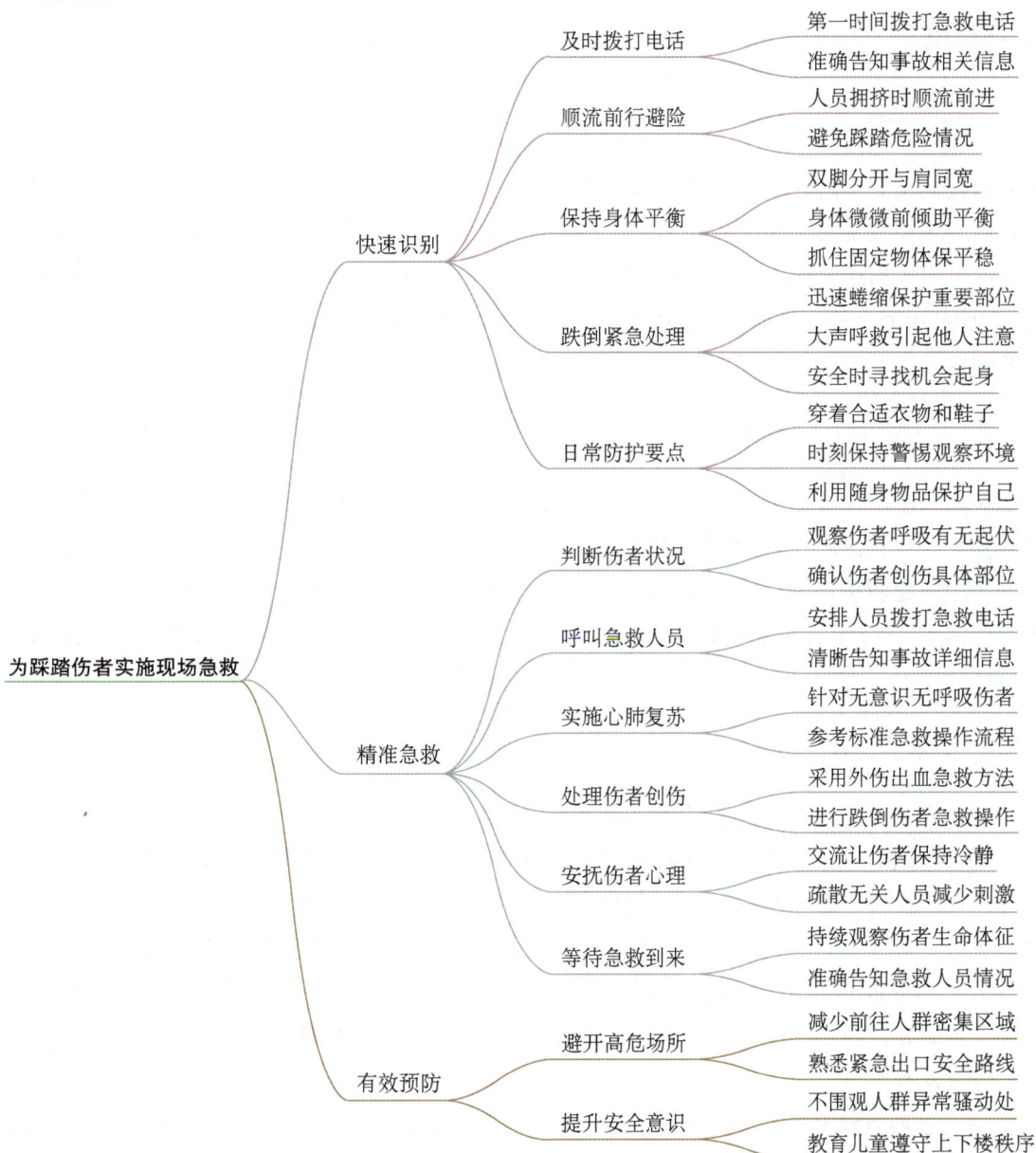

为踩踏伤者实施现场急救
- 快速识别
  - 及时拨打电话
    - 第一时间拨打急救电话
    - 准确告知事故相关信息
  - 顺流前行避险
    - 人员拥挤时顺流前进
    - 避免踩踏危险情况
  - 保持身体平衡
    - 双脚分开与肩同宽
    - 身体微微前倾助平衡
    - 抓住固定物体保平稳
  - 跌倒紧急处理
    - 迅速蜷缩保护重要部位
    - 大声呼救引起他人注意
    - 安全时寻找机会起身
  - 日常防护要点
    - 穿着合适衣物和鞋子
    - 时刻保持警惕观察环境
    - 利用随身物品保护自己
- 精准急救
  - 判断伤者状况
    - 观察伤者呼吸有无起伏
    - 确认伤者创伤具体部位
  - 呼叫急救人员
    - 安排人员拨打急救电话
    - 清晰告知事故详细信息
  - 实施心肺复苏
    - 针对无意识无呼吸伤者
    - 参考标准急救操作流程
  - 处理伤者创伤
    - 采用外伤出血急救方法
    - 进行跌倒伤者急救操作
  - 安抚伤者心理
    - 交流让伤者保持冷静
    - 疏散无关人员减少刺激
  - 等待急救到来
    - 持续观察伤者生命体征
    - 准确告知急救人员情况
- 有效预防
  - 避开高危场所
    - 减少前往人群密集区域
    - 熟悉紧急出口安全路线
  - 提升安全意识
    - 不围观人群异常骚动处
    - 教育儿童遵守上下楼秩序

必备知识

一、基本概念

踩踏伤(stampede injury)是指因人群拥挤、推搡或跌倒后,个体遭受外力挤压、踩踏导致的机械性损伤。

二、类型

①骨折:如肋骨、四肢骨。②挤压综合征:肌肉长时间受压导致肾功能衰竭。③胸部挤压伤:呼吸困难、血气胸。④窒息:人群密集导致胸腔受压,无法呼吸。

三、因素

①人群密度超过每平方米4人。②缺乏有效的疏散通道或安全标识。③现场管理混乱,未控制人流速度。

知识拓展

一、智能监控与预警系统

随着科技的发展,智能监控与预警系统在预防踩踏事件方面发挥着越来越重要的作用。这些系统通过在人员密集场所安装多个摄像头和传感器,实时监测人群密度、流动速度和方向等信息。当系统检测到人群密度过高或出现异常流动时,会及时发出预警信号,提醒场所管理者采取措施进行疏导,如增加安保人员、开放备用通道等。目前,一些大型商场和地铁站已经开始使用这种智能监控与预警系统,有效地预防了踩踏事故的发生。

二、应急救援培训的重要性

加强应急救援培训对于提高公众在踩踏事故中的应对能力至关重要。通过培训,人们可以学习到正确的急救知识和自我保护技能,在事故发生时能够迅速、有效地采取行动,减少伤亡。学校、社区和企业等应定期组织应急救援培训活动,邀请专业的急救人员进行授课和演练。例如,学校可以将应急救援培训纳入课程体系,让学生从小就掌握基本的急救知识;企业可以对员工进行培训,提高员工在工作场所应对突发事件的能力。

三、踩踏事故案例及教训

①德国杜伊斯堡"爱的大游行"踩踏事故:2010年7月24日,德国杜伊斯堡举行"爱的大游行"电子音乐节,由于活动组织方在入口处设置的通道狭窄,人群在入场时发生拥挤踩踏,造成21人死亡,数百人受伤。这起事故的教训是活动组织方必须合理规划场地和通道,确保人员能够安全、有序地进出活动场所。

②印度孟买踩踏事故:2013年10月13日,印度孟买一座印度教寺庙附近发生踩踏事故,造成至少115人死亡,另有数百人受伤。事故原因是在宗教节日期间,大量信徒前往寺庙祈福,人群过于拥挤,加上现场管理不善而导致的。这起事故提醒我们,在节日活动期间,要加强对人员密集场所的管理和疏导,制定完善的应急预案。

③我国上海外滩踩踏事件:2014年12月31日,上海市黄浦区外滩陈毅广场东南角通往黄浦江观景

平台的人行通道阶梯处发生拥挤踩踏事件,人行通道阶梯处的单向通行警戒带被冲破,大量市民游客逆行涌上观景平台。上、下人流不断对冲后在阶梯中间形成僵持,继而形成"浪涌"。僵持人流向下的压力陡增,造成阶梯底部有人失衡跌倒,引发多人摔倒、叠压,导致踩踏事件发生,造成36人死亡,49人受伤。

任务评价

请扫码完成"为踩踏伤者实施现场急救"操作技能考核评价及知识学习评价。

生命之光

请扫码查看阅读资料"以身为盾构筑生命防线"。

巩固提升

请扫码完成课后习题。

任务四 为高空坠落伤者实施现场急救

任务目标

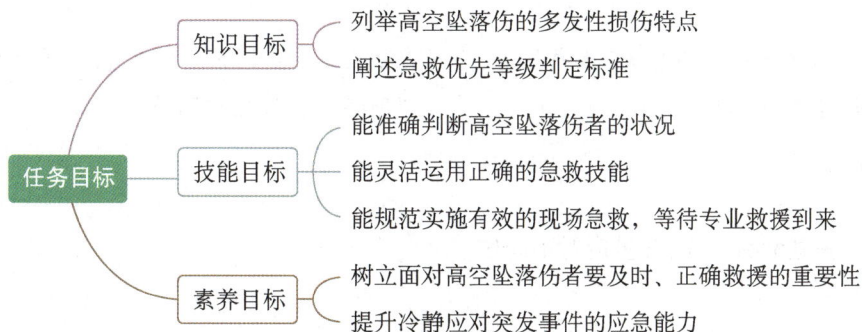

案例导入

某老旧小区改造现场,55岁建筑工人李师傅在3米高脚手架上作业时,因木板断裂坠落至水泥地面。目击者称其背部着地,当场无法动弹,右小腿明显变形,口鼻有少量出血。围观工人试图扶起李师傅,被赶到的安全员制止:"别动他! 可能伤到脊柱!"安全员迅速设置警戒线,检查发现伤者意识模糊、呼吸浅快,右侧胸壁有瘀斑,立即拨打120并上报:"高处坠落伤,疑似多发性骨折,请求骨科与神经外科支援!"

请根据上面的工作情境,尝试分析相关的工作任务。

问题1:如何快速判断高处坠落伤者的潜在致命风险? 如何通过体征早期识别?

问题2:遇到此类事件时,应如何分步骤实施科学急救?

问题3:若你作为社区安全负责人,如何制定防坠落事故的应急预案?

任务解决

一、现场评估

【核心口诀】**确认环境避二伤,快速识伤靠分析。**

1. 观察环境与安全保障

迅速赶到伤者身边后,首先快速观察周围环境,确保现场安全,避免有二次危险,如掉落的物体、漏电等。同时,疏散周围围观人群,留出足够空间进行急救。

2. 伤情快速识别(RABC原则)

①反应(Response):轻拍双肩呼喊,无反应则启动急救。

②气道(Airway):疑似颈椎伤时使用双手托颌法开放气道。

③呼吸(Breathing):观察胸廓起伏,当呼吸<10次/分时,需人工呼吸。

④循环(Circulation):检查颈动脉搏动,若发生大出血,则应立即加压止血。

3. 损伤机制分析

不同坠落高度下常见的损伤类型及致死风险见表5-4-1。

表5-4-1 高空坠落损伤机制

坠落高度	常见损伤类型	致死风险
2~5米	四肢骨折、骨盆损伤	15%
5~10米	脊柱骨折、血气胸	35%
>10米	颅脑损伤、多器官衰竭	70%

案例回溯 本案例中李师傅从3米高掉落,当场无法动弹,右小腿明显变形,口鼻有少量出血,应考虑四肢有骨折,并需进一步排除脊柱骨折,故安全员说:"别动他! 可能伤到脊柱!"

二、精准急救

【急救原则】**先救命后治伤,分步应对不同伤。**

1. 急救优先等级

应首先判断急救优先等级并进行相应操作(表5-4-2)。

表5-4-2 急救优先等级表

优先级	处置内容	操作要点
立即处理	大动脉出血	直接加压止血,禁用止血带(除非动脉喷射)
	窒息和(或)心跳骤停	清理口腔异物,立即CPR
次优先处理	开放性骨折	无菌敷料覆盖,夹板固定
	脊柱损伤	三人轴线翻身法保持脊柱中立位
禁止操作	喂食、喂水	避免误吸或加重内脏损伤
	按压畸形部位	断端可能刺穿组织

2. 初级生命支持

①意识判断:若呼喊无反应,则轻掐甲床,进行疼痛刺激。

②气道管理:头颈部固定后清理口鼻分泌物。

案例回溯 本案例中安全员检查发现伤者意识模糊、呼吸浅快,右侧胸壁有瘀斑,识别有神经系统损伤。

3. 止血处理

如果伤者有明显的出血伤口,应立即寻找干净的纱布、毛巾或衣物等,对伤口进行直接压迫止血(图5-4-1)。持续按压伤口,力度适中,以减少出血。若伤口有异物,不要随意去除,避免造成更严重的出血,可在异物两侧进行压迫止血。

4. 骨折固定

若发现伤者腿部疑似骨折,不要轻易移动伤者骨折部位。就地取材,如木板、树枝等,对骨折部位进行简单固定。固定时,在木板与皮肤之间垫上柔软的物品,避免皮肤损伤。将木板放置在骨折部位的上、下两端,用布条或绳子等进行绑扎固定,注意绑扎力度适中,不要过紧影响血液循环,也不要过松导致固定无效(图5-4-2)。

5. 特殊场景处置

①悬挂状态救援:用安全绳制作"8"字固定套于伤者腋下。

②休克早期识别:若伤者脉搏＞120次/分且毛细血管充盈时间＞2秒,则提示休克可能。

6. 持续观察与安慰

在等待急救人员的过程中,一直陪伴在伤者身边,持续观察伤者的意识、呼吸、脉搏等生命体征变化。不断轻声安慰伤者,让其保持清醒,不要睡着,并告知伤者救援人员正在赶来的路上。

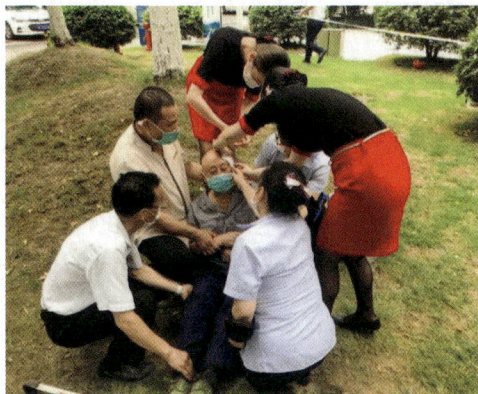

图5-4-1 高空坠落伤者头部按压止血

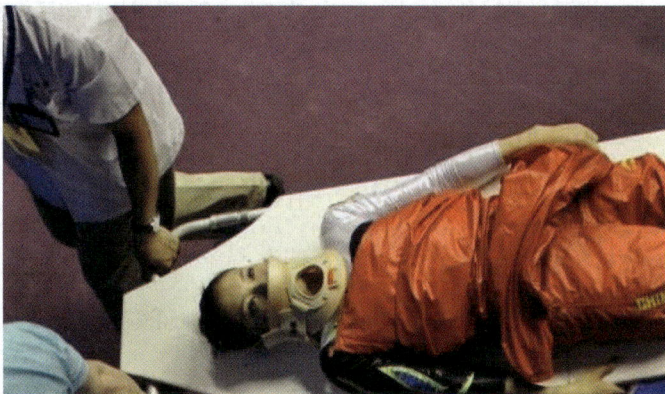

图5-4-2 高空坠落伤者颈部骨折后固定搬运

三、有效预防

【预防口诀】定期查防定标准。

1. 查环境隐患

定期检查社区高空作业场所(如脚手架、阳台护栏、空调外机支架)的稳定性,确保无松动、锈蚀或断裂。封闭未使用的建筑洞口、电梯井道,设置明显警示标志,如"危险!禁止靠近!"。

2. 防坠落风险

高空作业者必须佩戴五点式安全带(胸、腰、双腿固定),且锚固点需通过承重测试(＞2 000 kg)。为儿童家庭加装窗户限位器,开窗宽度＜10 cm,阳台堆放物高度低于护栏,避免攀爬。

3. 强化防护装备

推广防滑鞋(鞋底摩擦系数＞0.5)、减震安全帽(符合《头部防护　安全帽》GB 2811—2019标准)。为独居老年人配备跌倒报警手环,内置北斗卫星定位和自动呼救功能。

4. 社区管理防护

每月排查高空隐患点,如外墙瓷砖、广告牌;开展"防坠落安全日"活动,如模拟演练、视频教学;检查公共区域防护网、安全绳磨损情况。

四、急救处理注意事项

①禁止强行移动伤者,随意拖拽、扶起或背驮伤者。这些可能导致伤者脊柱错位或内脏二次损伤。

②禁止喂食、喂水。内脏损伤或颅脑损伤者可能因吞咽功能异常导致误吸,加重病情。

③禁止按压或复位畸形部位。骨折断端可能刺穿血管、神经或内脏,引发大出血或神经损伤。

④禁止擅自使用止血带。非动脉喷射性出血使用止血带可能导致肢体缺血坏死(使用止血带4小时以上,截肢风险达30%)。

⑤禁止冰敷肿胀部位。冰敷可能加剧组织缺血,延长愈合时间。

⑥保证环境安全。未隔离危险区域可能导致救援人员或伤者二次坠落。

⑦设置警戒线,半径应≥5 m,疏散围观人群。用木板、钢架等遮盖伤者上方,防止坠物砸伤。

⑧特殊禁忌:若内脏损伤,则避免腹部按压或热敷,这可能会加重内出血。若颅脑损伤,则禁止摇晃头部或抬高下肢,这可能会增加颅内压。若脊柱损伤,则禁用"背负法"或"抱持法"搬运。

急救操作禁忌与替代方案见表5-4-3。

表5-4-3　急救操作禁忌与替代方案对照表

错误操作	风险	科学替代方案
立即拖拽伤者离开现场	加重脊髓或内脏损伤	评估环境后使用硬质担架搬运
让伤者尝试站立	骨折断端移位、疼痛性休克	保持平卧位,固定后等待专业救援
冰袋直接接触皮肤	冻伤、局部血液循环障碍	冰袋包裹毛巾,每15分钟更换部位
使用细绳或电线当作止血带	组织切割、神经损伤	仅用宽布条(宽度＞5 cm),记录使用时间
忽视休克早期症状	延误抢救,多器官衰竭风险增加	监测生命体征,若脉搏＞120次/分、皮肤湿冷,则提示休克可能

任务要点

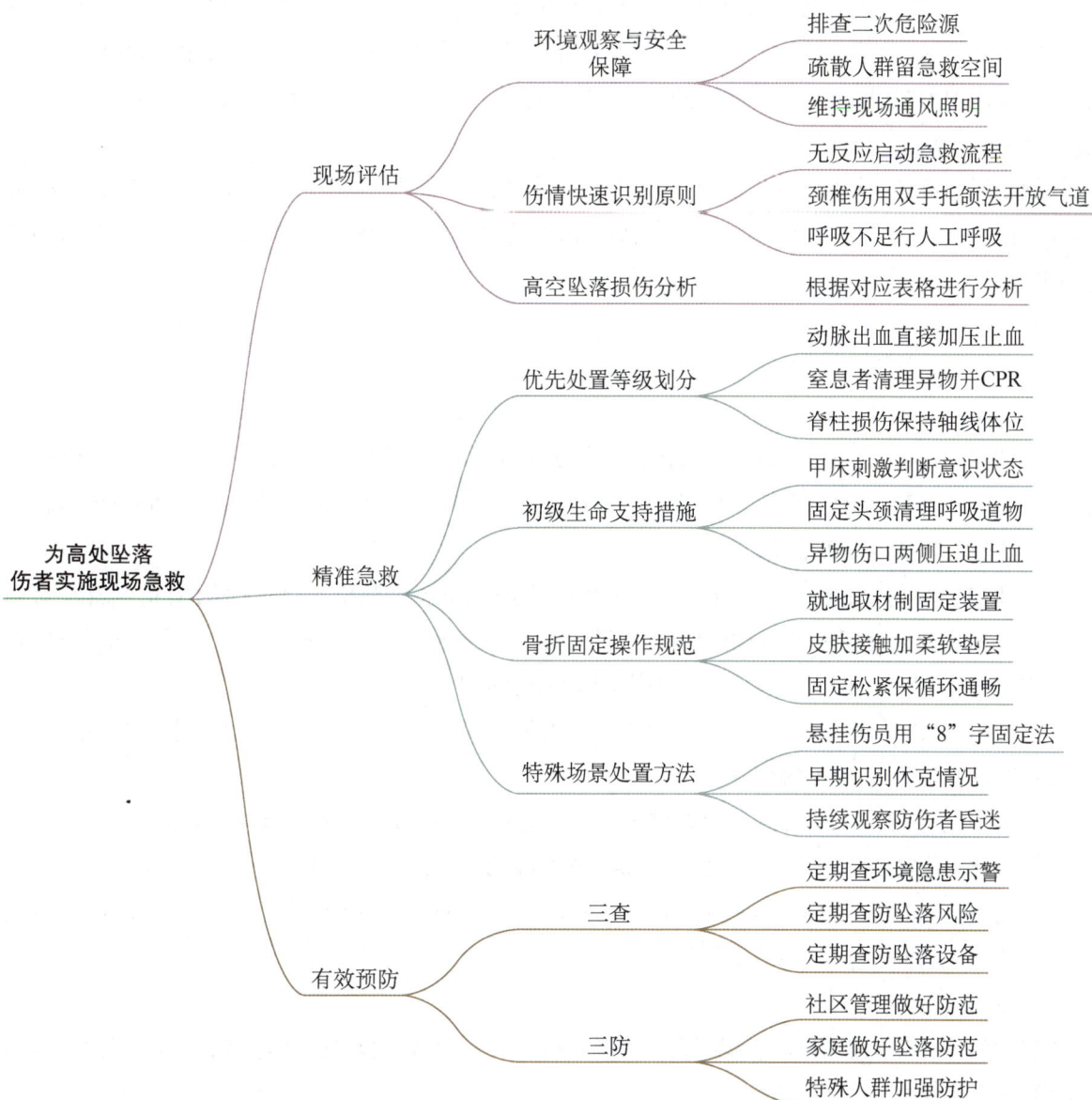

必备知识

一、基本概念

高处坠落伤（falls from height, FFH）是指人从高处以一定的初速度或自由落体的方式坠落，与地面或其他物体碰撞后所造成的一系列损伤。它是一种常见且严重的创伤类型，坠落过程中身体受到的冲击力较大，往往会导致多部位、多器官的损伤。高处坠落伤的严重程度与坠落高度、着地部位、身体姿势以及地面状况等因素密切相关。轻者可能仅造成局部软组织损伤或轻微骨折，重者则可能导致颅脑损伤、脊柱骨折、内脏破裂、大出血等危及生命的情况。

二、病理生理机制

①骨折机制：骨骼在受到超过其弹性限度的外力作用时，会发生连续性中断，即骨折。高处坠落时的

冲击力可能直接作用于骨骼,导致骨折。此外,肌肉的强烈收缩也可能引起间接骨折,如在坠落瞬间,肌肉为了保护身体而突然收缩,可能导致肌肉附着点处的骨折。

②内脏损伤机制:内脏器官在受到外力冲击时,由于其自身的质地和周围组织的固定情况不同,损伤的方式也有所不同。例如,肝、脾等实质性脏器质地较脆,在受到外力撞击时容易发生破裂出血;而胃肠道等空腔脏器则可能因受到挤压而发生穿孔。同时,坠落时身体的剧烈震动还可能导致内脏器官的血管破裂、组织挫伤等。

③颅脑损伤机制:头部受到撞击时,颅骨可能发生骨折,同时脑组织在颅骨内会发生位移和变形,导致脑挫裂伤、颅内出血等。此外,脑震荡是颅脑损伤中较为常见的一种类型,它是由于头部受到外力作用后,脑组织发生短暂的功能障碍而引起的。

三、高处坠落伤的分类及特点

1. 按损伤部位分类

①颅脑损伤(traumatic brain injury, TBI):包括头皮损伤、颅骨骨折、脑损伤(如脑震荡、脑挫裂伤、颅内血肿等)。颅脑损伤是高处坠落伤中最严重的类型之一,其死亡率和致残率较高。伤者可能出现头痛、呕吐、意识障碍、瞳孔变化等症状。

②脊柱(髓)损伤(spinal cord injury, SCI):常见于颈椎、胸椎和腰椎,可导致椎体骨折、脱位、脊髓损伤等。脊柱损伤如果处理不当,可能会引起严重的神经功能障碍,导致瘫痪等严重后果。伤者可能表现为受伤部位疼痛、活动受限,严重时可出现肢体感觉和运动障碍。

③胸部损伤(thoracic trauma):包括肋骨骨折、气胸、血胸、肺挫伤等。胸部损伤可影响呼吸和循环功能,导致呼吸困难、胸痛、咯血等症状。

④腹部损伤(abdominal trauma):包括肝、脾、肾等实质性脏器破裂和胃肠道等空腔脏器穿孔。腹部损伤可能导致内出血、感染等并发症,伤者可能出现腹痛、腹胀、休克等症状。

⑤四肢损伤(limb trauma):包括四肢骨折、关节脱位等。四肢损伤会影响肢体的运动功能,伤者表现为受伤部位疼痛、肿胀、畸形、活动受限等。

2. 按损伤程度分类

①轻度损伤:仅造成局部软组织损伤或轻微骨折,伤者一般情况较好,生命体征稳定,经过适当的治疗和休息后可较快恢复。

②中度损伤:伴有骨折、内脏损伤等,但未危及生命,伤者可能需要住院治疗,经过一段时间的治疗和康复后可恢复部分功能。

③重度损伤:出现严重的颅脑损伤、脊柱损伤、内脏破裂、大出血等,伤者生命体征不稳定,常伴有休克等并发症,死亡率和致残率较高,需要立即进行抢救和综合治疗。

四、影响高处坠落伤严重程度的因素

1. 坠落高度

坠落高度越高,到达地面时的速度越大,冲击力也就越大,损伤往往越严重。一般来说,从2米以上的高度坠落就可能造成较严重的损伤,随着坠落高度的增加,死亡率和致残率也会显著升高。

2. 着地部位

不同的着地部位会导致不同类型和程度的损伤。例如,头部着地时颅脑损伤的发生率较高;足跟或臀部着地时,脊柱和下肢损伤的可能性较大;胸部或腹部着地则容易引起内脏损伤。

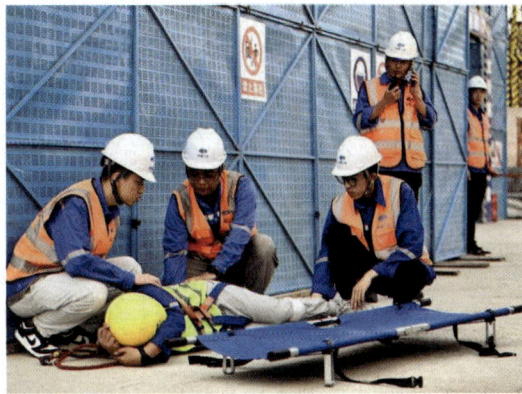

图5-4-3 高空坠落身体姿势

3. 身体姿势

坠落时的身体姿势也会影响损伤的程度。如果身体能够保持一定的缓冲姿势，如屈膝、屈髋等，可以在一定程度上减轻冲击力（图5-4-3）；而如果身体呈僵硬状态或处于不恰当的姿势，如伸直双腿垂直坠落，则会增加损伤的风险。

4. 地面状况

地面的硬度、平整度等因素也会对损伤程度产生影响。落在坚硬的地面（如水泥地）上比落在柔软的地面（如草地、沙地）上损伤更严重；地面不平整可能导致身体受到不均匀的冲击力，增加多处损伤的可能性。

五、二次伤害的形成机制

在高处坠落伤的救治过程中，如果处理不当，很容易造成二次伤害。例如，不当的搬运可能导致脊柱骨折伤者的骨折断端移位，进一步损伤脊髓，导致神经功能障碍加重；随意搬动疑似脊柱伤者可能使原本稳定的骨折变得不稳定，增加瘫痪的风险；强行将伤者扶起坐立可能会使内脏损伤者的出血加重，影响病情的判断和治疗。因此，在现场急救时，必须严格遵循正确的操作原则，避免二次伤害的发生。

📖 知识拓展

一、智能监测与科技防控融合

现代急救体系在应对高处坠落伤方面，已突破传统被动响应模式，形成了"监测-预警-干预"的闭环防护链。

智能穿戴设备通过多模态传感技术实现精准监测。例如，为高空作业人员配备的智能安全帽，内置高精度加速度传感器和压力传感器。加速度传感器可以实时监测作业人员的运动状态，当检测到异常的坠落加速度时，会立即发出警报，并通过无线通信模块将信息发送至监控中心。压力传感器则可以监测安全帽受到的冲击力，评估头部受伤的风险（图5-4-4）。

同时，在建筑施工现场等高空作业场所，部署环境感知网络。利用5G物联网技术，将分布在各个角落的

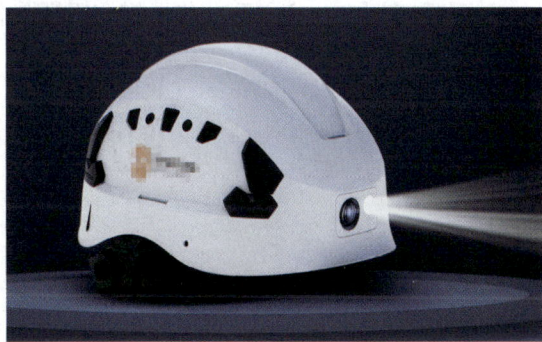

图5-4-4 智能安全帽

传感器连接起来，实时监测施工现场的环境参数，如风速、光照强度、地面平整度等。AI平台可以根据这些数据自动生成风险地图，提前预警可能发生高处坠落的危险区域，指导施工人员合理安排作业。

二、社区防控与应急体系建设

建立三级联防响应机制，以提高社区应对高处坠落伤的能力。

①黄色预警期：社区启动"安全巡查"机制，组织志愿者对老旧小区的建筑物外立面、阳台、窗户等进行检查，及时发现并排除潜在的安全隐患。同时，为社区内的老年人和儿童家庭发放安全宣传资料，提醒他们注意预防高处坠落。

②橙色预警期：部署移动急救单元车，配备先进的急救设备，如便携式超声诊断仪、心电监护仪等。急救人员可以在现场快速对伤者进行诊断和救治，为后续的转运和治疗争取时间。此外，还可以在社区内设置临时急救点，为伤者提供初步的救援。

③红色预警期：启用地下人民防空工程改造的临时避难所，为伤者提供安全的救治环境。避难所内配备专业的医疗设备和医护人员，能够进行紧急手术和重症监护。同时，创新推行"邻里守望"急救模式，培训志愿者掌握基本的急救技能，如心肺复苏、止血包扎等，构建500米半径"急救圈"，提高现场急救的效率。

三、前沿技术与场景应用创新

新型防护装备显著提升了高处坠落伤的预防和急救效能。纳米纤维防护网采用高强度、轻量化的纳米纤维材料制成，具有良好的柔韧性和抗冲击性能。这种防护网可以安装在建筑物的阳台、窗户等部位，有效防止人员坠落。

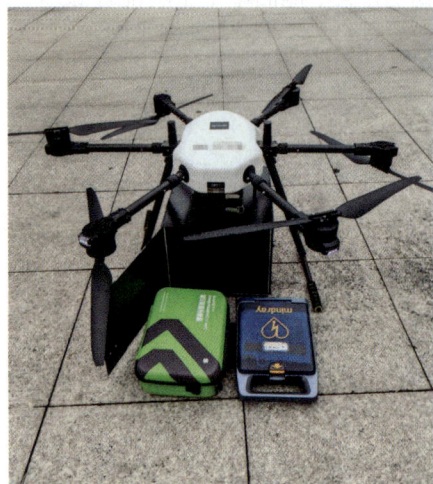

图5-4-5 急救无人机网络构建立体救援体系

急救无人机网络构建立体救援体系。无人机配备高清摄像头和红外热成像仪，可以在复杂的环境中快速定位伤者。同时，无人机还可以携带急救药品和设备，如止血药、简易夹板等，在救援人员到达之前为伤者提供初步的救治（图5-4-5）。

虚拟现实（VR）培训系统开发典型高处坠落伤情景库，通过动作捕捉技术纠正常见操作误区。例如，在模拟救援场景中，学员可以通过VR设备身临其境地进行急救操作，系统会实时反馈操作的正确性，并提供详细的指导和建议。同步接入数字孪生平台实现急救预案动态推演，根据不同的场景和伤者情况，制定最佳的急救方案。

⊕ 任务评价

请扫码完成"为高空坠落伤者实施现场急救"操作技能考核评价及知识学习评价。

生命之光

请扫码查看阅读资料"生命守护者：社区志愿者勇救高空坠落伤者"。

巩固提升

请扫码完成课后习题。

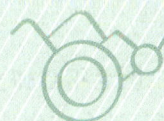

主要参考文献

References

标准或文件

1. 公安部.建筑倒塌事故救援行动规程: GA/T 1040—2013［S］,2013.
2. 国家市场监督管理总局,国家标准化管理委员会.老年人能力评估规范: GB/T 42195—2022［S］, 2022.
3. 国家市场监督管理总局,国家标准化管理委员会.民用爆炸物品生产、销售企业安全管理规程: GB 28263—2024［S］,2024.
4. 国家卫生健康委.常见动物致伤诊疗规范(2021年版): 国卫办医函〔2021〕417号［S］,2021.
5. 吉林省市场监督管理厅.突发事件风险评估指南: DB 22/T 3663—2024［S］,2024.
6. 人力资源社会保障部,应急管理部.应急救援员国家职业标准: GZB 3—02—03—08［S］,2024.
7. 中国医学救援协会.创伤性皮肤软组织裂伤伤口处置规范: T/CADERM 3037—2020［S］,2020.
8. 住房和城乡建设部.建筑施工高处作业安全技术规范: JGJ 80—2016［S］,2016.

图书

1. ［美］德梅·特里亚德,［美］凯尼奇·伊纳伯,等.创伤急救评估与治疗手册［M］.吴京兰,等译.北京: 科学出版社,2021.
2. ［美］约翰·E·坎贝尔,［美］罗伊·L·艾尔森.国际创伤生命支持教程［M］.中文翻译第8版.北京: 科学出版社,2018.
3. 童培建,郑晓辉.创伤急救学［M］.2版.北京: 人民卫生出版社,2021.
4. 张连阳,李子龙.中国创伤救治培训 基层培训［M］.北京: 人民卫生出版社,2022.
5. 张在其.灾难与急救［M］.北京: 人民卫生出版社,2021.

期刊论文

1. 何亚荣,郑玥,周法庭,等.2020年美国心脏协会心肺复苏和心血管急救指南解读——成人基础/高级生命支持［J］.华西医学,2020,35(11): 1311-1323.
2. 刘协红,蒋宇.《2024年美国心脏协会与红十字会急救指南(动物咬伤和中毒部分)》解读［J］.实用休克杂志(中英文),2024,8(6): 365-371.
3. 中国老年保健协会第一目击者现场救护专业委员会,现场救护第一目击者行动专家共识组.现场救护第一目击者行动专家共识［J］.中华危重病急救医学,2019,31(5): 513-527.
4. 中国医师协会急诊医师分会,解放军急救医学专业委员会,北京急诊医学学会,等.院前创伤急救止血专家共识(2025年版)［J］.中华急诊医学杂志,2025,34(4): 469-477.
5. 中华医学会急诊医学分会,中国老年医学学会急诊医学分会,中国老年心肺复苏急诊专家共识组,等.中国老年心肺复苏急诊专家共识［J］.临床急诊杂志,2024,25(5):213-220.

6. 中华医学会烧伤外科学分会,海峡两岸医药卫生交流协会暨烧创伤组织修复专委会.Ⅱ度烧伤创面治疗专家共识(2024版)［J］.中华烧伤与创面修复杂志,2024,40(1):1-18.

附 录

Appendix

物品名称	数量/规格	用途说明	备注
消毒纱布	10块（独立包装）	覆盖伤口、止血	定期检查有效期
止血带	1～2条	控制严重出血	需学习正确的使用方法
冰袋/冷敷包	2～3个（一次性或可重复使用）	缓解肿胀、扭伤或烫伤	可选用化学冰袋
创可贴	多种尺寸（10～20片）	小伤口保护	防水型更实用
医用酒精/碘伏	100 mL	伤口消毒	避免接触眼睛
医用手套	5～10双（一次性）	防止交叉感染	乳胶过敏者选无乳胶材质
急救剪刀	1把（圆头不锈钢）	剪开衣物或绷带	避免尖锐设计
镊子	1把（医用不锈钢）	清除伤口异物	使用前需消毒
急救手册	1本	提供急救操作指南	建议图文结合版本
退烧药/止痛药	布洛芬、对乙酰氨基酚各1盒	缓解发热或疼痛	注意药品有效期及适用年龄
抗生素软膏	1支（如莫匹罗星）	预防伤口感染	避免大面积使用
温度计	1支（电子型）	测量体温	定期校准准确性
弹性绷带	2～3卷	固定关节或包扎伤口	配合安全别针使用
医用胶布	1卷	固定敷料	过敏者选低敏材质
手电筒	1支（便携式）	黑暗环境照明或检查瞳孔反应	备用电池或充电款
急救毯	1～2条（铝箔材质）	保温、防失温或防晒	折叠后体积小
紧急联系卡	1张	记录家庭成员病史、紧急电话	定期更新信息

附录二 特殊急救场景物品推荐

场景分类	物品名称	数量/规格	用途说明	备注
烧伤/烫伤	烧伤药膏	1支（如磺胺嘧啶银）	缓解轻度烧伤或烫伤	避免使用牙膏等偏方
	无菌敷料	5～10片（非黏性）	覆盖烧伤创面	避免粘连伤口
	生理盐水	500 mL	冲洗烧伤部位	小瓶装更方便
心脏骤停	AED设备使用说明卡	1份（图文版）	指导自动体外除颤仪操作	建议配合培训课程使用
	CPR呼吸面罩	1个	人工呼吸时防止感染	含单向阀设计
骨折/扭伤	夹板（可塑型）	2～3副	临时固定骨折部位	可选充气式夹板
	三角巾	2条	悬吊受伤肢体	需学习正确的包扎方法
过敏反应	抗组胺药（如氯雷他定）	1盒	缓解过敏症状	注意适用年龄及剂量
	肾上腺素自动注射笔	1支（需处方）	严重过敏反应急救	定期检查有效期
中毒	活性炭（医用）	50 g	吸附部分口服毒物	需遵医嘱使用
	催吐剂	1瓶	紧急催吐（仅限特定中毒情况）	非所有中毒适用
中暑/脱水	口服补液盐	5包	补充电解质和水分	按说明配比使用
	冷却喷雾	1瓶	快速降低体温	避免直接喷在皮肤破损处
触电	绝缘手套	1双	安全接触带电设备或人员	需符合安全标准
	断电工具（如绝缘钳）	1把	切断电源	非专业人员勿随意操作
溺水	人工呼吸屏障面膜	2～3片	实施口对口人工呼吸	一次性使用
高原反应	便携式氧气瓶	1罐（200 L）	缓解缺氧症状	注意使用安全
	红景天胶囊	1盒	预防高原反应	提前服用更有效
野外急救	多功能求生哨	1个	发出求救信号	防水设计更佳
	止血粉/凝血剂	1包	快速控制严重出血	仅限紧急情况使用
防震应急	压缩饼干/能量棒	3～5天量	应急食物供应	定期更换（保质期3～5年）
	饮用水（袋装）	5 L	应急饮水	每6个月更换一次
	防尘口罩/N95口罩	5～10个	防灰尘或有害气体	密封保存避免受潮

图书在版编目(CIP)数据

社区居家简易急救/何比琪,唐莹,张兴文主编.
上海:复旦大学出版社,2025.6. -- ISBN 978-7-309
-18059-6

Ⅰ. R459.7

中国国家版本馆 CIP 数据核字第 20250KE978 号

社区居家简易急救

何比琪　唐　莹　张兴文　主编

责任编辑/朱建宝

复旦大学出版社有限公司出版发行

上海市国权路 579 号　邮编:200433

网址:fupnet@fudanpress.com　http://www.fudanpress.com

门市零售:86-21-65102580　团体订购:86-21-65104505

出版部电话:86-21-65642845

上海丽佳制版印刷有限公司

开本 890 毫米×1240 毫米　1/16　印张 11.25　字数 317 千字

2025 年 6 月第 1 版第 1 次印刷

ISBN 978-7-309-18059-6/R · 2191

定价:59.00 元